性差別の医学史

医療はいかに女性たちを見捨ててきたか

マリーケ・ビッグ 著
片桐恵理子 訳

Dr. Marieke Bigg

THIS WON'T HURT

HOW MEDICINE FAILS WOMEN

THIS WON'T HURT
HOW MEDICINE FAILS WOMEN
by Dr. Marieke Bigg

First published in the English language by Hodder & Stoughton Limited

Japanese translation rights arranged with Hodder & Stoughton Limited, London,
through Tuttle-Mori Agency, Inc., Tokyo

自分の身体以上のものになれるはずの、自分の身体にふさわしいものを求めるすべての人へ。

ブックデザイン　畑ユリエ
表紙コラージュ　M!DOR!

目次

第三部

未来の身体　239

本書内のカッコ書きや注記は、以下の区分にて設けています。

（　）：原書内に記された内容説明や著者の見解

［　］：訳者あるいは編集部にて設けた用語説明などの訳注

(*1)：原注。インターネットのＵＲＬは二〇二三年八月現在で有効のものとする。一部に編注を含み、その場合は末尾に（編）と記す。邦訳で複数の版がある書物に関しては、最新の入手可能な版を記している。

用語について

本書では、家父長制によって規定されてきた科学の外側に存在する、広大な未踏の領域を取り上げる。具体的には、科学が「男性」と区分される身体を中心に形成されてきたことを示すため、「女性」と区分される身体がどれほど排除されてきたかを論じていく。科学の盲点を伝えるために、わたしたちが知っていて、なおかつ共有している言葉――「男性」と「女性」という言葉を便宜的に使用しているが、それはこの区分が絶対的なものであることを意味するものではなく、むしろその先があることを示すものだ。

本書を通じて、わたしは「女性」という言葉を用いている。それは、科学者たちが「女性とはこういうものである」という社会的に構築された考えを強化するために生物学的エビデンスに目を向けてきたという事実を示すためだ。また、「女性」という言葉がある共通する生物学的特徴を備えた集団と関連づけられるようになった歴史的・社会的な意味合いを明らかにし、抑圧され、さまざまな理由――脆弱、不規則、未発達、あるいは出産者や母親としての社会的役割を担っているなど――で男性中心の医療や社会から排除されてきた「その他の身体」を表すためでもある。

まずは、女性が科学から排除されてきた事実を明らかにしていこうと思う。その後、新たな研究を示しながら、わたしたちが当たり前のものだと思ってきた、男女の区分に関する境界を押し広げていく。たとえば、女性の身体に付与される社会的役割に挑む、女性の身体のリアルな体験。特定の生体構造、ホルモン、行動を伴う身体だけが女性であるという単純な生物学的図式を複雑にする、真の意味での科学的な知見。「男性」の生体構造をもつ女性の経験、あるいはその逆の経験。そういったものに注意を払うことによって、科学者たちは生物学に根差して設定されたセックス（生物学的性別）とジェンダー（社会的性別）に関する認識を、その前提から見直すことになるだろう。

大前提として、ジェンダーとは身体に刻まれたものなどではなく、社会的な文脈のなかで、生物学を利用した科学者たちによって、徐々に構築されていったものである。旧来の生物学的ジェンダー区分を打破するための最も刺激的で新しい研究が現在も科学者たち（その多くは女性である）によって行われているが、これは歴史的な意味でも生物学的な意味でも存在してきた「男性」というカテゴリーの外側にいる人々にとって重要な命題に応答することを目的としている。生体が本当はどうなっているのかをジェンダーの霧を晴らして知ることは、「女性」にとって刺激的かつ重要だ。わたしが本書を通じて伝えたいのは、ジェンダーという区分による制約を乗り越えた科学もまた、優れた科学であるということだ。ジェンダーの概念を打破することが科学の向上と同義であることにわたしは興奮を覚えるし、生物学と社会思想には予想以上にずれがあるかもしれないが、これから示していくように、女性をはじめインターセックス、トランスジェンダー、ノンバイナリーの人々の経験に対する理解を深め、またその複数性を語るための新たな知識を蓄積し、願わくは、より適切な言葉を見つけたいと思っている。人間の身体機能に対する科学的な理解を向上させながら、こうしたさまざまなことを説明していきたい。

そして、男女の区分のカーテンをこじ開け、あるべき議論を明らかにするためにいくらか光を取り入れたいと考えている。これは出発点であり、芽吹きである。新たな言葉を求めつつ、ときに制約された言葉に戻ることもあるだろう。また、わたし個人の経験を超えて、科学者、文化人、医療専門家といった立場の違う人々の声も数多く含まれている。わたしが話を聞いた専門家の性別によっては、男性優位の分野の現状が浮き彫りになることもある。ともあれ本書が、医学的に顧みられることなく沈黙のなかで生きてきた身体の持ち主たちによって、みずからの経験を検証し、その症状や経験を新たに描画し、未知なる医学への道を切り開くためのツールとして活用されることを願っている。

本書は、いまよりいい扱いを受けてしかるべき人々、そして科学によって状況を改善することができるすべての患者や科学者への招待状であり、真実に近い新たな言葉が見つかるその日まで、各自が見つけた言葉でそれぞれの物語を語ることへの誘いである。

はじめに：「自然な」女性

数年前、慢性的に悩まされている症状の原因を突き止めたくて、婦人科を訪れた。下半身に「不快感」や「圧迫感」としか言いようのない漠然とした謎の感覚があったのだ。「痒い」とか「焼けるような」とか「ズキズキする」とか、そういう類のものではなかった。婦人科の医師はこれといった原因が思いあたらないまま、超音波検査を受けるようわたしに指示した。両脚を上げた姿勢で横たわり、ディルドのような器具が体内に押し込まれたその瞬間、わたしはものすごい虚無感に襲われた。超音波検査とは、妊娠にかかわるものだとばかり思っていた——医師が画面上の小さな点を指さし、カップルが愛おしそうにその豆粒大の赤ん坊をじっと見つめるような。けれど、医師がわたしの内部に何を探していたにしろ、目的のものは映しだされなかった。妊娠でないことはわかっていた。問題はそこではなかった。わたしを襲った虚無感は、生命の不在から来たものではなかったのだ。それはわたしの語彙の、ぽっかりとあいた空白地帯からやってきた。検査台の反対側で行われているプロセスから、完全に自分が切り離されているという感覚。自分のどこが悪いのかもわからず、医師が何を探しているのかさえわかっていないというこの状況。

後日、待ちに待った検査結果を聞きに行ったわたしに、医師はほとんど何も教えてはくれなかった。嚢胞も、腫瘍もない——危険な兆候は何もない。そして、「子宮内膜症の可能性を考慮して、さらなる検査のための腹膣鏡手術をしてはどうか」と気軽に提案してきたのだった。その手術には麻酔が必要で、子宮内部を検査するために、お腹を切ってカメラを挿入しなければならない。わたしはその日、科学的な画像から自分の子宮に関して何かがわかることを期待してやってきた。それなのに、ただの無機質な物体として、よくわからない手術で何かを挿入されるための鍵穴として扱われたのだ。わたしは丁重に断った。医師はうなずき、断っても問題はありませんと言った。それを聞いたわたしは、いったいどう答えたら、だれにとっての「問題」になるのだろうと思った。彼はこう付け加えた。「つぎは、きっとおめでたい状況でお会いすることになるでしょうね。おそらくは産科で」

もしかしてわたしは、出産可能な時期が終わりに近づいているように見えるのだろうか、と思った。ある意味、それは侮辱だった。わたしは当時二十八歳で、間違いなくまだ数年の猶予は残されていた。それに、白衣を着た男性——高い学識と地位があり、医学の権威を背に目の前に座っている男性の口から出たその言葉は、衝撃的で、ぞっとするものだった。彼は女性を妊娠を待つだけの身体であると記号化していて、わたしもそんなふうに見られているのだと思ったのだ。この医師以上にわたしの身体に確信をもつことなど、わたしにはできそうもなかった。

わたしはずっと「自然な」女性でありたいと願ってきた。つまり、ほかの女性が感じたことを感じ、ほかの女性の身体が経験した出来事を経験したいと願ってきた。みんな、難なくその旅路を歩んでいるように見えた。傍目にはそう見えていた。だから、きっとわたし自身もそんなふうに見られていたに違いない。わたしは、ごく一般的なシスジェンダー女性に見えるだろう。胸、曲線、サラサラの髪、それにふさわしい鮮やかな衣服。

けれど内心は、いつも偽物のように感じていた。いつも身体に裏切られているように感じていたのだ。

はじめてタンポンを挿入した日、学校にいるほかの女の子たちみたいにスムーズにいかなかったし、自信がみなぎったりもしなかった。それどころか、タンポンが引っかかって出せなくなるのではないかとパニックになり、気を失ってしまった。

はじめてセックスをしたときも、別に新しい世界が開けたようには感じなかった。とにかく痛くて、何か取り返しのつかないダメージを負ったのではないかと怖かった。

避妊ピルを飲みはじめたときも、出かける合図のアラームと同時に友人の前でＬＳＤの錠剤を口に放り込んで、クソみたいな世間に飛び込む、みたいなクールな感じではなく、胸が通常の三倍に膨れ上がって、この世の終わりが来たような気分だった。

人生におけるあらゆるチェックポイントで物事は教えられたとおりに進まず、だからわたしは、自分の性別を裏切っているように感じていた。そして、わたしの不安の震源地は病院の診察室だった。そこへ行くたびに、自分の本性があらわになるのではないかと不安だった。何か――わたしの欠陥や逸脱が――見つかるのではないかと。月経異常、着床しにくい子宮など、ちゃんとした女性でないという決定的な証拠が見つかるのではないかと、気が気でなかった。

いまでは、多くの女性がわたしと同じように内面と外面のずれを感じていることを知っている。わたしたち女性が、身体的に何が普通で、何を期待されているかを敏感にキャッチしながら生きていることもわかっている。また、曖昧で、破壊的なそのメッセージが、わたしたちの存在そのものに浸透し、どう振る舞うべきか、何を言うべきか、自分を維持するために何を選ぶべきかを決めていることも承知している。

ときとして、だれが、そして何が自分にそう感じさせているのかを理解するのは難しい。タンポンをステータスシンボルのように見せびらかすクラスの女の子たち？それとも、ぎこちないセックスで二秒以内にオーガズムに達するシーンを放映するテレビ？つねに清潔で、性的魅力に溢れ、手が届かないと思うような女性らしさを祝福するインターネットの文化？あるいは——医学？医師のコメント、処方箋、処置には、「自然な」女性はこうあるべきだという考えが当たり前のように映しだされているではないか。

いまではそのすべてが理由であることがわかっているし、こうしたすべてが複雑に絡み合い、補強し合って、現実の女性からかけ離れた女性の身体のイメージを構築しようと共謀していることも理解している。しかし、そもそものはじまりはなんだったのか？どこがその出発点なのだろう？

経験に照らし合わせると、わたしは自分の身体についてのメッセージを少しずつ、くり返し受け取ってきたのだと思う。幸運にもわたしは、学校で性教育を受けることができた（そうでない人も多いのだ）。総じて明るい雰囲気で、性器の話を中心に進められた授業は、男女の違いについて、わたしの考えに明確な方向性を与えるものだった。とはいえ、それはとりたてて目新しい話ではなかった。女の子の股間にあるいくつもの穴のうち、どれがおしっこをするためのもので、どれが赤ちゃんをつくるためのものかといった大切な話はすでに聞かされていたからだ。ここでも幸いなことに、十歳という年齢のわたしにとって、赤ちゃんをつくるという行為は、まったく未知のものだった。こうしたすべてはなんとなく楽しそうで、その意味はまだよくわからないものの、いずれにしても強烈な印象を残すものだった。学校でのこうした教育は巧みに先を見越したもので、その後もサブリミナルメッセージとして延々とわたしに付きまとった。

同じころ、兄とけんかをして下腹を殴られたことがある。当時歩いて学校の送り迎えをしてくれていた祖母は、それを見て、兄は「女の子のとても大切な場所」を殴ったのだと叱った。自分に赤ん坊を産む能力があることを意識したのは、おそらくそのときがはじめてだったと思う。そして、（母がよく褒めてくれた）粘り強さや想像力ではなく、その事実によってのみわたしは尊重されているのだという考えが、そのときに生まれたのだ。

とはいえ、わたしは多くの点で恵まれていた。自分は赤ん坊を産む性である、または身体がわたしの価値を定義する（と同時に、その身体は決して適切に評価されない）のだという、人生を制限するメッセージが入り込んでくる前に、自分自身を存分に生き、呼吸し、探索することができたからだ。それでもやはり、いつまでもそのメッセージに抗うことは不可能だったし、徐々に成長を余儀なくされ、そうした考え方に向き合わされ、身体を通じて女性を定義するというメッセージを内面化していくことになった。

ビキニ生物学に挑む

女性は出産能力によって定義されるという考え方は、世界中に広まっている。これは文化にも、医学全般にも当てはまるが、人々がこうした考えをくり返し学び、内面化し、それが当たり前のように感じるようになるまでの精緻に絡み合った経緯を思うと、文化と医学の間でさまざまに流通し生成される性差別的な通念をすべて言語化するのは難しいかもしれない。

しかし、性差別の文化と医療文化との関係がはっきり見えてくる瞬間がある。二〇一九年、女性の筋肉組織のイメージがツイッター〔二〇二三年八月現在は「X」〕で拡散したことがあった。これは、わたしたちが知っているはずの身体とは違うものだった。何千人ものツイッターユーザーが、学校の生物の授業で見てきたはずの骨格標本や神経・筋肉組織の挿絵のどこにも存在しなかった花の形の乳管を見て驚いた。実際、教科書などの挿絵に乳房が使われることはほとんどなく、通常は男性の筋肉組織に特有の肩の張った絵などが使われる。そして女性の生体構造に話が及び、解剖学的に特定の部位への言及が避けられない場合は、生殖器系だけを女性のそれと置き換えた「普通の」身体、つまり男性の身体の絵がそのまま使われてきた。

これはわたしたちの大半が、ユトレヒト大学生殖医学及び婦人科学の教授、バート・ファウザーが「ビキニ・ビジョン」と呼ぶもの——生殖器以外の器官は性別を問わず同じで、医学はジェンダーニュートラルであるという考え——を教えられてきたためである。実際、医学における旧来の認識を反映されたイメージの数々を見直してみると、「人体」とは「男性の身体」を意味しているようにしか見えなくなる。だが、この乳管のイメージひとつとっても、歴史的に男性に支配されてきた世界で刷り込まれる、男性の基準が「正常(ノーマル)」なのであり、男性のほうが優れており、間違いなく重要である……という言説に容易に利用されないよう、「ジェンダーニュートラル」という言葉をつねに疑うべきなのだということを思い知らされる。

女性が適当にあしらわれたり、情報が不足していたり、不適切な治療を施されたりするのは婦人科に限った話ではない。生物学におけるビキニ・ビジョンは、あらゆる医学分野の研究者の目を曇らせ、誤解を生み、女性特有の問題への投資に世間が消極的であるという理由で資金調達の道を遮断し、患者の診断と治療において

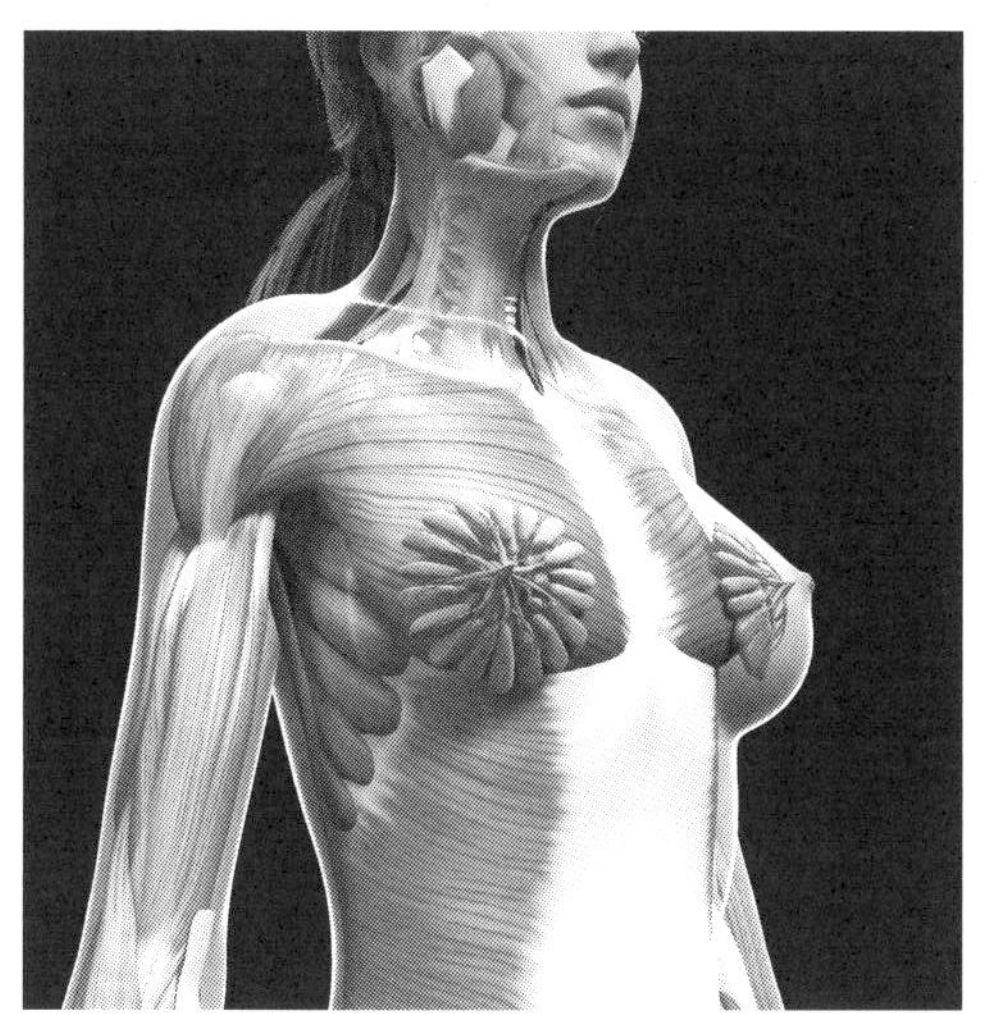

女性の身体の筋肉組織を示した画像。乳房の周囲の花の形をした構造は乳管である（*1）。

医師を誤った方向に導いている。

女性の身体は男性とは異なるはたらきをする。生殖能力だけでなく、心臓やホルモン、遺伝子に至るまで、細胞ひとつひとつのレベルで異なっている。つまり、同じ病気であっても、わたしたちは異なるリスク要因とともにあるし、人生のさまざまに異なった瞬間に、異なった身体に応じた形で発症する可能性がある。けれど、医学にはこうした違いに注意を向ける態勢が整っておらず、その歴史の大半において、こうした違いがあることにさえ気づかなかった。

心疾患を例に挙げると、性別を問わず世界中で主要な死因となっているこの疾患は、いまだに男性の病気とみなされることが多い。だが、心臓病学において非典型事例として長らく打ち捨てられてきた多くの症状が、いま徐々に女性特有の症状として認識されはじめている。大半の女性は、テレビドラマで見られるような、わかりやすい胸の痛みなどは感じない。それよりも、疲労、吐き気、あごや背中や腕の痛み、息切れなどのほうが一般的だ。トランスジェンダーの場合、心臓発作の症状がどのように現れるかについての研究は、さらに限られている。女性および「その他の身体」の人々の症状は心疾患における男性モデルから逸脱しているため、その心疾患は診断されず、治療されないことが多い。女性はいまだに、冠動脈造影（冠動脈のX線撮影）などの心臓検査を受けたり、ステントを使用した外科治療を受けたり、薬を処方してもらったりする機会が男性よりも少ない。心臓発作を起こした女性が最初から間違った診断を受ける可能性が男性より五十九パーセントも高いことが研究で示されているなかで、どうすれば必要な助けを得ることができるだろう？　そもそも診断が間違っていたら、病気は治せないのだ。

いまなお男性の身体が基準とされている状況では、女性をはじめ、まったく異なる身体が存在することはほとんど考慮されていない。本書の第一部「得体のしれない身体」では、男性の生体にのみ関心が向けられてきたせいで軽視されてきた研究分野があり、日陰に追いやられてきた複雑系があることを取り上げていく。これは、女性の痛みや症状がしばしば軽視され、無視されてきた原因でもある。

第二部の「誤解された身体」では、女性の身体が無視されてきただけでなく、誤解されてきた経緯を見ていこうと思う。これは男性の身体が基準だという思い込みのほかに、女性性や女性そのものに対するジェンダー観も要因になっている。この誤解が原因で、医師は心疾患における女性特有の症状を非典型的なものとして無視するようになり、「男性の」疾患として研究が進み、（除細動といった昔ながらの）治療が開発されていく。この誤解はまた、女性が男性とまったく異なる痛みの経路をもち、異なる介入を必要としているにもかかわらず、医師が痛み止めとして、男性と女性にまったく同じ薬を処方する原因にもなっている。

第三部「未来の身体」では、あらゆる身体のニーズに確実に応えるために、医学界に新しく芽生えた可能性にどう目を向けるべきかを探る。フェムテックから人工子宮まで、現実になりつつあるサイエンス・フィクションを紹介し、そのデザインや実装を形づくるジェンダーに関する考え方が、わたしたちをユートピアに導くのかディストピアに導くのかを考えていく。

わたしは白人のシスジェンダー女性であり、これらは、この世界におけるわたしの立場から伝えることのできる精一杯の物語である。そのため、本書は、意図せず白人シス女性の視点を反映したものになっている側面があるだろう。それでも本書のなかで、わたしのような女性に対して継続されてきた医学的ネグレクトが、同じシスでも異なる肌の色をした女性、あるいはトランスジェンダー、インターセックスの人々のような、現代医学において白人／男性（及び異性愛者）という「初期設定（デフォルト）」から外れた人々に対する医学的ネグレクトとどう絡み合っているか、という点にも触れていきたい。そこには本書では語りきれないほど多くの声があるということを、最初に伝えておきたいと思う。

そして、本書で紹介する研究もまた、白人のシスジェンダー女性に関するものが比較的大きな比重を占めていることも言っておく。非欧米人やトランスジェンダーの女性は医学においてさらに周縁へ追いやられてきた存在であり、おのずと先行研究は欧米のものが多くなってしまうからだ。それでもわたしは、本書があらゆる「その他の身体」の人々のために、何らかの認識や情報を提供できることを願っているし、少なくとも、わたし自身が知らなかったことを知ることで、ほかの人々が冒険へと乗りだす際の道標になれればと願っている。

このようにわたしの話は、ときに医療における「その他の身体」と関連しており、だからその点においては、「女性」を「女性＋あらゆる非シス男性」の省略形と読んでもらうことができるだろう。こうした身体はすべて、医学の主流の範囲外にあるからだ。ここで提供する情報がわたしの属していないグループの固有の経験と同じであるとは言わないが、それでも、医療において解明されていない問題を抱えている大半の人々には、共通するふたつの経験があると思う。ひとつは、彼女／彼らの大半が経験する不均衡な痛みと死。もうひとつはより実存的なもので、多くの人が自分の身体を知っているという感覚を損ない、自分を信頼できなくなる感覚。医学の原動力となっている偏見と性をめぐる固定観念のせいでわたしがこうむった悲劇は、解読不能なはずの女性の身体を解読しようとして、わたし自身、自分のことがよくわからなくなってしまったことだ。わたしは医者の一家で育ち、学校でも生物学に関するさまざまな授業を受けてきた。それでも、わたしは自分の身体のことがよくわからなかった。治療が間違っていると感じたときも、医者が間違ったことを言っていると思ったときも、医学の威光を前にすると、自分が間違っているに違いないと思うのがつねだった。治療のツールが自分に合っていないことを疑問に思うよりも、治療に合わない自分の身体を責めたのだ。しかし、やがて社会的権力の不均衡がわたしたちの身体に対する認識を形成していることを知ると、別の方法があるかもしれない、さまざまな利益を優先できるもっと違う形の医療があるかもしれない――自分はもっと望んでもいいのかもしれない、と思うようになった。

ここでもう一度、十七ページの女性の筋肉の画像を見てほしい。ひとつ断っておくと、あの花のような形をしたものは、厳密には筋肉組織ではなく乳管である。画像がネットで拡散するや、多くの人々、そして科学者たちがその誇張を指摘し、男性を基準にしたもののほうが端的に言って正確であると断言した。だが、「正確」かどうかは、わたしたちが何を正確に表現しようとしているかによる。

医学は、男性の身体にとって重要な構造と体系にもとづき、そのイメージを形成してきた。女性の身体を理解するには、自分が「わかっている」と思い込んでいる身体のイメージをがらりと変える必要がある。女性の生物学的観点から見ると、乳管を筋肉組織の略図に含めるのは理にかなっている。というのも、乳管が組織を刺激することによって、乳を出すホルモンであるオキシトシンが放出され、それが乳房の筋肉を活性化して乳を出すからだ。言い換えれば、女性の筋肉組織には乳管が必要なのだ。このように、女性特有の問題に対処するためのツールと事実が合致すれば、分野間の境界は薄れていくはずだ。

本書では、女性の患者数や症例数が少なく見積もられてきた点をはじめ、しばしば正しそうに見える誤った理論にもとづいて女性の身体に関する誤解を広めてきた科学が、いかに巧妙に女性を排除するものだったかを伝えていこうと思っている。わたしが診察室でいつも感じていた断絶感と、自分のせいではないのに自分の過ちのように思ってしまった、身体に関する思い込みについても説明していくつもりだ。また、男性中心の医学と医療を成り立たせてきた考え方とはいったいどのようなものなのかということを明らかにし、その代替案を示していきたい。思想は強力なツールであり、それを駆使することで、女性の健康を改善できるはずだ。

わたしたちの見てきた世界を変えるために、科学が秘めている魔法のような可能性をみんなと分かち合っていきたい。

優れたフェミニズムは優れた科学である。そして、優れた科学は、どんな人にとっても、いいものなのだ。

（*1） 画像：シュバンギ・ゲネシュラオ・キーン／ゲッティ・イメージズ／サイエンス・フォト・ライブラリーRF

第一部
得体のしれない身体

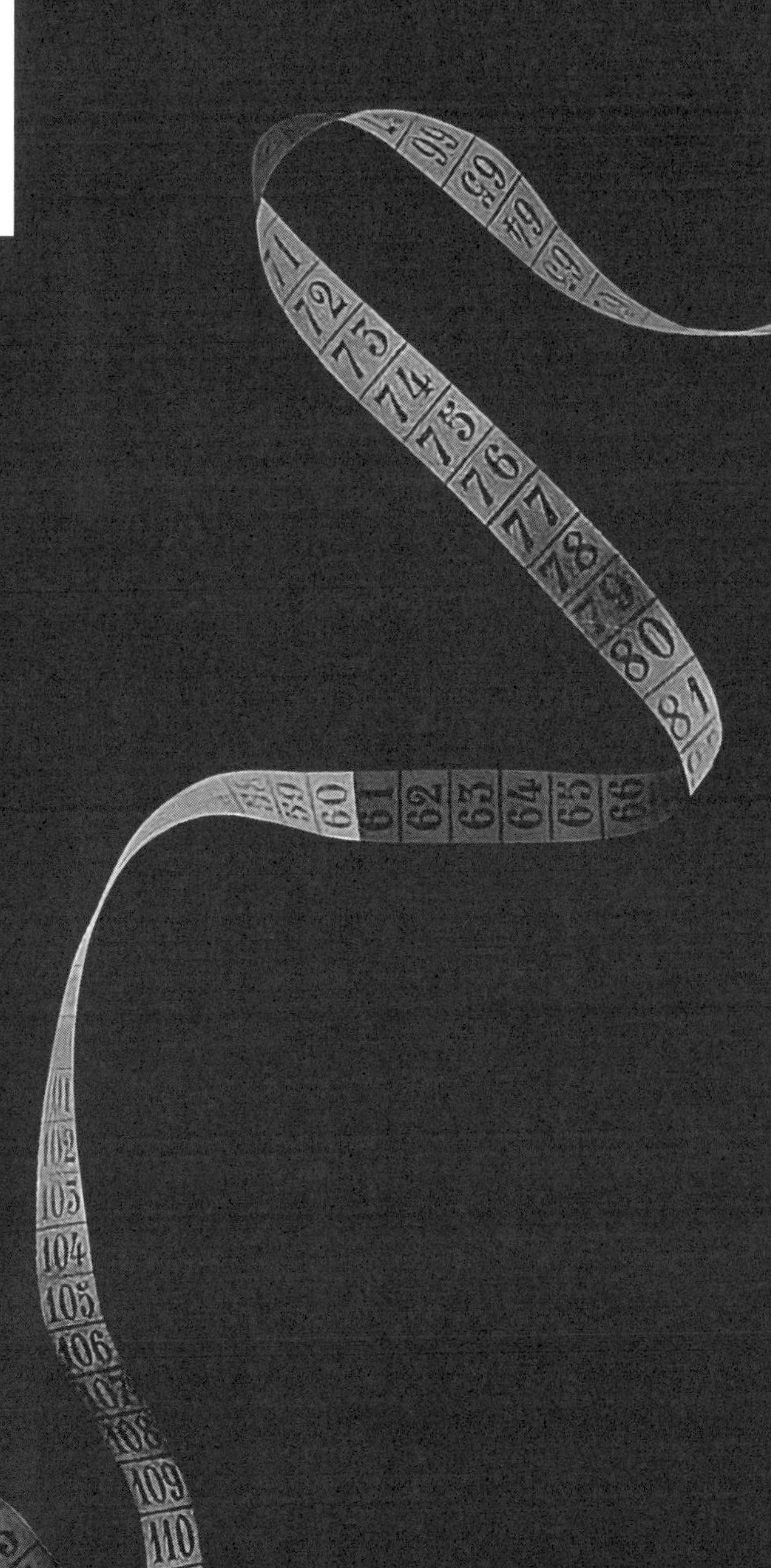

医学の関心の限りにおいては、女性の一生は初潮を迎えたときにはじまり、出産をもってほとんど終了すると言ってもさしつかえない。この視野狭窄は女性と出産との密接な関係――女性の身体が子宮の陰に隠れるほど密接な関係――から生じており、ここでは女性は生殖能力と同義にされている。しかし、この生殖のタイムラインには、現実の女性に必要なほとんどすべてのものが欠けている。リプロダクティブ・ヘルス（性や生殖について、身体的な健康だけでなく精神的・社会的にも本人の意志が尊重され健やかであること）に寄与する要因を網羅することさえできていない。

これまでずっと、女性が受ける医療や、科学者が女性の身体について発するべき問いは限定されてきた。生涯を通じて女性が経験する原因不明の病気や問題は、「自然な」女性の「あるべき」タイムラインに沿ったものでなければ、有害な沈黙によって黙殺されてきた。

生殖を〝女性のすべて〟と思い込んだせいで、婦人科学にはジェンダーにとらわれた考え方が浸透してきてしまった。そこで設定される「女性らしさ」というものはつねに曖昧で、貞節とセクシーさを同時に求められるような、相反する要求が個々人に課されてきた。この不可能で矛盾に満ちた理想のせいで、女性はずっと沈黙と息苦しさを強いられ、苦しめられてきた。個人的な経験では、女性であることを受け入れることはつねに負け戦だった。それはいつでも苦しみを意味し、自分の女性としての価値が下がるような事柄については沈黙するしかなかった。それは科学や医学においても同様で、医師は出産や「セクシー」に関係のない問題を取るに足らないものとし、女性は女性で、自身の経験が「自然な」女性の経験（もしくは人生）と一致しないと感じると、それをなかったことにしてきた。生活の妨げとなる子宮の不快感、出産後の精神不安、性的興奮に対する生理的反応などは科学では説明できないものだと言われ、わたしたちもそう信じてきた。

婦人科学、産科学、性科学、ホルモンといった分野で女性の健康にとって本当に重要な問題を解明できるようになれば、わたしたちを締めつけている生物学的な（つまり、生殖に関する）タイムラインのくびきを押し広げられるようになるだろう。そうなれば、解き放たれた月経血の奔流が、わたしたちを新たな場所、ほかの健康分野へと導き、婦人科学とほかの医療分野を結びつけていくだろう。それによって医療方法が一変し、わたしたちは分野同士の境界、ケアの実践方法、ジェンダーを含むさまざまな概念の意味を再考することになるかもしれない。こうした想像は危険であり、大胆であり、そして多くの場合、驚くほどシンプルだ。生物学をめぐる歪んだ解釈を排して、人が生きるうえで大切なことを考えてみれば、まだ形をとっていないだけの治療法がおのずと、そして明確に姿を現すだろう。なぜなら、女性の身体と健康は「得体のしれないもの」などではないのだから。

第1章 婦人科学と女性の人生

わたしは十八歳で経口避妊薬を飲みはじめた。定期的にセックスをするような状況ではなかったけれど、すぐにでもそうなることを望んでいた。その当時付き合っていた男の子とそういう方向に進んでいたし、いざそうなったときに「安全」でなければいけないことを知っていたのだ。つまり、性感染症に罹患せず、妊娠もしないようにしなければならない、ということを。しかし、ピルを飲みはじめた本当の理由は、学校でクールな女子になりたかったからだ。(男の子が見ている前で)毎日、「せーの」で蛍光色のパッケージからピルを取り出して口に放り込む少女たちの一員になりたかったのだ。それは通過儀礼であり、自分の望みを宣言する少女たちを魅力的に見せる儀式だった。少女たちは自信に溢れていた。わたしは「エンパワメント」という言葉を知らないうちから、エンパワメントを感じていた。彼女たちは本物の女性だった。わたしも女性になりたかった。だから、ピルを飲んだのだ。

ところが、わたしの身体と心は、こうした高度な解放に対処できなかった。むくみや腫れに悩まされ、何度も泣きたい気分になり、生理の経血が大幅に増えた。自分の身体がわからなくなり、わたしは怯えた。

婦人科の医者に行くと、よくある症状だと言われた。どうすればいいかと尋ねると、副作用を我慢するか、服用をやめるよう言われた。ピルとはそういうものだし、大多数の人には効果があるものだからと。うまく反応しなかったのはわたしの身体のせいというわけで、けれどその理由は教えてもらえなかった。やがてわたしは服用をやめた。どのみち、しばらくセックスをするつもりはなくなった。わたしはクールな少女たちがピルを口にするようすを見ながら、本物の女性になるとはどういう感じなのか、自分には一生わからないような気がしていた。

ふり返ってみれば、あの少女たちのうち何人くらいが虚勢を張って、不快感を我慢していたのだろうと思う。わたしが口をつぐんだまま、自分の身体に社会的プレッシャーを感じていたように、彼女たちだってそうだったはずだ。わたしが身体の違和感を隠していたように、彼女たちの身体も密室のなかで抵抗していたに違いない。きっと彼女たちも、非人道的な文化ではなく、不快感を覚える自分の身体を責めていたのだろう。婦人科学はわたしたちを失望させた。そして、わたしたちのリプロダクティブ・ヘルスを支えるはずのこの医療分野が全般的に軽んじられていることを考えると、大多数の女性がわたしと同じように感じているとしても不思議はない。

人口の半数以上を占める人々の身体を定義するはずの分野であるにもかかわらず、婦人科学は恐ろしいほど軽んじられてきた。現に、公的資金による研究のうち、女性のリプロダクティブ・ヘルスに特化した研究は二・一パーセント未満でしかなく、一般社会同様、医学の分野においても話題にされる機会は限定されている。この沈黙は、女性にとって危険なものだ。社会に知識が足りないと、女性とその身体に関する有害な考えが、そのギャップを埋めようとする。

女性の健康不安や訴えは取るに足らないものだという不名誉な烙印(スティグマ)を補強するこの沈黙は、リプロダクティブ・ヘルスにおける女性の力を奪っていく。二〇一八年の調査では、英国の三十一パーセントの女性が、月経時の大量出血、更年期、不妊など、リプロダクティブ・ヘルスを損なう深刻な症状を経験している(*1)。さらに、症状の深刻度に関係なく、そのうち助けを求めたのは半数以下で、それができなかった大半の人が、理由にリプロダクティブ・ヘルスを取り巻くスティグマを挙げている。つまり英国では、全体の十五パーセント以上の女性が話も聞いてもらえず、治療を受けられないでいるのだ。そして、ままならぬ身体とスティグマの恐怖に打ち勝って必要な治療を受けようとする女性たちの存在でさえ、しばしば黙殺されてしまう。

ジャーナリストのリン・エンライトは、その研究だけでなくニーズを満たしてくれない婦人科に対する個人的な経験にも立脚した著書『これからのヴァギナの話をしよう』(*2)を執筆し、彼女自身、毎月苦しめられていた燃えるような痛みを解消した。のちに子宮筋腫だったことが判明するのだが、エンライトの子宮鏡検査をした医師はその原因を見つけられなかった。女性は医師に症状について十分に話さないとよく言われる——話さない理由もさまざまにあるのだが、問題はそれだけではない。医師の知識の欠如もまた、婦人科問題に関するタブーの維持にひと役買っているのだ。たとえ女性が不安を口に出しても、多くの場合、医師はぽかんとした表情で見つめ返してくる。

医学におけるこの沈黙はどこから来ているのか？　エディンバラ大学で婦人科学及び生殖科学を研究しているアンドリュー・ホーン教授によると、これは医学界における意思決定者たちが、患者と同じくらいリプロダクティブ・ヘルスに関するスティグマにとらわれているせいだという。英国医学研究協議会、米国国立衛生研究所、ウェルカム・トラストといった大きな資金提供団体の意思決定委員会は、昔から男性に支配されてきた。

だから婦人科や産科に関連する研究が示されると、こうした問題に直面したことのない識者たちの多くは、どこか他人事で、気まずく、まともに取り合うべきではないことだと感じてしまう。その結果、多くの資金が男性のみの、もしくは男性のおこぼれで女性にも影響する症例に使われるようになる。たとえば糖尿病は、女性の十人にひとりが発症すると言われているが、これは子宮内膜症が発症する割合と同じである。子宮内膜症とは、子宮の内膜に似た組織が卵巣や卵管など別の場所で成長する疾患で、激しい生理痛、慢性的な骨盤痛、性交痛、排便時の痛み、不妊などの問題を引き起こす可能性がある。子宮内膜症も糖尿病も、生活の質（QOL＝Quality of Life）に及ぼす影響は同等だと考えられているのに、子宮内膜症の治療に使われる資金の額は、糖尿病の治療に使われる額のおよそ二十分の一である(*3)。

政府による直接の研究資金の助成のほかにも、慈善団体が別ルートで研究者に資金提供する場合がある。しかしここでも、心血管疾患などに比べると、女性のリプロダクティブ・ヘルスに注力している慈善団体はごくわずかだ。慈善団体〈British Heart Foundation〉は、年間平均一億ポンド〔約百七十億円〕を心血管疾患の研究に投資しており、〈Cancer Research UK〉は二〇一九年から二〇二〇年にかけて、四億五千五百万ポンド〔約七百八十億円〕相当の研究資金を提供している。この金額と、英国で女性のリプロダクティブ・ヘルスに専念している数少ない慈善団体のひとつ、〈Wellbeing of Women〉のわずか九十七万五千ポンド〔約一・七億円〕の研究資金を比較してみてほしい。この団体の支援活動の需要は高いにもかかわらず、二〇一九年、政府の研究諮問委員会によって検討された〈Wellbeing of Women〉による全申請のうち、承認されたのはわずか十一パーセントだった。一方で〈Cancer Research UK〉は、同時期に行った研究申請の二十八パーセントが承認されている。

これらの数字を直接比較すれば扱いの違いは明白なのだが、問題は、そうした比較がされない点にある。比較されるというのは文字どおり比較可能な状態、つまり同じ条件で検討されている状態を意味する。婦人科学は、科学的信頼性と人間の健康、いずれにとっても重要であるという点で、がん研究と同レベルである。しかし、この申請結果や資金の額は、政府や委員会のメンバーがそうしたことを総合的な視点で見ていないことを示唆している。この種の長きにわたる近視眼は議論の可能性すらも阻んでおり、医療改革にとって最もいらだたしく、腹立たしい障害のひとつである。

先述のホーン教授は、〈Wellbeing of Women〉の申請が通った数少ない幸運な人物のうちのひとりだ。ホーンのクリニックを訪れた際、その顔は疲れて見えたが、彼とその研究分野の課題に対して有益な取り組みの最中だった。女性の慢性的な生殖器系疾患に対する資金調達が難しい環境では、ホーンのような研究者は革新を起こす方法を見つけなければならない。ホーンは、子宮内膜症を治療するために、抗がん剤を利用する方法を探っていた。これがうまくいけば、市場に出回ることのないがん治療薬に費される十年分相当の投資を——とりわけ女性の健康分野では使うことのできない金額を——無駄にしないですむ。

子宮内膜症は依然として謎が多く、原因は不明で、最良の治療方法についての議論が交わされている。この疾患は患者の生活に深刻な影響を与え、約四十パーセントの患者が、この病気との闘いのせいで職を失うかもしれないと不安に思っている。また、十代の五人にふたりが学校に行けなかったり、試験を受けられなかったりしている。英国では百五十万人の女性が子宮内膜症に苦しんでいるが、診断されるまでに平均八年かかり、それはここ十年間改善していない(*4)。世界子宮内膜症研究基金(World Endometriosis Research Foundation)の最高責任者であるローン・フンメルショイが述べたように「月経について口にしたとたん（女性の健康は）無視される」(*5)。

スティグマは、婦人科や産科の研究を妨げるだけでなく、すでにもっている知識を適切に使うことも妨げる。英国王立産婦人科医協会（RCOG）の代表、レスリー・リーガン教授によると、女性のニーズを真剣に受け止め、臨機応変なケアをすれば、女性のウェルビーイングは向上するという。そしてその例として、子宮頸がんの対策を挙げている。子宮頸がんには、死亡率を七十パーセント減らせる可能性のある非常に効果的なスクリーニング・プログラム、子宮頸がん検診がある。検診では、綿棒を使って子宮頸部から細胞を採取し、採取した細胞をラボに送ってがん化しそうな異常な細胞を特定する。一九八八年以降、英国では国民保健サービス〈NHS〉が子宮頸がん検診を主導している。人口ベースの登録を利用して検診対象の女性全員（二十歳～六十四歳）に通知が行くようになっており、そのプロセスは国が責任をもって管理している。

子宮頸がん検診によって、毎年五千人の命が救われている。ただ、検診を受ける女性の数は単純に増加しているわけではなく、そのときどきで変動している。女性特有の疾患でよくあることだが、著名人の声も、意識向上にある程度役に立つ。二〇〇九年に子宮頸がんで亡くなったリアリティ番組のスター、ジェイド・グッディは、この検診を世間に浸透させる象徴的な存在となった。NHSの統計によると、グッディの死後、五十万人以上の女性が検診を予約したという(*6)。しかし、この数字はすぐに減少に転じた。実際、これらの検診の利用率は一貫して減少傾向にあり、二〇一五年から二〇一九年にかけては、二十年ぶりに最低水準を記録した。著名人の影響力も一時的なもので、女性が検査を受けたくない、または受けられないと感じているシステムの亀裂を表面的に覆い隠すだけなのだ。事実、女性の三人にひとりは検査を受けておらず、子宮頸がんによる死亡者数は、二〇一五年から二〇四〇年の間に百四十三パーセント増加すると予想されている。リーガンによると、この統計を見た政府の最高医療責任者（CMO）たちは「これはどこの国の話ですか？」と尋ねたという。この数字が、経済的に発展していない、あるいは医療リソースの足りていない国の現状を反映したものだと考えたのだ。この恐ろしい統計は、必要なリソースをすべてもっているにもかかわらず、女性がなぜ検診を受けないのか、その要因を理解できていない政府機関の決定権者たちの自己満足を露わにしている。

検査を受けない理由に関する調査では、数ある要素のなかでもとくに恐怖、羞恥、文化的障壁が女性に検査をためらわせていることが明らかになった。これは、女性の感情を不合理なものと切り捨て、治療がうまくいかないと医療ではなく女性を責める風潮がある文化のなかで、ようやく明るみに出た調査結果である。

新型コロナウイルスの流行下で女性の希望となったのは、通常の外来が難しくなったおかげで、在宅検査という新しい試みが開始されたことだ。ある検査では、半年以上検査が遅れていた三万一千人以上の女性全員に、総合診療医（GP）から自宅用のサンプリングキットが送られ、自宅でプライバシーを保ったまま検体を採取することが可能になった。自分で検体を採取するこの方法は、女性の経験を真剣に受け止め、検査法をその経験に則したものに変えてほしいと願ってきた女性たちの、ケアにおける長年の問題に対処したものである。これは女性の声に耳を傾け、そのニーズに応えることの重要性を示している。

在宅検査は、リーガンとRCOGが、少女と女性の健康とウェルビーイングを改善することを目的に〈Better for women〉の報告書で提案したシンプルな対策のほんの一例である。彼女らは、生殖に関するケアだけに介入するのではなく、女性の健康を総体的に管理する方法を再考し、それを――病気への介入よりも健康増進を重視するシステムを――一般的なヘルスケア・モデルにするべきだと訴える。女性に生殖に関するケアを提供するだけの仕組みは、全面的な変更が急務となる。リーガンの言葉を借りれば「女性の健康には、妊娠して赤ん坊を産む以上のことが山ほどあり、生涯にわたって考慮すべきことがある」(*7)のだ。

避妊に関するわたしの経験が証明しているように、わたしたちは早い時期から自分に合ったサポートを必要としている。まず、婦人科問題がほかの部分の健康に与える影響を理解する必要があるし、いざ選択をするときがきたら、社会的、医学的に考慮すべき点について情報を得たうえでオープンな会話をする必要がある。病気の治療は女性の人生を形成する医学、心理学、社会を統合したシステムにおけるプリズムの一片にすぎないが、このプリズムを通して見ることで、女性の生活の質を向上させる新たな方法が見えてくるだけでなく、さまざまな分野にまたがる科学的問題が明らかになり、医療の新たな実践にもつながっていくはずだ。

このアプローチは決して容易ではない――多くの社会課題において、その解決が簡単だと思われていることは、その問題を真剣に受け止めてもらう可能性を小さくしているかもしれない。現に、これまでにもそういう事例はいくつもあった。それでも、このアプローチは、婦人科学をはじめとするさまざまな分野で女性の扱いを根本的に変えていくことを意味している。歴史の大半において、女性の健康問題は子どもを産む能力を中心に論じられてきた。女性は治療を受ける患者ではなく、容器として見られてきた。健康な赤ん坊を産むのに不可欠であるという一点のみによって、女性の健康が気遣われてきた。産科では、胎児に害を与えることを恐れて、医師は母親への投薬や手術を控えてきた。出産可能な時期を過ぎた女性の健康は医師の職務範囲外で、ケアを受けられる条件をほとんど失った。妊娠高血圧腎症（高血圧を特徴とする妊娠障害で、母子ともに状態が悪化するリスクが高まる）や、妊娠糖尿病をはじめとする多くの問題については、昔から「出産は治療である」という産科医の言があるとおり、赤ん坊が産まれてしまえば母体の健康はもはや医学的な問題ではなくなった。だが、実際問題として、妊娠に関連するこうした症候群は、場合によっては母親の生理機能を不可逆的に変化させ、将来の疾患に対する脆弱性を大きくしてしまう。妊娠高血圧腎症を患った女性は、無事に出産したとしても中年期になって心疾患や脳卒中を経験することが多く、また妊娠糖尿病を患った女性は、年をとってから2型糖尿病を発症するリスクが高くなる。こうした事実を理解していれば、妊娠中から母親のもっている危険因子を特定し、出産後の予防的医療を計画すべく研究に取り組むことができるだろう。女性には、出産以外にもケアすべき問題がたくさんあるのだ。

産科学と婦人科学は「女性は子どもを産む身体である」という考えから生まれた副産物であり、それ以上のものではない。妊娠・出産が終われば治療のステップは終了し、女性の身体はふたたび男性中心システムのなかで不可視化されていく。もちろん、この両分野が妊娠・出産を通じて培ってきた女性の身体に関する知見は重要だが、それだけにとどまってはいけない。その知見は、医師や科学者が生涯にわたる健康に妊娠が与える影響を調査し、先手を打つよう速やかに促すという意味において、他の分野にも貴重な情報を提供することができるのだ。これらの分野に必要なのは、男性の身体に関するニーズを中心に形成された医学のなかで領域間の扉を撥ね開け、女性の身体と人生の一部分だけでなくすべてを考慮した、新しい形の医療を育てていくことである。

だからこそ、リプロダクティブ・ヘルスだけではない、生涯を通じたアプローチ――生涯を通じて女性の健康とウェルビーイングを確保することを目的とした新たなヘルスケア――を優先させるべきなのだ。大変な作業のように思えるかもしれないが、実際には、優れた仕組みがあれば可能である。リーガンの報告書によれば、これは「女性と、彼女たちの予測可能なニーズをサービス計画の中心に据え、シンプルかつ具体的なステップを踏み、既存のリソースを活用し、それらをより効果的に使うことで達成できる」。報告書では、産後も含め、容易に避妊できる状態をつくることが推奨されている。中絶率が上昇している現状からもこの介入は重要で、長期作用型可逆的避妊（LARC）〔long acting reversible contraception の略。ホルモンを放出する器具などを身体に移植し、長期間の効果を持続させる避妊法〕を利用できない年配女性にとっては、とくにそうだ。この提案は一見当たり前のことのように思えるが、まだ医療現場では採用されていない。

また、妊娠できる期間を指標にして、そこから将来にわたる健康に及ぶ影響について学ぶことも推奨されている。これには、たとえば、妊娠前、妊娠中、妊娠後の一般的な健康状態や生活習慣に関するデータを収集し、将来起こりうる健康問題を特定することなどが含まれる。ほかにも、データの共有や転送を確実にし、出生地とプライマリ・ケアを受ける場所が異なっても安心できるようにしておくことも重要だ。英国の標準となっている生後六週間のGP（総合診療医）検診は、母親の心身の健康問題のリスクを特定する重要な機会になりうる。しかし現状では、時間的プレッシャーと一貫性のないトレーニングによって、こうした検診でリスクを特定する機会は失われている。これらのケースでは多くの場合シンプルに、医学界における官僚主義的な縦割りの現状が変われば、妊娠期間中だけでなく女性の健康問題を生涯にわたって治療の対象にすることもできる。

本来であれば、婦人科や産科はもちろんそれ以外の分野であっても、女性の健康に配慮するようわざわざ声を大にして訴える必要などないはずだ。しかし、わたしたちの目の前にあるのは、(レトリックはさておき)「健康な女性が健康な社会の礎である」ことを示す国際的なエビデンスでも示さなければ話は進まないという現実である(*8)。女性の人口は社会の五十一パーセントだが、男性よりはるかに高い割合でケア要員を担っており、そのため、女性の健康は家族や地域社会の健康にも大きな影響を与えている。言い換えれば、女性ひとりの健康状態が周囲にまで影響を及ぼし、その影響力は彼女自身の肉体の範囲をはるかに超えて広がっていく。つまり長期的に見て、経済的にも社会的にも女性の健康を気にかけることは理にかなっているのだ。そう、これ以上ないほどに。

リーガンはまた、体調不良のときだけでなく、女性が避妊、子宮頸がん検診、出産前ケアなど、日頃からこまめに医師の診察を受けることがいかに大切かをくり返し説いている。女性が当たり前のようにこうした診察を受けられるようになり、医療専門家がこうしたケアの重要性を真剣に受け止めるようになれば、女性の生活の質が改善されるだけでなく、社会全体のヘルスケア・モデルを示すことにもなる(左ページの表参照)。このモデルは、病気への介入よりも予防を目的としている。女性を予防医療のシンボルに据え、病気になってからの医療でなく、その前に健康を増進する行動を奨励するのだ。これは女性に責任を負わせるためのものでも、ただでさえ無給の世話係にされがちなこの社会において女性に一層の見えない労働を求めるためのものでもない。女性とそのニーズを支えるシステムを開発し、それによって、だれにとっても快適なヘルスケアの形をつくりあげていくためのものである。これを効果的に行うには、女性の経験について尋ね、女性の声に耳を傾け、そ

女性の生涯にわたる医学的介入の必要性

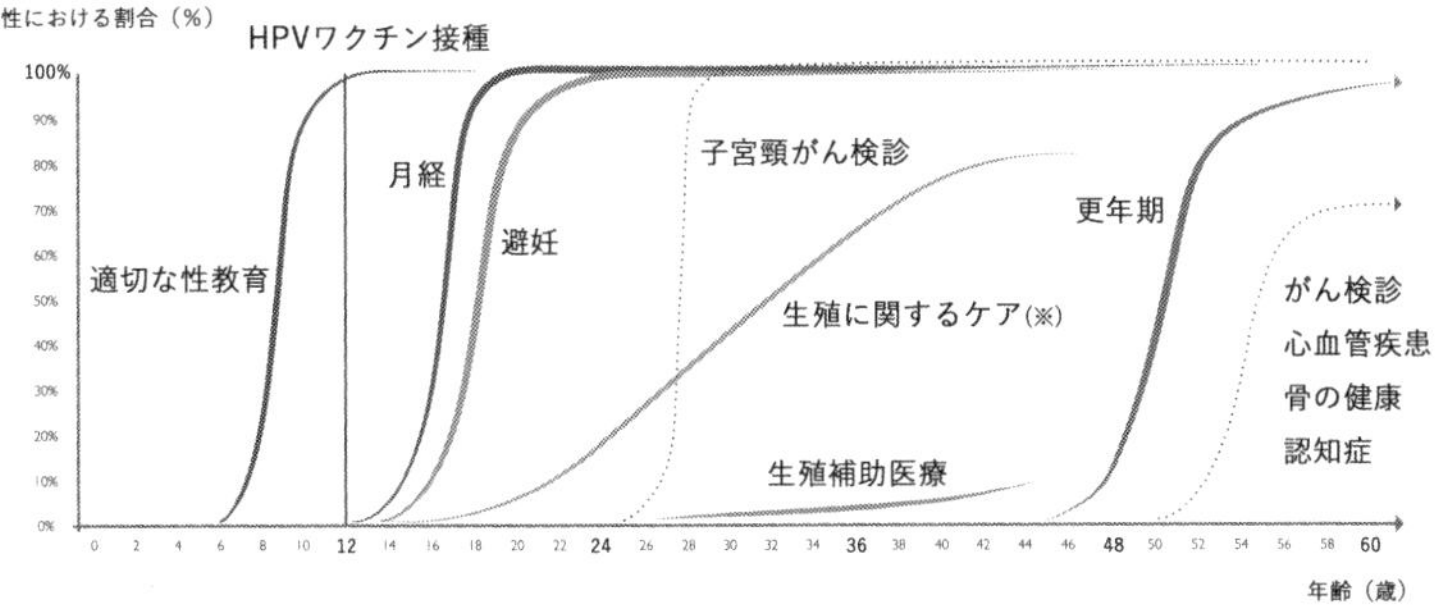

このグラフは女性の生殖及び性の健康に対する生涯にわたるアプローチを示している。女性の生涯において予測可能な重要時期に適切な介入が行われれば女性の健康が最適化され、病気を予防できる（*9）。

の言葉をきちんと受け止めることだ。こう聞くと、とてもシンプルなことに思える。しかし、現状はと言えば――。

わたしが例のピルを飲もうと決めた理由はいろいろあったものの、いちばんは、安全なセックスについての社会の教えを内面化していたことだ。お決まりの問題と解決策に思えたし、手順も簡単だと思っていたのだ。ただし、実際には簡単などではなかった。わたしの身体は、医学が「あるべき女性の反応」とするものとは異なる反応を示したのだから。そのうえ、医学はその理由を教えてくれず、代わりの案も出してくれなかったので、わたしの問題は解決されないままだった。医学は問題を正しくとらえていなかったのだ。

わたしにとって、そしておそらくわたしのような多くの女性にとって、ピルを服用することは、単に「安全なセックス」をする以上のことだった。それは自分の身体についての、自分の身体のための決断であり、自信と安全を手にし、勇気づけられるための決断だった。けれど、それを求めて薬に頼ったあの当時、その結果に満足することはほとんどなかった。もしあのとき、わたし自身の優先順位やニーズをめぐる疑問に対して医学が万人向けにこぎれいにまとまった解決策を提供するのでなく、あえてその複雑さを教えてくれていたら、つまり医学がみずからの欠点を認めていたら。わたしは出来損ないのように感じることはなく、代わりに、わたしのニーズを満たせない社会構造を非難しただろう。

ピルの服用は、わたしにとって大きな決断だった。なのに、それが思惑どおりに進まなかったら、どうすればいいのだろう？　個人として、固有の肉体として、こうあるべきと思っていた一般的な人生のコースから外れてしまったら？　あそこが分かれ道だったのだと理解するのは、おそらく時間が経ってからだろう。過去をふり返って「そうそう、自分の身体の女性性に気づいたのはあのときだった」「いま思うと、自分の身体に不満を覚えたのは、あのときがはじめてだった」と思うのだ。医学にも、同じような分岐点が必要だ。その先に描かれる新しい地図は、それまでとはまったく異なるもの――広大で、無秩序で、人生を通じて、あるいは世代をまたいでわたしたちを導くもの――になるかもしれない。それでもやはり、その未来は多くの人にとって住みやすいものになるはずだし、全体の四十九パーセントを占める男性にとっても、最終的にはいい世界になるはずだ。

医療の専門家は、もっと女性と話す必要がある。女性の身体が必要としているものについて、対話の中で自分の思い込みを自覚し、再検討しながら、正しい道へと進む必要がある。そのためには分野の境界を越えて、また、女性の一生涯を視野に入れて、これまで得てきた知見も新たな方法で活用することが求められる。とはいえ、リプロダクティブ・ヘルスだけが女性の医療ではないのだなどと言い出せば、医学界全体に大きな波紋を呼ぶことになる。しばらくの間は、診断と治療という合理化されてきたはずのシステムや、すべての答えを取り揃えて人々を安心させるはずの学問に対する挑戦だといって、さまざまなノイズや不協和音が聞こえてくるだろう。しかし、そうした反発はいつだって本質的ではない。その陰では、女性たちが苦しんでいるのだ。

だからこそ、医学は自分自身のほんとうの可能性を発見するために、これまでの自己像を見失う必要がある。女性のリプロダクティブ・ヘルスに関するスティグマを打破できれば、婦人科学が女性の人生にもたらすさまざまな影響が明らかになり、効果的なだけでなく利他や優しさにも満ちた肥沃な土壌が育まれていくだろう。

(*1) Public Health England. “Survey reveals women experience severe reproductive health issues”. 26 June 2018.
https://www.gov.uk/government/news/survey-reveals-women-experience-severe -reproductive-health-issues

(*2) Lynn, Enright. vagina: A Re-Education, 2019. Alien & Unwin.（リン・エンライト『これからのヴァギナの話をしよう』小澤身和子訳、河出書房新社、二〇二〇年）

(*3) Jackson, G. “The endometriosis plan is good news. If funding follows”. Guardian. 14 May 2018.
https://www.theguardian.com/commentisfree/2018/may/14/the-endometriosis-plan-is-good-news-if-funding-follows

(*4) Endometriosis UK. “Endometriosis facts and figures”.
https://www.endometriosis-uk.org/endometriosis-facts-and-figures

(*5) Batha, E. “UK lawmakers urge action to help 1.5 mln women with endometriosis”. Reuters. 19 October 2020.
https://www.reuters.com/article/britain-women-health/uk-lawmakers-urge-action-to-help-1-5-mln-women-with-endometriosis-idINL8N2HA511

(*6) Lancucki, L., et al. “The impact of Jade Goody’s diagnosis and death on the NHS Cervical Screening Programme.” Journal of medical screening. 2012; 19(2): 89-93. doi:l0.1258/jrns.2012.012028.

(*7) Better for women report. “Improving the health and wellbeing of girls and women”. Royal College of Obstetricians & Gynaecologists. December 2019.
https://www.rcog.org.uk/media/h3smwohw/ better-for-women-full-report.pdf

(*8) Marquez, P. V “ Healthy women are the cornerstone of healthy societies” . World Bank Blogs. 12 January 2017.

https://blogs. worldbank.org/health/healthy-women-are-cornerstone-healthy -societies

（*9）（*7）に同じ。

第2章 ― セクシーな研究

政策立案者、資金提供団体、科学者。婦人科や産科にまつわるスティグマは、意識的であれ無意識的であれ、ある集団が抱く、女性中心の分野を周縁化しておきたいという考えによって生きながらえている。パトロンからの援助を頼みとする科学の世界において、婦人科と産科に注ぎ込まれる資金の少なさを思えば、この分野に研究者が魅力を感じられないのは当然かもしれない。しかし、問題は（少なくとも）二重の構造になっている。この分野の研究者の多くは、いちばんの懸念事項は資金不足ではないと口をそろえているのだ。〈Wellbeing of Women〉の独立委員長であるデイヴィッド・ウィリアムズ教授によると、実際のところ、国立衛生研究所（ＮＩＨＲ）、医学研究会議（ＭＲＣ）、ウェルカム・トラストなどから、出産・妊娠研究の分野にはかなりの資金が提供されているという。資金不足が理由でなければ、いったい何が問題なのだろう？

ウィリアムズが吐露するのは、より根深い問題だ。資金面以上に深刻なのは、これらの重要な研究分野が、科学者たちが専門分野を決定する時点で、そもそも魅力的に映っていない点なのだという。急性、または慢性の疾患をもつ妊婦の臨床ケアと研究を専門にしているウィリアムズは、これらの領域が「セクシー」とみなされていないのだと説明する。婦人科学においては語弊のある言い回しだが、彼が言っているのは、特定の科学的分野がほかより高く評価されているせいで、新人研究者にとってそちらのほうが「刺激的（セクシー）」に見えるという、科学全体に浸透している不幸な事実についてである。

この傾向は科学研究全般に見られる。ローバーを火星に送るほうがバックグラウンド放射線をモニタリングするよりはるかに刺激的だし、新種の発見は保護活動よりわくわくする。RNAベースの新型コロナウイルスワクチンの開発は、それを流通させるシステムの構築よりやりがいがあるだろう。新進の研究者や科学者にとって最も魅力的な分野は、「先端的」だったり「画期的」な発見——新聞の見出しになったり、大英帝国勲章（OBE）を受賞したり、映画の元ネタになったりする発見——の可能性を秘めている分野なのだ。

ウィリアムズは、婦人科学の分野で研究者がかかわりたいと望む刺激的な研究の一例として、子宮頸がんや中咽頭がんなどの原因となるヒトパピローマウイルス（HPV）のワクチンを挙げている。HPVワクチンは一見するとそれほど華のある研究には見えないが、覚えておいてほしいのは、二〇〇〇年代初頭までその名をほとんどだれも聞いたことがなかったという点だ。それが突如としてスターダムに躍り出た。二〇〇六年に導入されたこのワクチンは、がん治療を根本から変えたのだ。

HPVには二百以上の種類があり、ヒトの体内で見つかるのは珍しいことではない。このウイルスは皮膚や体内の細胞に感染する。その大半は問題を引き起こさない一方で、子宮頸がんのほとんどはHPVが原因である。HPVワクチンは、オーストラリアのクイーンズランド大学でイアン・フレイザー教授とジアン・チョウ教授によって最初に開発され、二〇〇六年に米国で使用を開始、当時蔓延していた子宮頸がん対策として導入された。翌年までにこのワクチンは、オーストラリアや欧州連合を含む八十カ国で承認された。二〇一九年十月の時点で世界百カ国がHPVの予防接種を実施しており、世界保健機関（WHO）は現在、すべての国でH

PVワクチン接種が行われるよう推奨している。その結果、十六歳から二十一歳の女性のHPV感染率は八十パーセント以上減少した(*1)。

現在は脚光を浴びているこの研究だが、子宮頸がんにおけるHPVの役割を特定し、ワクチンの基礎をつくったドイツのウイルス学者ハラルド・ツア・ハウゼンが最初に提案したときには複数の製薬会社から却下されている。ワクチン開発はお金にならないと思われたのだ。すでに承知のとおり、それから二十年以上の時を経て、ついにワクチンが開発されると、ツア・ハウゼンはその発見により二〇〇八年のノーベル生理学・医学賞を受賞した。これこそ科学者たちが覚えておくべき偉業であるし、多くの新人研究者たちが将来達成しようと目指すべき科学の姿である。

だが皮肉なことに、少女や女性にとってこのワクチンが画期的ながん予防策となった一方、これればかりがほめそやされ、産科や婦人科のほかの重要な分野は比較的軽視されてきた。この分野は共同研究に頼ることが多く、個人で高い評価を得られる確証はない。それに、「生活が損なわれるかもしれないけれど命にかかわるほどではない」病状に対処するだけでは、命を救う治療のように歴史に名を刻むこともないかもしれない。こうした多くの疾患は「目に見えない」病気である。子宮内膜症のような慢性疾患、骨盤の痛み、月経過多などは、学校や職場、親密な関係において女性がさまざまな能力を発揮することを妨げるうえに、一生涯にわたって影響を及ぼし、放っておくと深刻な健康被害をもたらす可能性もある。それでも女性は人目を気にして、あるいは一日を乗り切るためにその症状を隠さざるを得ない場合が多い。こうしたことが積み重なって、これらの症状は社会に認知されず、よって「セクシー」ではないとみなされているのだ。だから、こうした症状を緩和するための研究も調査も、魅力的とみなされない。これまでにＨＰＶワクチンの導入、検査の向上、治療のおかげで、がんは治癒可能な病気にまでなった一方、婦人科学において女性の健康が阻害されている状況は、研究者にとってあまり興味をそそられるものではなかったのだ。

女性の健康を取り巻くスティグマと産科や婦人科における研究不足の関係は指摘されはじめたばかりである。また現状、どの問題が「セクシー」とみなされるかについてもジェンダーバイアスがあることは、科学的に進んだ画期的な研究のほうが、長期的に女性の生活を向上させる重要な研究より優先されていることからも明らかだ。いまより多くの女性研究者が研究を進めれば、間違いなく「セクシー」な科学というものを定義し直す力になるし、女性の健康問題に対する深刻な偏見をなくすことができるかもしれない。その最も画期的な進歩のいくつかは、まず女性に問題を尋ね、その声に耳を傾け、現実的な対応をするという、アナログな解決策から生まれるだろう。

助産師学と研究

妊娠及び出産後の女性の長期的なウェルビーイングに関するとくに重要な調査のいくつかは、助産師によって行われている。これは助産師が、妊娠と出産を通じて個々の女性の経験にダイレクトに携わることが多いためだ。こうした情報の一部は、近年、大きな影響をもたらしている。

英国は先進国のなかで早産と死産の発生率が最も高い国のひとつであると同時に、出産における医療過誤の賠償金の請求額が最も高額で、請求率も二番目に高い。エビデンスにもとづく助産師学の上級臨床講師であるジェイムズ・ハリス博士から、パンデミック中のオンラインミーティングで「早産を二十四パーセント減らし、母親が赤ん坊を失う可能性を十六パーセント減らし、同時に出産に対する満足度を大幅に高める介入がすでに存在している(*2)」と聞いたときも、わたしは驚きはしなかったと思う。現状が悪すぎるからだ。残念なのは、もしそれが薬であるならだれもが服用するだろうし、それが何らかの技術であれば各病院が備えるだろう。しかしこの介入は最先端のワクチンではないため、一般的には活用されていないのだ。その介入は非常にシンプルなものだ――妊娠初期から出産終了まで、継続的に妊婦のケアをする助産師を確保するのである(*3)。

複数のランダム化比較試験〔ある研究の対象者を複数のグループに無作為に分け(ランダム化)、治療法などの効果を検証する試験〕とレビューにより、継続的なケアの利点は実証されている。にもかかわらず、こうしたケアを受けている女性はごくわずかしかいない。この状況がよくないのは、ケアの恩恵を最も受けるべきなのが、脆弱で多くのリスクを抱えている家族であるからだ。継続的な関係を築くことができれば助産師はその家族のニーズにより的確に応えることができるのだが、生活基盤が不安定だとそれが難しいことも多い(*4)。

「たとえばこれが勃起不全や、前立腺がんの治療だったら」とハリスは嘆く。「ごく一般的なケアを導入するのに、これほど後れを取ることはなかったでしょう」。わたしは彼の言葉を聞きながら、激しくうなずいていた。これはおなじみの質問だが、女性の子宮内膜症を改善できることを謳う広告と比べて、男性の勃起不全を解決することを謳ったテレビコマーシャルをこれまでどれだけ頻繁に目にしてきただろうか？

こうした後れについて、ハリスは政府の意思決定権者、科学者、医師の間に、医薬も技術も使わない解決法に対する疑念がいまなおあることを指摘する。女性の実体験についての調査は、助産師と妊婦が時間をかけて築き上げていく強い信頼関係を軸にした解決策を提案するが、こうした調査には時間がかかる。そして、「セクシー」な研究の特徴を備えてはいないため、科学的とはみなされない。ハリスはこうも指摘する。男性優位の研究文化は女性の実際の病状を調べることなく、先端的ソリューションで答えが出る研究課題を優先し、その分野で女性患者が受けられるはずの恩恵よりも科学的評価を得るための競争に精を出している、と。

二〇一七年、NHSイングランド〔イングランド地域における、NHSの予算策定から現場に至るまでの業務を実際運用する組織〕は遅まきながら、産科改革プログラム〔Maternity Transformation Programme＝医療、働き方、費用面などさまざまな社会的アプローチを通じてより安全で個別的な産科ケアを目指すNHSのプログラム〕(*5)を通じて助産師が提案していた、継続的な介護者モデルの実装を開始した。当初の目的は、二十パーセントの女性にこの方法でケアを受けてもらい、二〇二〇年までにその割合を三十五パーセントに増やすことだったが、新型コロナウイルス感染症の流行でこの計画には若干の狂いが生じた。それでも、この政策が推進されたおかげで助産師研究の潜在的な影響力は増し、母子の長期的な健康状態に与える影響を考えると、HPVワクチンに匹敵するほどの効果があると目されている。これは助産師研究がはじめて、英国政府の政策に影響を与えた事例である。

こうした患者中心の研究の動きがあるにもかかわらず、医学界ではいまなお、患者の身体にとって長期的によい方法を考えるより、最先端の科学でただちに目下の問題を解決したいという誘惑のほうが勝っている。ハリスは、英国で資金提供を受けた新型コロナウイルス関連の研究を例に挙げる。ここで集まった資金はこの感染症の治療に使われている。これを書いている時点で十種類のワクチンが認可されており、これからさらに増える見通しだが、一方で深刻な後遺症に対する研究への資金援助は比較的少なく、パンデミックを乗り越えようとはだれもが言うものの、その影響が長く尾を引く社会への対応は手薄である(*6)。

ハリスはとくに、妊婦の孤立がもたらす心理的影響に関する研究が不足している点を懸念する。パンデミックにより、イングランドの産院施設には劇的な変化が見られた。大半の産科病棟は、安全ではないという理由から自宅出産のオプションを停止した。緊急要請があっても、救急車が五分以内に病院に来られる保証がないためだ。これは多くの母親にとって手痛い決定だった。そのうえ、妊婦は検査の際にパートナーを伴うことができなくなったので、多くの父親は赤ん坊が産まれるまでその姿を見たり音を聞いたりすることができず、また、多くの女性が、支えになってくれる人がいない状態で流産の知らせを受け取ることとなった。こうした短期的な緊急措置が及ぼす長期的な社会的・心理的影響を調査するために資金が提供された研究は、ほとんど存在しない。この状況が母体と胎児の愛着、または母親と新生児のつながりにどのような影響を与えたかということを聞き取り調査する人はだれもいなかったし、のちに行われた後ろ向き研究〔ある症例の集団を現在から逆算してその生活などを調査し、症状のない人と比較したうえで統計をとる長期的研究の手法〕でも、今後こうした妊婦の精神的ウェルビーイングを改善するにはどうしたらいいか、といった観点から聞き取りが行われることはほとんどなかった。

そんな医学界でも、産科医療の心理学的及び社会的側面に関する研究が必要だという意識が徐々に高まりつつある。研究団体は、先述のような資金提供者たちに、女性のリプロダクティブ・ヘルス研究が優先的に行われるための原動力になるよう強く求めてきた。こうした研究ではとくに、妊娠とメンタルヘルスに関する、重要かつ軽視されてきた領域に焦点が当てられている(*7)。うつ病と不安症は妊娠中に発症する最も一般的なメンタルヘルス問題で、出産後一年以内に十五~二十パーセントの女性がその影響を受けている(*8)。にもかかわらず、妊娠に関する研究資金のわずか四パーセントしか、その問題に使われていない。

妊娠中及び出産後のメンタルヘルスは、科学者や医療の専門家に、複数の要因からなる複雑な問題を突きつけている。出産後、母親のうつのリスクが高まるのは、妊娠第三期に生じやすい医学的問題に加え、もともとの心理的状態や、母子の絆、投与された薬、メンタルヘルス問題への既存の対処法など、妊娠中や出産後の社会的及び環境的要因にも原因がある。要因は複数で、それぞれのもつれを解く必要があるが、解決策はすでに用意されている。必要なのは最新の科学ではなく、ここでも優れた仕組みなのだ。多くの場合、エビデンスにもとづく調査やケアの実施基準があっても、現場では実装されていない(*9)。この「刺激的でない」解決策は、「セクシーな」科学に投資したい資金提供者にとっては、やはり魅力的に映らない。メンタルヘルスの問題には一度きりの治療でなく、継続的なサポートが必要なのだ。しかし、「プロセス」は科学者の業績としては認められておらず、資金提供者にも評価されない。それでも、「治療」ではなく「プロセス」にこそ、優れたケアと標準以下のケアの違いがあるのだ。

重要なのは、「セクシーな」科学的アプローチだけを追い求めることは女性に対するケアを制限するだけではない、と声を大にして言うことだろう。それはだれにとっても有害だ。医学界で広く普及しているこのモデルは、治療可能な複数の要因をもつ病気に対し、いわばエレガントなワンストップ・ソリューションを求めるものであり、科学者が泥臭く理解を掘り下げ、医師が患者をサポートできる範囲を制限してしまっている。男性の事例だが、勃起不全を例に挙げよう。製薬会社のファイザーは、一九九〇年代後半にバイアグラという薬を発表した。それまで勃起不全は、老化や、さまざまな感情に対する正常な生理学的反応として受け止められていた。バイアグラは当初、糖尿病や脊髄損傷など医学的な要因による勃起不全に対して処方されていたが、ファイザーによって、長期的に勃起を可能にする薬として、あらゆる男性を対象にした商品にされていった。勃起不全を医療問題化し、大規模なキャンペーンを通じて憶測や通念をもとに定めた性的パフォーマンスの基準を広め、基準に満たないものは疾患で、精神的にも害をもたらすとほのめかしたのだ。ここでの問題は、それまで存在しなかった性的機能の基準を声高に主張し、それらしい治療法を提案したことがいかに有害だったかということだ。男性が勃起不全について実際にどう思っているかを調査する代わりに（実際はあなたが思っているより悪いものではない[*10]）、乱雑で複雑な、環境にも左右される個々人のケアを、最先端の「治療」やシンプルで合理化された薬を重視する医学界の文化や経済で上塗りする文化は問題の解決に寄与しないだけでなく、新たな問題を生みだすことにしかならない。

婦人科の妊娠やメンタルヘルスだけでなく、のちほど見ていくような心臓や骨の研究でも、女性のケアに必要な知識やリソースはすでに数多く存在している。女性にベストな医療ケアを提供するには医学的知識と経験的知識を最大限に活用する必要があるが、ひとつの分野だけでは、女性のリプロダクティブ・ヘルスに必要なツールを提供できない。女性の生きている身体より、研究者（多くの場合は男性である）にとって重要な問題を中心に医療の専門分野が形成されている現状で、どうしたらそれが可能だろう？　ここでの課題は、技術革新ではなく、それに匹敵するくらい素晴らしいツール――分野の垣根を越えた共同研究や、医療における患者のニーズを理解し対応するための――を発明することだろう。もはや、医学研究における科学的革新よりも、社会的革新に対してノーベル賞を与えるべき頃合いなのかもしれない。

（*1）　二〇二〇年に発表された研究で、ＨＰＶワクチンによって浸潤性子宮頸がんのリスクが大幅に減少することがわかった。スウェーデンで百五十万人の少女と女性を最長十一年間追跡調査したところ、ワクチンを接種した女性は接種していない女性に比べて三十歳までに罹患する確率が六十五パーセント低いことが判明。英国に接種プログラムが導入された十年後の二〇一八年にイングランド公衆衛生局が公表した報告によると、十六〜二十一歳の女性のＨＰＶ16／18型の罹患率が八十六パーセント減少したという。低・中所得国ではワクチン接種を広めるためにすべきことが残されているものの、高所得国はウイルスの排除に向けて順調に歩みを進めている。

（*2）　Sandall, J., Soltani, H., Gates, S., Shennan, A. & Devane, D. “Midwife-led continuity models of care compared with other models of care for women during pregnancy, birth and early parenting”. Cochrane. 28 April 2016.
https://www.cochrane.org/CD004667/PREG_midwife-led-continuity-models-care-compared-other-models-care-women-during-pregnancy-birth-and-early

（*3）　Five Year Forward View. “Implementing Better Births: Continuity of Carer”. NHS. December 2017.
https://www.england.nhs.uk/wp-content/uploads/2017/12/implementing-better-births.pdf

（*4）　Sanders, J., Hunter, B. & Warren, L. “A wall of information?　Exploring the public health component of maternity care in England”. Midwifery. March 2016. 34:253-260.
https://doi.org/10.1016/j.midw.2015.10.013

（*5）　Five Year Forward View. “Implementing Better Births: Continuity of Carer” .

（*6）　各国の政府は新型コロナウイルス感染症の後遺症研究への投資を増やしているものの、（大部分が公的資金による）政府のワクチン開発への投資に比べるとその額は少ない。たとえば英国政府は、二〇二一年の新型コロナウイルス後遺症研究に千八百五十万ポンド（約三十四億円）を投資すると発表した一方、ワクチンにはオックスフォード／アストラゼネカだけで二〇二一年までに三千八百六十万ポンド（約七十億円）を投資している。

https://www.gov.uk/government/news/185-million-to-tackle-long-covid-through-research; https://www.theguardian.com/science/2021/apr/15/oxfordastrazeneca-covid-vaccine-research-was-97-publicly-funded;
https://www.medrxiv.org/content/10.1101/2021.04.08.21255103vl. full.pdf; https://covid19.trackvaccines.org/agency/who/

（*7） RAND Europe が UK Clinical Research Collaboration（ＵＫＣＲＣ）から依頼を受け、ＮＨＲとウェルカム・トラストの資金提供を受けて実施した二〇二〇年の研究では、英国における妊娠関連の研究に対する現在の資金を分析し、研究者、医療専門家、一般の人々の意見をまとめ、この分野の重要課題に優先順位がつけられた。六百人以上を対象としたこの調査では、妊娠中及び妊娠後のメンタルヘルスが関係者全体の最優先事項とされ、その後に投薬、死産、母乳育児の問題がつづいた。したがって関係者全員にとってメンタルヘルスは健康な妊娠を保証するための優先事項だと認識されている。

（*8） NICE. “Antenatal and postnatal mental health: clinical management and service guidance”. Updated 11 February 2020.
https://www.nice.org.uk/guidance/cg192/chapter/introduction

（*9） たとえば二〇一五年の調査結果によると、診療ガイドラインで推奨されるレベルのケアを提供できる専門の周産期メンタルヘルスサービスがある地域は十五パーセントほどだとされている。

（*10） オランダの研究によると、重度の勃起不全を患っている七十代以上の男性のうち深刻な心理的懸念を抱える人は二十パーセントほどだった。さらに性的に活発な男性の十七～二十八パーセントが正常な勃起をしておらず、これは完全な勃起機能が性生活にとって必須ではないことを示している。
Blanker, M. H., et al. “Erectile and ejaculatory dysfunction in a community-based sample of men 50 to 78 years old: Prevalence, concern, and relation to sexual activity”. Urology. 2001. 57:763-768.

第3章 「ウェルネス」と「エンパワメント」

二十五歳のとき、これまで聞いたこともなかった対話があることを知った。それは二〇一七年、わたしが大学に通っていたときのことだ。突然、女性のリプロダクティブ・ヘルスについての話題がタブーでなくなった。思春期に強いられた有無を言わさぬ暗黙のメッセージが、医療システムの中で感じた羞恥や孤独が、エンパワメントという突風によって吹き飛ばされたように感じたのだ〔二〇一七年に米国を皮切りに巻き起こった#MeToo運動の影響を指すと思われる〕。

わたしが大学でリプロダクティブ・ライツなどを研究し、フェミニストに囲まれていたという環境もあったと思う。あるいはわたしが成長し、性的に活発になり、こういう話題に関する子どもっぽい忌避感が薄れていったせいかもしれない。いずれにしても、女性のリプロダクティブ・ヘルスは、いまや「口にしていい」だけでなく、ホットな話題となっている。

世の中にはさまざまな記事や、動画や、製品が出回ったが、最初はそのすべてがわたしの身体を解き放ち、より深く理解する助けになることを約束してくれていると思った。生理のコントロールの仕方や、いいセックスについて教えてくれるものもあれば、これまで自分が抱えていたことすら知らなかった問題の解決策を提供してくれるものもあった。膣は汚れていてにおいに悩まされるかもしれないからきれいにする必要があるとか、膣がたるまないよう、引き締めて若さを保つエクササイズが必要だとか。自分の最もプライベートな部分について、こんなふうにオープンに語られているのを見るのは——それがファッション雑誌のキラキラとした誌面であっても、タイムズ紙のような「高尚な」紙面であっても——新鮮だった。

しかし、そうした情報は徐々にわたしを圧迫しはじめた。一人前の女性ではないことへの、異常であることへの、欠陥であり、汚れていることへの、あの痛みが戻ってきたのだ。わたしは羞恥を、別の形へと交換していただけだったのだ。いまでは、その原因はわたしのなかにあったことはわかっている。

新たな教材が教えてくれたのは、外陰部(ヴァルヴァ)（これも当時学んだ言葉のひとつで、外性器を子宮頸部に結びつける管を指す膣ではなく、女性の外性器を指す言葉）という部分をいい状態に保っておかなければならないということだった。解放には、いくつかの条件——清潔、締まり、においがない状態——が必要で、その条件を満たせないと思うと羞恥が生じた。それがだれの設定した条件であるのか、そのときのわたしは考えもしなかった。

二〇一七年、ちょうどわたしが女性であることの新たな大変さを見出していたころ、婦人科医のジェン・ガンター博士が、俳優グウィネス・パルトロウが手がけるライフスタイル&ウェルネス（業界はいまや四・二兆ドルを超える規模にまで成長している）の通販サイト〈Goop〉のイチ押し商品をめぐってパルトロウと対立し、ガンターはほとんど一夜にして、世界でいちばん有名な婦人科医になった。

ガンターは多くの人の疑問に答えるために、月経周期の「バランス」や「女性らしさのエネルギーの強化」などを謳うGoopの商品〝翡翠の卵〟こと「ヴァギナの石」に関する公開書簡をパルトロウに送った(*1)。この商品は、医学的に必要なメンテナンスや、現代女性のセルフケアの一環として提示されていた。

パルトロウはこの件に関して「話がヴァギナのことになると、文化的炎上（cultural firestorm）が起こる」と発言したが(*2)、彼女自身もその文化的な熱を大いに利用している。パルトロウのリプロダクティブ理論は、彼女のヴァギナの香りのキャンドルを市場に流通させただけでなく、膣に蒸気を当てて温める昔ながらの「ヴァジャイナル・スチーミング」や、彼女が「セックスの粉（ダスト）」と呼ぶスピリチュアルな雰囲気をまとった鉱物の粉など、現代科学に懐疑的な人々を昔から惹きつけてやまないタイプの健康法をリバイバルさせた。二〇二〇年のNetflixの番組で、Goopチームに密着し、一連の「代替医療」（寛大な言い方をすれば）を発見するようすを追うドキュメンタリー〔『グウィネス・パルトロウのグープ・ラボ』。二〇二一年にも続編的なリアリティ番組『セックスと愛とグープ』が制作された〕があったが、それらは科学的に見れば、人の健康にとって、根拠のない、危険な、有害なギャンブルであると言える。

ガンターはパルトロウへの書簡のなかで、Goopのウェブサイトに掲載されている「翡翠の卵」に関する説明について、科学的に不正確な記述が散見される点を指摘した。たとえばサイトで謳われている「ホルモンのバランスを整える」という効能は、生物学的に不可能だった。ガンターの批判は、二〇一八年、カリフォルニア州の消費者保護局が虚偽広告のかどでGoopを提訴した際にも参照された。Goopは十四万五千ドルの罰金を支払ったが、効能についての説明をぐっと控えめにし、多少修正を加えたうえで、いまでも翡翠の卵の販売をつづけている。

翡翠の卵が実際にホルモンのバランスを整えられないことを確認するために法律が介入した一方で、ガンターの批判は科学的な話にとどまらなかった。先述の書簡のなかで彼女は、婦人科学を介したエンパワメントを歪んだ形でGoopが伝えてしまったことについても異議を唱えている。

この問題は、翡翠の卵に関する貴社のいちばん最初の文言からはじまっています。具体的には「皇帝のために、王妃と愛妾たちが膣の形を保つために使用した」という文言です。これでは女性のエンパワメントが、結局男性に回収されるだけになってしまいます！

たしかにGoopの方向性は間違っているが、同社のこの「エンパワメント」によるブランディングこそが、商業的成功の要因なのかもしれない。おそらくGoopの魅力は、女性の性的エネルギーをはっきりと称賛し、オーガズムを約束することで、女性が身体とよりポジティブな関係を構築し、ヴァギナの所有者がほかでは得られなかった医学的メリットを体験し、自分の身体をコントロールできるようになると保証してくれる点にあるのだろう。現在、Goopのようなブランドのウェブサイトに再登場しているテクニックの多くは、わたしたちと同じように自分の身体を診る医療機関を信用できなかった女性によって書かれた、一九七〇年代のフェミニストたちの手引書を援用していると考えられる。

自分たちのニーズに応えてくれる婦人科がなければ、身体の主体性を取り戻すために、かつての膣の神話に立ち返ったとしても不思議はないだろう。女性の健康がないがしろにされ、周縁に追いやられ、健康に関する女性の声には耳を傾ける価値もないとされるなら、ウェルネス業界が代替案を提供しようと介入してくるのも仕方のないことではないだろうか？　未知の問題に対する解決策を求めて、助けになるかもしれない何かを求めて、さほど精査もせずに新しいメッセージを受け入れる人だっているのではないだろうか？

ガンターは、Goopや類似のウェルビーイングブランドが婦人科の問題を語る際に「汚れている」という文化的なイメージが植えつけられてきた女性の生殖器を、市場に出回っている商品で「清潔」に保つよう促すほど、女性はますます気後れすると指摘する。ガンターは最初にGoopに異議を唱えた二〇一五年の投稿で、最新のデトックスとして同ブランドが推奨し「女性のホルモンバランスを整える」と謳った「ヴァジャイナル・スチーミング」について指摘した。その主張はこうだ。「ヴァジャイナル・スチーミング」は、①膣も子宮も自浄作用があるので不要。②膣を健康に保つ乳酸菌に必要な環境にとって有害である。

膣を蒸すという手法――ハーブ入りの蒸気を膣めがけて立ち上らせる容器にまたがるというプロセス――自体、女性の内部が汚れているという古い考えと結びついている。その起源は古代ギリシャにまで遡り、当時は、子宮は体内をさまよって病気を引き起こすもので、脚の間にハーブの香りを入れることで動物のようになだめることができると信じられていた。この考えにもとづいて構築された学術的及び一般的な思想は、十九世紀後半まで科学的に証明されていると考えられていた「女性は生理現象に翻弄されるもので、精神的にも身体的にも男性より劣り、公の活動に参加するのにふさわしくない」という見方を強固にした。

そしてこの「有害な子宮」の概念は、家父長制における医学的伝統に不可欠であったため、女性のエンパワメントの名を借り、形を変えてふたたび姿を現した。翡翠の卵のように、わたしたちの生活にこっそり忍び込んできたのだ。Goopの健康観の中心にあるのは女性性全般への恐怖であり、古い家父長制の身体的神話を動員することで、それを押さえつけ、制御する必要性を説いているのだ。

これはでたらめな科学というだけでなく、でたらめなフェミニズムでもある。Goopの健康に関する発信は、性的な意味で「女性らしさ」を発揮しなければというプレッシャーにつながる。こうしたアプローチは、女性が何を望み、何をしたら気分がよくなり、女性の健康にとって本当によいものは何かという点を考慮しておらず、身体的、心理的に有害なメッセージを伝える文化が「性的価値がある」とみなしたものを基準にしている。フェミニズムもどきの言葉が並んでいたとしても、それは逆のしろものである。

グリップトック、ケーゲル体操、エンパワメント、ウェルネス

月日が流れ、雑誌や新聞はTikTokに取って代わられ、わたしは二十代後半になった。ある日の午後、動画をスクロールしていると、TikTokが女性の健康について語る新たなオープンプラットフォームになっていることに気がついた。そのなかで、@that.c00chie.girlというユーザー〔二〇二三年六月現在、アカウントは削除されていると見られる〕が「毎日行う女性器エクササイズ」を紹介しているのを見つけてドキリとした。

くり返される「xo」の絵文字を見れば、何をすべきかがわかる。

これはグリップトック・チャレンジだ。

グリップトックとは、おもに女性（男性でもOK）を対象に、動画の音楽に合わせて骨盤底を締めたり緩めたりする運動だ。一般的に「ケーゲル体操」として知られるこの運動は、妊娠可能年齢の女性（出産後の骨盤底筋を強化するため）や、閉経後の女性に対して推奨されることが多い。ところがいまや、グリップトックはティーンエイジャーの間で人気を博しており、関連するハッシュタグは六千万回以上視聴され、速度や難易度の異な

るさまざまな曲が提供されている。@dailyreminderladiesといった名前のアカウント〔「daily reminder」という言葉は自己啓発的な文脈で「毎日の行動リスト」のように使われることが多い〕が大量に発生し（なかには十四歳の若者もいる）、毎日エクササイズを行うよう促している。フルメイクの少女たちがあからさまに女性の経験を歌い、ヴァギナを前面あるいは中心に据えた歌詞に合わせて骨盤を締めるようすは、ケーゲル体操のもともとの成り立ちをはるかに超えて過激化しているように見える。

この手法は一九四〇年代に、米国の婦人科医アーノルド・H・ケーゲル博士が、尿失禁と呼ばれる女性の尿漏れを防ぐための非外科的治療として考案した。ケーゲルは、経膣分娩が骨盤底筋力の低下の原因であると考え、骨盤を確実に所定の位置に戻すには外科手術が効果的かもしれないが、筋肉の機能を回復させるにはさらなる介入が必要だと考えた。そこで南アフリカ出身の同僚、ヴァン・スコルクヴィックの研究をもとに、ケーゲルはエクササイズを取り入れた。ヴァン・スコルクヴィックは、南アフリカの女性部族の助産師が新米の母親たちに数週間にわたって定期的に膣に指を入れ、その筋肉を収縮させるよう指示をして、周辺の筋力を効果的に回復させていくようすを見たことがあった。

ケーゲルはこの骨盤底筋運動の原則をロス・アンジェルスの診療で実践しようと試みた。そして一九四八年の論文で、十八年間の研究結果——膣に指を入れ、その周辺の筋肉を収縮させることで女性が骨盤底の位置を固定し筋肉を強化できるよう、医師が手を貸すことを奨励した結果——を発表した。しかし、この手法を取り入れてすぐ、多くの患者がケーゲルの指示したやり方を正しく実践できなかったことがその研究ノートに記されている。「だれかが見ている前で努力をくり返し、その状況で進歩を感じられなければ、患者たちは落胆してしまう傾向がある」と。

ケーゲルはその後、彼の名をその開発者として残すことになるペリネオメーター（膣圧計）と呼ばれる装置を開発した。この装置には空気で満たされた長い筒状のものがついていて、それを膣内に挿入する。膣の外に出ている筒の端は密封され、ダイアルに接続されている。筒状のものに膣内で圧力が加わるとダイアルがその変化を記録し、使用者がエクササイズを正しく行えているかどうかを示すと同時に、数値を記録することで進捗状況も測定できる。

ケーゲル体操に対する評価は導入以来ペリネオメーターの圧力のように上下しているが、科学者、理学療法士など、推奨する声はいまでも大きい。オンラインでこの類の手法の復活を先導する人たちは尿失禁や便失禁の予防をはるかに超える利点があると考えており、多くのアカウントが熱狂的に「体幹の強さと安定性をもたらし、姿勢や背骨の並びを改善」し、何よりも「性的な快楽」をもたらすと謳っている。ケーゲル体操の導入から数十年後の現在、グリップトック・チャレンジが、まったく同じことを女性に勧めているというのは注目に値する現象である。ただし今回の場合は、いわゆる医療効果のためではなく、「エンパワメント」「ウェルネス」「タイトネス〔筋緊張とも。正常な位置にある筋の伸張性が低下している状態で、姿勢や柔軟性の評価指標となる〕」の名のもとに行われている。

これは、骨盤まわりへの取り組みに力を入れているテクノロジー企業、いわゆるセックステックにも見られる傾向だ。覚醒時の骨盤収縮を追跡するライオネス社のバイオフィードバックを用いたバイブレーターから、スマートウォッチの「Fitbit」に似たケーゲル体操用のスマートデバイス・エルビートレーナー（ほかならぬGoopに在庫がある）、挿入の深さを調整できるOhnut社のウェアラブルリングまで、骨盤まわりの健康と性のウェルビーイングが混同されている。

ケーゲル体操は、筋肉を鍛え、収縮を容易にすることで——つまり骨盤まわりへの血流を促し、オーガズム中に骨盤底筋の不随意の収縮を誘発、感度を高めることで女性の性的快楽を向上させる可能性はある（その効果が実証されたわけではないが）。また、ケーゲル体操を行うことで自分の身体をコントロールできていると思う感覚が、性的快感を高めるにあたってプラスの心理的影響を与えることもあるのかもしれない。しかし、いずれにせよ、エルビートレーナーが商品説明として謳っている「タイトネス」とは何の関係もない。こうした説明は、開発者が女性の性的快楽そのものではなく「膣の締まり」を切望していることを明らかにしている。もう一度言うが、一見「性の解放」のふりをして広まっているこうしたメッセージは——ここでは骨盤底の問題にまつわるものだが——女性の健康を、どんな犠牲を払ってでも「性的価値のあるもの」でありつづけなければならないという方向に誘導してしまう危険がある。

ウェルネスの帝国は、多くの女性を力づける戦略によって形成されてきた。それゆえ、その気まぐれな方向性にもかかわらず、いまなお支持者が存在する。個人的には、こうしたトレンドのおかげで、診察室では決して口にできなかった問題をほかの人々と分かち合うことができた側面もある。一方で、きちんとした科学的な検証や現実的な解決策が必要であるにもかかわらず、この業界は自分たちが依拠する説やメソッドがどこから来たのか調べもせずに、ひたすら需要に乗じてきた。しかも、女性の身体に関する昔ながらの性差別的思考から生まれた問題に対して、しばしば根拠のない「解決策」を売り込んでくる。

自分のニーズを満たすためにウェルネスに目を向けるのはかまわないが、それなら医学同様、自分の身体と自分の価値についてのメッセージを鵜呑みにするのではなく、その実情を問いつづけることが大切だ。また、女性の性的魅力ではなく女性の健康を守るための医療そのものに寄せられる期待が、この商業化されすぎたカテゴリーのせいで台無しにされないよう気をつけなければならない。

医学はいかにわたしたちを失望させたか

子どものころ、おばが自分の子宮は「沈んでいる」と言ったことがある。「子宮脱」を子どもにわかりやすいようにそう言い換えたのだ。それを聞いてわたしは、その状態で生きていくのはとても大変そうだと思うと同時に、幼稚な欲求に駆り立てられ、いとこの家に行くたびに、おばの寝室をこっそりのぞき見するようになった。彼女がちゃんと横になっているか、彼女がうっかり立ち上がって内臓をぶちまけていないかを確認するために。おばはいつも、自分の娘と似た長くふぞろいの髪を枕に絡ませてベッドに横たわっていた。室内は殺伐としていた。わたしはそのようすを見るたびに、彼女にはいつ助けが来るのだろうと思っていた。

普通の状態とは明らかに違うおばについて母親に話すと、彼女はうつ状態なのだと母親は言った。体調がすぐれなくて気が滅入っているのだと。きちんと診療してもらえない痛みやスティグマを抱えた女性の問題がどんどん大きくなっていくようすを、わたしはこのときはじめて目の当たりにしたのだった。

おばをベッドに縛りつけていた要因はたくさんあった。動きを妨げる身体的苦痛、失禁の可能性に対する羞恥心、膣からつき出た新たな膨らみへの恐怖、あるいは仕事をしたり、母親になったり、だれかと付き合ったり、セックスをしたりということがらについて、自分の望むようにはいかなかったことへの失望やいらだちのせいだったのかもしれない。ひとつだけたしかなことは、彼女の病状を改善するには、数回のケーゲル体操や翡翠の卵だけでは足りなかったということだ。

有象無象のひしめくインターネットの世界から離れても、「ウェルネス」の約束――ケーゲル体操、翡翠の卵、フレグランス――からは逃れられない。医師も女性も、尿失禁よりはるかに深刻な病状を治療するために、「締めつけ」の力に意識を向けつづけている。神経学者のジョージアン・サック博士は二〇二〇年に出版された著書『Kegels Are Not Going to Fix This（ケーゲル体操は治してくれない、未邦訳）』(*3)のなかで、子宮脱を治療することの難しさを友人や医師たちに伝えると決まってケーゲル体操を勧められることに異議を唱えている。

子宮脱は女性の子宮が膣管を落ちてくることで生じるが、これは出産した女性によく見られる。経膣分娩をした人のなかでの割合は、十〜十五パーセントにものぼる。女性の骨盤内の臓器である子宮、膀胱、直腸は通常、骨盤底として知られるじん帯と筋肉によって支えられている。妊娠中や出産時にはこれらの筋肉に負荷がかかり、その結果、咳やくしゃみ、力んだ拍子に尿が漏れる腹圧性尿失禁や、便失禁につながることがある。また、骨盤臓器脱を引き起こす可能性もある。そうなると、骨盤の臓器が本来の位置から下がり、膣の辺りが膨らむ。

子宮脱の原因は、側壁にくっついている筋肉がはがれ、子宮を支える力が弱くなることだ。しかし大半の女性は、年齢とともに筋力が低下し、内臓を所定の位置で支えきれなくなるまで、問題があることにさえ気づかない。子宮脱にはさまざまな症状が伴う。サックは自著でこう述べている。「わたしは排便も普通にできませんでした。尿漏れをし、セックスは痛みを伴いました。身体から突き出た組織の膨らみによって、日常生活に支障をきたしていました」。医師たちが彼女の問題を無視しつづける一方で、サックの直感は、分娩中に受けたダメージがいまなお深刻で、そのダメージは、出産後に縫合された膣の裂傷よりも深いと告げていた。サックは、自分が子宮脱を起こしているとわかるまでに七年かかった。「わたしは壊れていました」と彼女は書いている。「そして、ケーゲル体操では治せませんでした」

「わたしは壊れている」——これは、子宮脱を経験した女性の研究を通じて、あちこちで耳にする声である。女性がそうした症状を治したり、改善したりしてくれる手がかりを求めてソーシャルメディアを探し回る際に内面化している感情だ。

もちろん、女性の身体に欠陥／欠損があるから女性自身にも欠陥／欠損があるのだ、という考え方は新しいものではない。エジプトのパピルスに走り書きされ、中世の木版画に彫られ、聖書でさえ子宮脱は妻の浮気のしるしであると説いている(*4)。こうした予断は、それを前提として適切であると考えられた治療へとつながっていく。つまり、ハーブで下腹部を燻蒸消毒したり、女性をはしごにさかさまに縛りつけて揺すぶったり、焼けた火かき棒を近づけて飛び出た子宮を罵倒し、脅して元の位置に戻そうとしたりしたのである(*5)。こうしてわたしたちは、女性の生殖器系が汚れているという昔ながらの考えを、すでに十分吸収させられている。ここでは、このような考えが女性の欠陥や気質にどう関連づけられ、身体だけでなく「女性そのもの」を表すようになったのかを見ていこうと思う。くり返すが、膣を蒸す行為は目新しいものでもなんでもない。

この侮蔑的な文化的態度は、子宮脱が単に出産による結果である、あるいは女性としての必然であるという考えのなかにいまも息づいている。こうした態度によって、医師はこの症状を真剣に取り合わなくてすむ。ミシガン大学で社会学を教えるカーメル・プライス教授はワシントン・ポスト紙の記事で、サックの事例同様みずからの子宮脱の経験にもとづき、手術を手配する過程においてさえ医師が無関心であったことを述べている。「産婦人科医はこう言った。『ああ、あなたの身体は出産直後で変化しているだけですよ』」。プライスはそれ以来、社会学的研究の焦点を骨盤臓器脱に向けてきた。同記事で彼女は、医師が手術をいかに選択的で必ずしも必要のないものであるように思わせようとしたかを説明し、「わたしの父は肩の手術を受けたが、その際、『ゴルフをやめれば肩の問題もなくなりますよ』といったQOLに関する話はされなかった」と述べている。

つまり、生命を脅かすほどではないと思しき医学的問題について、女性に対してはちょっとしたQOLの問題だと言い、男性に対しては大がかりな治療が必要な問題だとみなすダブルスタンダードが存在するのだ。こうした医学的軽視が起こるのは、女性は不十分な治療に対して異議を唱えるより、体調を悪化させてしまった自分を責める傾向にあるからだ。骨盤臓器脱の治療を受けている女性に聞き取りを行った二〇一九年の英国の調査(*6)では、対象者は、妊娠回数の多さ、慢性的な運動不足、ホルモンのアンバランス、しつこい咳、加齢などにその原因があると考えていた。さらに、こうした症状はライフスタイルの選択に——つまり自分に——責任があるという考えを抱いていた。この症状を黙って受け入れていた女性たちは、それを加齢に伴う必然的かつ不可逆的なものであると考え、症状を和らげる手段はないとあきらめていたか、症状が現れて悪化しても、自分自身の生活習慣や、病気になった身体を責めていたのだ。

医学の怠慢のせいで——医療ではなく女性へ責任転嫁したせいで、肩、ひざ、腰のじん帯断裂といったほかの症状とは異なり、骨盤臓器脱は目に見えないものになってしまった。こうした怠慢は、医師が女性に行う誤ったアドバイスのなかにしょっちゅう見受けられる。たとえば、骨盤臓器脱を真剣に受け止めていると言いながらケーゲル体操を勧めるのはおかしいと思うのだが、これを主張するのは、ケーゲル体操が役立つことを証明する研究がないことを知っているはずの医療専門家たちなのだ。骨盤臓器脱のなかでも、筋力が低下しただけの「軽度の」ケースでは、一般的なケーゲル体操が筋肉の回復を助け、尿失禁などの症状を和らげる効果が認められている。しかし、ケーゲルがこのエクササイズを発明して以来「人間の根気」という問題は改善されておらず、治療をしない場合に比べて十七パーセントというわずかな改善を促すために、かなりの労力——毎日二十回×三セット——を必要とする。また、骨盤底筋が弱くなった原因が筋肉の断裂にある場合はエクササイズをしても治らないので、手術やペッサリー（膣内に挿入して子宮をもとの位置で支えるための器具）などの代替手段が必要になる。

にもかかわらず、どういうわけか、いまだに骨盤臓器脱の女性を家に帰してエクササイズをさせることが魅力的な解決策だと思われている。わたしはミシガン大学の婦人科教授で、MRIスキャンと生体力学的分析を用いて骨盤底の損傷を診断する第一人者のジョン・デランシーに、なぜこの症状が正しく治療されないのかを尋ねた。彼は臨床の経験から、問題は治療の選択肢不足ではなくコミュニケーションにあると述べた。「骨盤臓器脱をうまく説明できる言葉はありません」デランシーは、自宅の書斎からそう告げた。説明可能な言葉と認識できる症状がある失禁とは異なり、「骨盤臓器脱だと、自分が悩んでいる症状をうまく説明できないことが多い」という。彼は、二〇〇〇年代に行った調査をふり返った。その調査では骨盤臓器脱、または失禁の症状のある女性に、だれになら症状を打ち明けやすいかを尋ねたという。その結果、情報というのは、本や専門家ではなく、近隣地域や家族を通じて口コミで広がる傾向があることがわかった。間違いなく、医師は最初に打ち明ける相手ではなかった。これは、女性特有の健康問題に医療が関心を払わなかったせいでぽっかりと開いた空白をどう埋めるべきかを考える手がかりになりうる事例である。ウェルネス同様、こうしたコミュニケーションもまた、新たな、革新的な方法でニーズを満たす方法をわたしたちに示すかもしれない。しかし一方で、誤った情報を生みだし、医療システムにかかるべき圧力を弱めてしまう可能性もある。

患者と医師が骨盤臓器脱についてきちんと話し合えていないというデランシーの感覚は、実際の調査にも反映されている。二〇一九年に行われた英国の調査では、患者が骨盤臓器脱の症状について医師とうまく話し合えなければ、医師の好みで治療方針が決められてしまいがちだということが判明している。たとえば、理学療法の有効性に疑念を抱く医師たちは「理学療法を試したことがあるが、結局は手術が必要になる」と説明し、ペッサリーなどの代替医療よりも手術を勧めることが多かった。反対に、当時一般的になりつつあった理学療法を勧める医師もいた。そして多くの女性たちの報告によると、治療法の決定に関してほとんど、あるいはまったく選択の余地はなく、最終的に施された治療は彼女たちの好みやニーズに合致しないものが多かったという。

この調査のように、骨盤臓器脱の治療に関する女性の経験を調査したものは稀である。しかしこうした調査は、デランシーが指摘したコミュニケーションをめぐる問題の解決にひと役買っている。たとえばこうした調査から、患者が自分の症状について口をつぐんでいること――たしかにこれも問題かもしれないが――よりも、医師が治療に関する会話を支配していることのほうが大きな問題であることがわかる。

ここに、婦人科医がサイロのように狭い世界に閉じこもっていて、「通常の診療」という狭い枠組みを超えて考えることができないという問題が見てとれる。執刀医が自分の専門分野だけでなく、所属する病院の文化も考慮して治療方針を決定する場合、病院の方針にとって好ましい論文を参照してその選択を正当化するために医師たちの考える科学的で中立な「エビデンスにもとづいた医療」を推し進めていくと、患者のニーズに合わせたアプローチはできなくなる。

診療に関して自分が権威ある立場にいると信じて疑わない医師たちは、患者の意見を求めないことがある。あるいは医師側が患者と距離を取っているせいで、女性が問題を話しやすい環境になっていない場合もある。女性は骨盤底の問題を語るための言葉をもっているし、それを友人や家族に伝える方法も見つけている。それなのに、診察室ではそれを伝えられないと感じている。問題は、患者が話をしないことではなく、医師が耳を傾けていないこと、つまり、医療側が患者と有意義な会話を交わす方法を見つけていないことにあるのだ。

骨盤臓器脱の症状について患者が沈黙していることに医師が気づいた場合、事態を改善する責任は専門家である彼らにある。なにしろ医師は、議論を深めるための専門知識をもっているのだ。女性の健康が今後どうなるかは、医療が女性特有のニーズに対応し、みずからの世界を拡張できるかどうかにかかっている。そうでなければ、このまま代替案が――ヴァジャイナル・スチーミングといった有害な習慣の商品化につながる方法が――女性やその身体に対する性差別的な思想を強化し、内面化させる危険性を伴って、広く普及していくだろう。医学は耳を傾けることを学ばなければいけない。

とはいえ、単に話を聞けばいいというものでもない。カナダのマックマスター大学健康科学部臨床准教授で、骨盤健康理学療法士としての経験も豊富なシニード・デュフォー博士によると、まず、医学は正しい質問の仕方を学ぶ必要があるという。デュフォーはペルヴィック・ヘルス・ソリューション社のアシスタント・インストラクターも務めている。エビデンスにもとづく教育を提供するこの会社は二〇一〇年にオンタリオ州で設立され、骨盤の健康と理学療法による骨盤の健康回復についての知識を医療専門家に提供している。デュフォーとその同僚はさまざまな病院を訪れ、おもに、患者が自分の症状を特定するための手助けとなるような質問の仕方をスタッフに教えている。女性に頻尿や尿漏れ、腹部や性器の痛みなどがあるか、またその程度を尋ねることで、骨盤臓器脱や失禁の危険因子を特定できる場合があるのだ。適切な質問をすることにより、女性が症状を伝えるのをためらったり、病気と診断されないほど控えめに申告したりするといった問題を回避することができる。デュフォーが確信をもって勧めるこのやり方は、すぐにでも子宮頸がん検査に組み込むことができる。標準的な骨盤底の検査とともに行えば、生命にかかわる問題への明確な解決策を提供する手段としても大いに役立ち、多くの場合、問題が悪化するのを防いでくれるだろう。

多くの婦人科系疾患と同じく、骨盤の健康問題は一般的で、その発生時期はしばしば予測可能でさえある。そして多くの婦人科系疾患と同じく、効果的な解決策のひとつは、単純にそのプロセスをきちんと管理することだ。たしかに刺激的ではないかもしれないが、適切なタイミングで交わされる会話が大きな違いを生むとわかっているのにそんな簡単なことさえ通常のケアに組み込まないのは、許しがたいことのように思える。

女性が骨盤底の問題に対して助けを求められるよう呼びかける議論が、骨盤の健康を専門とする理学療法士を中心にはじまっている。多くの人がソーシャルメディアのプラットフォーム、とくにインスタグラムを利用して、失禁の症状はよくあるものだが正常でないことや、シンプルな解決策があることを女性たちに知らせている。とくに有益なアカウントを挙げておくと、@drsarahduvall、@krystyna.holland、そしてデュフォー自身の名を冠した@dr.sineadなどである。こうした手段を通じて、理学療法の専門家たちは痛みやその他の症状を軽減するための情報を提供している。デュフォーの言葉を借りると「遠い丘の上から叫びながら」「骨盤底の検査がプライマリ・ヘルスケアの通常の要素」になるまで、必要な情報を提供しつづけるのだ。こうした対話や調査があれば、わたしのおばもどれだけ救われただろうと考える。適切な質問がなされ、医師が耳を傾けてくれていたら、彼女の精神的及び肉体的な苦しみはどれほど軽減できただろう。

ソーシャルメディアのアカウントはおもに骨盤底に問題のある妊娠中及び産後の女性を対象にしているが、年齢を重ねた女性に対する同様の取り組みはまだ見られない。骨盤の検診は特定の世代の定期健診だけでなく高齢の女性にも拡大するべきだと、サックは主張する。骨盤の健康問題が生じるリスクは六十五歳以上の女性でとくに高く、そのため閉経後、少なくとも数年に一度は骨盤底障害の検査を受ける必要がある。すべての介護施設は質問票による骨盤底障害の検査を行い、必要に応じて泌尿器科医や理学療法士に紹介できるようにしたほうがいい。

「膀胱や腸の制御を失ったり、膣から何かが突き出たりするのは恐ろしいことです」とサックは言う。「年齢を重ねた女性はとくに、恥ずかしがってこうした問題を医師に打ち明けません」。この問題をきちんと話し合えるようにするのは、医師の責任である。「医師がこれらの症状を列挙してくれなければ、女性はそれに言及しようと思わないかもしれませんから」。適切な質問を行い、その答えに耳を傾けることで、患者中心の会話を構築することができるのだ。

女性の声を聞くことは、まさに医療分野が目を向けてこなかったことである。その重要性は、たとえば、子宮脱の治療を改善するための適切な質問を女性たち自身が要望していることにも表れている。二〇一九年に行われた英国の調査によると、女性たちは症状が現れる前に予防教育をするべきことを訴えている。いわく、医師は出産後の検診で骨盤底エクササイズの重要性を強調すべきであり、症状について話し合ったり、早い段階で問題を発見したりできるよう、気軽に診察を受けられるようにすべきである、と。また、時宜にかなった診断や介入が行われるように、骨盤臓器脱の早期発見や、利用可能な治療オプションに関する医師たちの意識向上と、トレーニングも行うよう求めている。要するに、総合診療医にもっと積極的にかかわってほしい、というのが彼女たちの望みなのだ。患者自身の現行医療に対する評価がこの分野で最先端をいく研究者の評価と一致しているという事実は、女性の医療が新しい地平を開くためには患者のなかに潜在する豊富な知見を無駄にしてはならないということを示唆している。

医師と患者の間でこうした話し合いができるようになれば、医師たちは、最善の治療法が必ずしも最先端の科学と一致しないことに気づくだろう。先ほども述べたように、最高の科学は「セクシー」ではないのかもしれない。たとえば、外科手術は一般的には効果的だ。デランシーがミシガン州のクリニックで行った調査によると、外科手術から七年後に患者に状況を尋ねたところ、九十パーセントの人が結果に満足していたという。だが、手術には必ずリスクが伴うし、人によってはペッサリーのような非外科的治療のほうが望ましい場合もある。ペッサリーを装着すると出血やおりものが増えたり、性行為前に外さなければいけなかったりするケースはあるものの、とくにリスクはなく自由に動き回れるうえに、手術後なら不可能な重労働をすることもできる。選択肢と情報があれば、女性は自分のニーズやライフスタイルを考慮して選ぶことができるのだ。

先述の二〇一九年の調査から、理学療法にもとづく介入が症状をコントロールし、生活を取り戻すのに大いに役立つことがわかった。しかし、患者、総合診療医、専門医のいずれも、こうしたオプションを治療に十分に取り入れてはいなかった。理由はおそらく、骨盤底の筋肉断裂にケーゲル体操は効かないというケースで見たように、理学療法は病気を「治療」するわけではないからだろう。それでも、理学療法が有益であると証明されたのは、症状を和らげるのに役立つ技術として「自分の身体を自分の手で制御できる」という感覚を女性たちにもたらしたためである。彼女たちは外でのくしゃみや咳、トイレのことを気にせずに外出するといった、失禁の症状があったせいでできなかったことができるようになったと語っている。女性の経験に関する調査は「主体性をもつ」という感覚が肉体の改善と同じくらい重要になりうるということを医師たちに思いださせるだろう。最低限、患者自身の主体性を高め、症状や生活の質に対するコントロールのレベルを高めれば、女性たち――多くの場合、あらゆる選択肢を求めて必死になっている――が、ウェルネス企業や団体が推奨する、ときとして有害な方法に目を向けずにすむはずだ。

骨盤臓器脱を改善するためのケーゲル体操にメリットがあるとするなら、それは女性の主体性とセルフコントロールの感覚を最大化できるような形で生活に組み込まれるべきである。そして医師は患者の声に耳を傾け、治療を押しつけるのではなく、患者その人のニーズに対応する必要がある。そう考えるとグリップトックの流行も、少女たちに早い段階で骨盤の筋肉を意識させ、のちに問題を特定して説明できるようにするという点で、実は役に立っているのかもしれない。ミシガン大学の産婦人科教授であり骨盤底の研究者であるジャニス・ミラーは、咳やくしゃみをしたとき、またはトイレの後に骨盤底筋を締めるよう少女たちに教えることは有益であると語る。「もし思春期の少女たちが、この隠された秘密の筋肉の存在に気づき、意識的に使うようになれば、毎日ケーゲル体操を行う必要はなくなるでしょう」

サックもまた「現代版ケーゲル体操」を推奨している。このバージョンでは、ケーゲル体操と呼吸を組み合わせ、横隔膜のサポートを得て骨盤底を収縮させる。彼女いわく、このバージョンのいいところは、とくにヨガやピラティスに組み込みやすく、あまり時間を割かなくても日常生活に取り入れやすい点だという。

呼吸とケーゲル体操の関係――骨盤底と、生涯にわたるその連続的な動きの関係――は、これまであまり注目されてこなかったように思う。しかし、何度も言うが、女性のニーズに耳を傾け対応することができないのは、狭いサイロに閉じこもった思考の兆候である。

それが明らかになったのは女性の先駆者たちのおかげだが、例によってその功績は無視されてきた。現在アーノルド・ケーゲルの名がつけられている骨盤底エクササイズは、もともとはダンサーから理学療法士に転向したマーガレット・モリスの論文のなかではじめて現代医学に登場した。呼吸法によってダンサーの健康や姿勢が改善されることに気がついたモリスは、このテクニックを開発し、一九三〇年、聖トーマス病院で「妊産婦と産後のエクササイズ」という論文を共同で執筆。分娩前、分娩中、分娩後の呼吸と姿勢の重要性を説いた。そして、一九三六年の論文でモリスは骨盤底筋の緊張と弛緩が尿失禁や便失禁の予防的治療法になると論じ、英国の理学療法専門家に骨盤底エクササイズを紹介したのだ。ケーゲルがそれを方法論的に確立し、米国で大々的に広めたのはこの後である。

モリスの遺産を取り戻すことは、分野の垣根を越えて協力することの重要性を思いださせてくれる。だがさらに大切なのは、この分野における女性の医師たちは、女性が女性として生きている経験をよりわかってくれるということだ。現代を生きる女性に向けたサックの現代版ケーゲル体操はペリネオメーターや、デジタル化されたその他の装置の数値だけを指標にすることはない。まるでヨガのように日常生活に寄り添った新たなアプローチは、この取り組みをこれまで以上に継続可能なものとするだろう。何よりも、女性が家のなかに引きこもり、押し黙って汗を流しながら苦闘しているようなこれまでのケーゲル体操のイメージを内面化したり、悩みや症状を他者に見せまいとすることから解放するだろう。ケーゲル体操は現代女性のアクティブなライフスタイルに溶け込み、スティグマを払拭することができるかもしれない。

骨盤底障害の分野については、明るい知らせがいろいろある。まず、科学の進歩に伴い、外科医は骨盤臓器脱の根本原因を特定しやすくなり、直接的で効果的な手術ができるようになってきた。また、この分野が成長していることにも希望がある。一九九九年、米国国立衛生研究所（ＮＩＨ）は、骨盤底障害に特化した論文の募集を開始した。その結果、論文数はこの二十年間で着実に増加している。二〇一一年の時点で、女性の骨盤医学と再建外科は、奨学金制度、試験、認定（二〇一五年に最初の口頭認定試験を実施）を備えた、公認の専門分野となっている。つまり、骨盤底障害の診断と治療に関する高度なトレーニングを専門的に受けた医師の数が増加しているということだ。

とりわけ心強いのは、女性の骨盤底の健康について継続的に議論を行い、予防的ケアを可能にするための取り決めを求める声があることだ。英国ではRCOGが、女性にとってより優れた統合的なヘルスケアを目指して重要な提言を行っている。二〇一九年の報告書でRCOGは、産前及び産後の検診で、骨盤底のエクササイズや、骨盤底の健康に関する情報を重視するよう求めている。また、妊娠中であれ出産後であれ、NHSの健康診断や子宮頸がん検診の予約など、そのとき受けている医療サービスにおいて医師と骨盤底の話をする必要があると記している。さらに、生活習慣に関するアドバイスの必要性を強調し、NHSは健全なライフスタイル——体重管理、重いものを持ち上げない、煙草を吸わないなど——をあらゆる場面で奨励することで骨盤臓器脱のリスクを軽減し、症状の悪化を防止するべきだと述べている。これらはすべて、女性と医療関係者の間の継続的かつ持続的な対話に向けた施策である。

こうした進歩について考えるとき、おばの姿がふたたび脳裏に浮かんでくる。彼女の悲惨な状況を思いださせる、枕に絡まったあの髪の毛。彼女の問題を解決するのは必ずしも難しいことではなかった。あの姿はただ、女性の医療に関する問題が一般的に軽視されていたことの表れだったのだ。実際、おばを助けるための方法は存在していた。必要なのは、会話だけだった。いとこを産んだ後に定期的なチェックとアドバイスを受けていれば、おばの症状は予防できたかもしれなかった。自分の身体や生活の質は大切なのだと思えたかもしれなかった。しかし、当時の彼女はそう感じてはおらず、階下で夫がテレビゲームをし、子どもが家事をする間、ベッドで横になっていた。彼女は自分には助けてもらうような価値はないと感じており、つぎの世代であるいとこもまた、幸運にもわたしがそうできたように遊んだり、学んだり、冒険したりする代わりに黙って家事をするよう期待され、同時に、母親と同じく「自分を犠牲にせよ」という暗黙のメッセージを受け取っていた。

わたしたちが引っ越し、連絡を取らなくなってから数年後、わたしと母は、いとことおばにばったり出くわした。おばはしっかりとした足取りでまっすぐ立っていた。彼女は夫と別れ、手術を受け、引っ越しをし、いとこを難関校に入れたという。「娘はクラスでトップなの」。そう、わたしたちに語った。いとこは幸せそうだった。彼女は自分に何ができるかを把握していたし、必要なら助けを求めてもいいのだと、自分にはその価値があるのだとわかっていた。おばが助けを求めたおかげで、ふたりの人生は一変したのだ。これは骨盤底の健康をめぐる話だ。性的価値を売りにした市場の話ではなく、女性がこの社会で健やかに生きていくための力を手に入れることについての話だ。来るべき世代のために。

わたしたちの身体を再考する

昔、ボーイフレンドに訊かれたことがある。なぜきみは身体について、とくに自分の身体についてそんなに長い時間考えているのかと。彼は、自分にとって身体はただ「食べて排泄する機械」だと言った。身もふたもない言い方だし、何の配慮もないように聞こえるが、彼の言いたいことは別にあったのだと思う。ある意味、彼は本質的な問題を指摘していたのだ。女性は自分たちの身体について考える時間が長い。これはわたしたちのせいではなく、自分の身体の限界につねに向き合わされる文化のなかに生まれ、同時に身体によって自分を定義され、性的な対象、赤ん坊をつくりだす装置としての価値を教えられるせいだ。

わたしたちは自分の身体のなかにある、診断も治療もされていない問題について長々と考え、身体を治療するのに必要な助けを求めることを恥ずかしいと思っている。自分の身体がおかしいのではないかと心配し、自分の身体がどう見えるべきか、どうあるべきかを理解しようとする。ウェルネス業界は、女性性を祝福するふりをして、この不備をわたしたちに浸透させる。こうした巧妙さはこの社会ではおなじみのもので、だからこそ多くの女性が引きこまれるのかもしれない。なじみがあるからこそ、偽の輝きに反応してしまうのかもしれない。何しろわたしたちは、孤独という暗闇に慣れすぎているのだ。

二十代のころ、インターネット上でオープンな会話が交わされていることや、自分の身体を理解するのに役立つ商品が売られていることを知り、ようやく自分の身体について考えるのをやめられると思ったときは、とても興奮したものだ。けれど、生殖装置としての存在を超えて主体性を主張しようとすると、残念ながら女性はますます性差別にさらされ、健康よりセクシーさや女性らしさを重んじる有害な神話に取り込まれていく。医学は、女性と婦人科学に責任をもたなければならない。というのも、Goopのような営利企業とは違い、医学の世界にはこうした理解の欠如に対処するために必要なリソース――研究ツール、好奇心旺盛な科学者、助けたいと願う介護者など――があるはずだからだ。あとは、あるべき新しいやり方で問題に取り組めばいい。売り切れになった六十六ドルの翡翠の卵を求めて、必死にサイトを探す女性がいるのが婦人科学の現状だ。医学が腹をくくってこれまでの常識を見直すときがきたら、たちの悪いフェミニズム、つまり家父長制のメッセージを巧妙に隠したフェミニズムがレベルの低い擬似科学的介入やぞんざいな治療法へとつながるのとは逆に、優れたフェミニズムが優れた科学につながることがわかるだろう。

優れた科学は、沈黙を利用するウェルネス企業に付け入る隙を与えない。これからわたしたちは、翡翠の卵でふさがれている産婦人科学の溝を埋め、女性の身体を傷つけるのではなく癒すために、「語り、聞く」という力を得て道を切り開いていくのだ。

(*1) Gunter, J. "Dear Gwyneth Paltrow, I'm a GYN and your vaginal jade eggs are a bad idea". 17 January 2017. https://drjengunter.com/2017/01/17/dear-gwyneth-paltrow-im-a-gyn-and-your-vaginal-jade-eggs-are-a-bad-idea/

(*2) Brodesser-Akner, T. "How Goop's haters made Gwyneth Paltrow's company worth $250 million". New York Times Magazine. 25 July 2018. https://www.nytimes.com/2018/07/25/magazine/big-business-gwyneth-paltrow-wellness.html

(*3) Sack, Georgeann. Kegels Are Not Going to Fix This, 2020. Afferent, LLC.

(*4) Shah, S. M., Sultan, A. H. & Thakar, R. "The history and evolution of pessaries for pelvic organ prolapse". International Urogynecology Journal. 2005; 17:170-175. https://link.springer.com/article/10.1007/s00192-005-1313-6. Green, M. H., ed. The Trotula: An English translation of the medieval compendium of women's medicine. University of Pennsylvania Press, 2013. Frymer-Kensky, T. "The Strange Case of the Suspected Sotah", in "Women in the Hebrew Bible", ed. Bach (1999, New York and London: Routledge, pages 463-474).

(*5) Shah, S., et al. "The history and evolution of pessaries ..."

(*6) Abhyankar, P., Uny, I., Semple, K., et al. "Women's experiences of receiving care for pelvic organ prolapse: a qualitative study". BMC Women's Health. 2019; 19(45).

第4章 ― 潮を吹く女たち

十八歳のとき、そろそろセックスしてもいいころだと思った。わたしはボーイフレンドを家に呼んだ。彼はコンドームを持参し（ふたりとも、それが避妊に対する彼の責任のすべてだと了解していた）、わたしたちはベッドの上で位置についた。わたしは彼の下に横たわり、彼はわたしの上にまたがった。ディスカバリーチャンネルに出てくる動物みたいに。そして挿入すると彼は熱心に腰を動かし、わたしは痛そうな顔をしないよう我慢した。やがて彼が達し、ことが終わったことを知った。それが世界の決まりだった。

十八歳のわたしが簡単に服従したこと、言われる前から自分の役割を理解していたことは、診察室にいる女性が自分の役割を無言で受け入れて医学の権威に服従するさまに、不気味なほどよく似ている。この類似は偶然ではない。わたしたちはすでに、男性中心の研究を維持し、リプロダクティブ・ヘルスにおける女性のケアを制限するために、女性の健康に関する科学や医学において性的魅力がどう利用されてきたかを知っている。

セックスは人々を幻惑し、理性を奪う言葉だ。性的魅力はこの場合、親密さではなく、関係性を表している。社会で歓迎されるセックスとはわたしたち全員がありがたがるよう教え込まれてきたセックスであり、そこでは、男性は侵入者兼権力の執行者、女性は服従者兼受動的な器である。この関係性は科学の分野にも存在するし、わたしたちがセックスをする際の潜在意識にも存在する。家父長制社会のいたるところに浸透し、絶えず女性に服従を求めつづけているのだ。だから、この考えが性に関する科学そのものに浸透していたとしても、驚くにはあたらない。

科学者／臨床医と患者の関係を、そしてそれがどういうものだったかを、それについて自分がどう感じるかを考えると、あるオランダの歴史的名画のイメージが脳裏に浮かぶ。一六三二年にレンブラント・ファン・レインが描いた『テュルプ博士の解剖学講義』だ。この絵には、ひげを生やし、黒い服を着たアムステルダムの外科医たちが身を乗りだすようにして、解剖される裸の遺体を見ているようすが描かれている。遺体は好奇心丸出しの集団の前で、無防備にさらされている。わたしはハーグのマウリッツハイス美術館で、この絵を長い間見つめていた。のちに、作家で大学教授でもあったW・G・ゼーバルトの書いた『土星の環』(*1)のなかでこの絵とふたたび出合い、自分が共鳴した理由がわかった。その絵は、解剖されている遺体のアイデンティティの不在によって支配されている、とゼーバルトは書いている。遺体は「アドリアーン・アドリアーンスツォーン、通称アリス・キント、窃盗の罪により数時間前に首をくくられた町のちんぴら」のものだったが、それはもはやどうでもよくなっていた。解剖台に横たわるころには、この人物が何者か、あるいは何者であったかは問題ではなくなっていた。教育を受けた上流階級の男たちが彼に覆いかぶさるようにしてその身体の細部まで徹底的に調べる間、高度な科学的状況のなかで、彼のアイデンティティはないものとして扱われたのだった。この啓蒙科学のイメージはわたしが直感的に認識していた現実の力関係に満ちており、だからこそ、いつまでも脳裏に焼きついていたのだろう。その絵を見て背筋が震えたのは、医師によって思い知らされるあのおなじみの無力感を突きつけられたからだった。医療処置とは、「だれの身体に価値があるのか」という社会的仮定

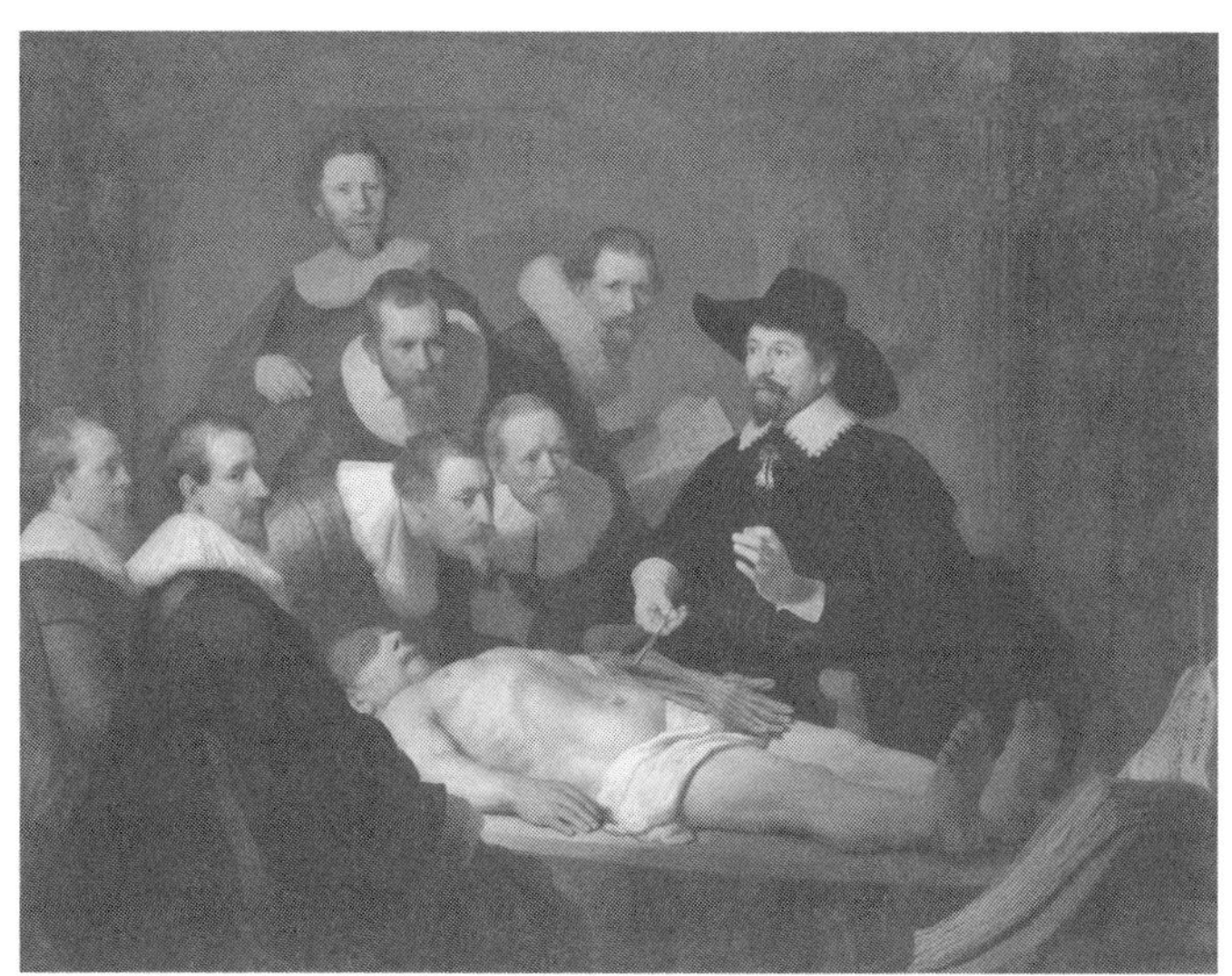

『テュルプ博士の解剖学講義』レンブラント・ファン・レイン（1632年）。アムステルダムの外科医たちが、指導医の手によって裸体がどのように解剖されるかを見学しているところ。遺体は強盗罪で絞首刑になったアドリアーン・アドリアーンスツォーン（*2）。

を強化する儀式でもあったのだ。これらはすべて、科学的中立を装って個人を匿名の肉塊として扱うシステムのなかで行われている。それは手術室だけでなく診察室や実験室でも行われるが、検査される身体が、専門家の「すべてをわかっている」目に屈服するという力関係こそ、われわれの医療システムの基礎である。これは知りたいよりも知っているを優先した科学である。というのも、知っていることの絶対的な権威は、他者の知りたいと思う心、あるいは他者も知ることができるという可能性を弾圧することで保たれるからだ。これは卑劣さに甘んじた科学であり、もっと言えば、科学者たちが弱った肉体を、その身体の持ち主よりもよくわかっていると言い張ってじっくり観察したいという、ほとんど卑猥ともいえる欲望に屈した科学である。

「すべてをわかっている科学者／医師」対「無知な患者の身体」という構図は、いまなお存在する。「専門家」対「一般人」というのは日常的に培われる力関係だ。これは、寝室で容易に現れがちな力関係でもある。つまり力のあるもの（たいていは男性）があらゆることを貫き通す関係であり、男性の権力、欲望、快楽を強固にする関係である。科学と性が明確に出合う性科学という分野において、強大な権力に支配された現状に異議を唱えるような研究に科学者がなかなか踏み込めないでいるのは、この社会が男性の欲望を中心に回っているからだろう。

だが一方、女性にもオーガズム、性的嗜好、男性同様の欲望があり、男性のように射精することさえあるということを示す、快楽に対する男性の主権を脅かすような研究もあるのだ。性科学の領域では、学問の鋭い視線がペニスの挿入と共謀し、あらゆる調査において現状維持をはかっている。何しろ、性行為において女性が積極的な役割を担いうるという見識は、ペニスを玉座から引きずり下ろす恐れがあるからだ。この変化が与える文化的影響は極めて大きい。それは男性至上主義に挑戦し、打ち破るものである。快楽に対する新たな洞察をもたらし、性の健康に関する科学的理解を深めるものである。と同時に、この見識は、医学界全体がその研究分野全般にわたって維持している男性至上主義の宣教師のような立場から降り、女性への見方だけでなく、身体全般について学び直すきっかけを与えてくれるかもしれない。

女性の射精――神話を暴く

もし男性が女性に侵入する立場であるというのが常識になっていて、男性が女性に精子を注入するという行為によってセックスや科学やわたしたちの社会的役割が認識されているとするなら、「女性の射精」ほど男性至上主義者が嫌がる話題はないだろう。射精する女性の身体というイメージの破壊力は、この分野の研究がはじまって以来の難題を性科学者たちに突きつけ、この学問がよちよち歩きだったころから彼らがわかっているつもりでいた男女の身体に関する常識をすべてひっくり返した。ところが、科学者の反応は、ジェンダーについて想定と異なる調査結果に出合ったときに幾度となく示されてきたのと同様の、典型的なものだった。すなわち、女性の身体に対する女性自身の信頼と主体性を無視した、却下と否定。だが、ここで明確にしておきたい。女性にも射精はある。報告もあるし、記録もある。映像さえ残っている。

性科学という分野は一九六〇年代に誕生し、そこでは人間のセクシュアリティに関する一連の型破りな研究が行われてきた。米国の産婦人科医ウィリアム・マスターズと、その研究助手でのちに共同研究者となったヴァージニア・ジョンソンは、そのパイオニアとして知られている。性科学のパイオニア——それは極めて名誉なことだ。人間の性反応及び、性疾患や性機能障害に関する診断と治療をめぐるふたりの研究は、女性には性的欲求がないという長年の誤解を払拭した。なかでも、女性の性的興奮の性質——たとえば、膣の湿潤のメカニズムを説明し、それが子宮頸部に由来すると広く信じられていた誤りを暴くなど——や、複数回オーガズムに達する女性がいることを証明するといったことに関する調査結果は、女性の性反応には男性の射精と同じように調査する余地があることを証明した。ふたりはこの分野の推進者として、フェミニズムを牽引したジャーメイン・グリアのような人物と並んで性の解放運動の文脈で取り上げられることが多いが、実際のところふたりの研究は、大半が暗黙の裡にこれまで見てきたような昔ながらの男性優位の前提を数多く反映してしまっていた。おかげでふたりは、女性の性反応を解明する機会を逃してしまった。とりわけ、いまなお完全には解明されていない女性の射精に踏み込むことができなかったことがふたりの解放の限界を示しており、それから先何十年とそうした流れがつづくこととなる。

女性のセクシュアリティを極めて限定的にしか理解しない産科や婦人科が骨盤臓器脱の問題をなかったものとしたように、科学的見地からより総括的に婦人科学へアプローチしていくはずの性科学もまた、女性がどう振る舞うか、どう振る舞うべきかにとらわれて現実を直視してこなかった。みずからの視界を広げる証拠を無視し消し去ってしまう、イデオロギーで曇ったレンズを通して対象を見ていた科学者たちは、女性の身体が訴えていることも、女性が身体について訴えていることも信じようとしなかったのだ。

性科学もほかの医学と同様、狭い見地を中心に形成された科学的アプローチであることに変わりはない。と同時に、この分野は拡大と進化をつづけており、その研究者も方法もますます多様化している。とりわけ、LGBTQIA+の権利運動の影響は、セクシュアリティ研究に関するリサーチモデルや文化的思考を変容させつつある。産婦人科学同様、学者や研究者がこの分野で依然主流となっている疾病予防モデルに異議を唱えはじめたのだ。たしかにマスターズとジョンソンの行った性行動に関する研究などは、社会問題を未然に防ぎ、病気への取り組みを支援するために必要だろう。しかしその一方で、こうした予防措置は文化的なジェンダーバイアスにもとづいてセクシュアリティを否定的または問題的な文脈で概念化し、対象にそれに沿った行動を促してしまっているのではないかという議論が生じている。社会運動、コミュニティ構造、個人のアイデンティティ、性行為の間にある複雑な関係や性生活に影響を与える生物学的及び社会的交流に着目した今日的な研究を求める声は高まっているのだ。

ホルモンの影響や遺伝的特徴などの生物学的要因は、人間の性の複雑さを反映した社会的・文化的文脈を加味して研究されるべきである。女性のセクシュアリティの場合、ホルモンなどの生物学的要素に加えて性行為における力関係、緊張感などの心理的要素、妊娠をめぐる感情やストレスの潜在的影響も調査に盛り込むべきだろう。女性同士の関係なら新たな家族の形や、広がりを見せる文化現象、または同性同士のパートナーシップの社会的受容や排除が、性的行動や新たな性的スクリプト〔メディアや社会通念によって形成された性的な行動規範。従来は異性愛者同士の性的スクリプトの差異が主な研究対象とされてきた〕の形成に与える影響を調査すべきかもしれない。

性科学の研究は、障壁を打ち破り、タブーに取り組むために多くのことを行ってきた一方、その他の医療分野と同じく家父長制的文化に組み込まれているため、しばしばどこかで見たような性差別的な誤解も助長してきた。初期のころ、性科学は社会的進歩であると考えられ、その研究結果がフェミニストの運動に取り入れられることも多かった。ところが、研究の指針となる社会的前提は曖昧なままだった。一九六六年初頭、ラボでの研究で、マスターズとジョンソンは実際に性的快感に反応した男女に何が起こるかを調べる手はずになっていた。しかし、女性の参加者がオーガズム中に何らかの液体を噴射したという感覚を報告し、その報告を直に受けた男性研究者がマスターズとジョンソンに伝えると、ふたりはその事実を取るに足らないものとして却下した。女性の報告が男性によって誤った解釈をされたと考えたためだった。

オーガズムの主観的進展の第一段階で、圧迫感または押しだされる感覚と同時に、陰核から骨盤にかけて強い刺激が走ったと、多くの女性が証言している。また、何らかの開かれたような感覚についてもたびたび証言があった。この最後の感覚を報告したのは経産婦研究の被験者のみで、そのうち少数が、実際に液体を放出した、あるいは何らかの具体的な方法で排出したと証言している。これらの主観的な報告に対する男性のせっかちな解釈が、女性の射精が女性のオーガズムを表すのに不可欠なものであるという誤った、そして世間に広く広まった概念へとつながった可能性がある(*3)。

いまこの記述を読むと、男性優位の性的規範を強化する概念の枠組みから逃れられずにいた研究者たちが、女性自身の経験を、まさにその過大評価された男性の視点がもたらした結果であると切り捨てたのは皮肉に思える。おそらく、ここに書かれたように、女性の射精はすべての女性の性体験に不可欠なものではない。しかしだからといって、調べる価値のない愚問としてばっさり切り捨てていいものだろうか？

マスターズとジョンソンが自分たちの科学を補完するためにいくつかの歴史を紐解いていれば、女性の射精の報告は新しいものではなく、さまざまな社会で何世紀も前から記録されてきたことがわかったはずだ。泌尿器科医のジョアンナ・コルダ博士とその同僚は、二〇一〇年の論文で、古代の東洋と西洋の文献のいずれにおいても、性行為中の膣の湿潤と、稀に起こる外部への液体の噴出がすでに区別されていたことを示している。たとえば古代のインドでは、西暦二〇〇～四〇〇年の間に記された性愛論書『カーマ・スートラ』のなかで、「絶え間なくこぼれ落ちる」「女性の精液」について言及されている。西洋では、アリストテレスでさえ性交中の女性の放出について言及しており、それについて、男性の精液の放出を「はるかに超えている」と指摘した。十七世紀になると、オランダの解剖学者レニエ・デ・グラーフがこの液体について再度言及し、男性の前立腺に似た膣内の性感帯と関連づけた。

マスターズとジョンソンは、これらの記録に目を向けようとしなかったせいで、女性の報告を裏づける証拠を見つけられなかった。こうした方法論的選択は性科学の分野全体に行きわたっており、研究のなかでの女性の射精の報告に対しても、さらに言えば、一般女性の自己申告に対しても行われた。それは、女性が自分たちの身体について提供した裏づけの乏しい「非科学的な」証拠よりも、何らかの形で実際に観察された「科学的」証拠を重視するという選択だった。この認識論的差異の前提にあるのは、セックスは男性の経験を中心に展開し、男性の喜びのパフォーマンスとして表現されるものだという考え方だ。芸術、文学、研究においてくり返し見せられてきた家父長制の科学とは、「客観的な」科学的方法という形で権力構造を再確認するために、ほかの可能性につながる仮説を打ち消す科学である。だが、そもそも何が「客観的」かということからして、患者よりも科学者の、女性よりも男性のというように、だれの視点かによって左右される。

マスターズとジョンソンが女性の射精を否定したことは、女性の身体を女性自身の言葉で研究することを否定する科学のあり方が、既存の通念を優先して女性の語る体験全般を否定する状況につながっていることを明らかにする。性科学では、女性の視点は科学的とはみなされない。その言葉は生理学的反応と同じく、男性優位のステレオタイプを支持しなければ異端として切り捨てられるのだ。

性科学のメソッドが男性だけのものだとされていた欲望を測るために設計されてきたことを思うと、それを女性に適用して失敗した記録を読むのは興味深い。

二〇〇四年にカナダのオンタリオ州でメレディス・チャイヴァースとその同僚が行ったある研究(*4)では、「プレチスモグラフ」と呼ばれる測定装置を使って男女の性的覚醒を測定した。この装置を各参加者の性器に取りつけ、裸の男女、動物の姿、またはそれらがセックスをしている動画などを見せ、生理学的反応を測定するというものだ。研究者らは男女の反応に、理由のよくわからない違いを見つけた。男性は、「興奮している」と申告した場合にのみ性的覚醒が認められた一方、女性はどの動画に対しても性的覚醒が認められたのだ。生理学的尺度でいうと、女性は「カテゴリー特異性」〔カテゴリー特異という言葉は脳の記憶・認知機能の測定において対象に関する認知がカテゴリーごとに失われたり保全されたりすることを指す場合に使用されることが多く、この箇所のような用法は基本的にない。ここでは反応がカテゴリーごとに異なること、というくらいの意味と考えられる〕と呼ばれるものを、男性に比べてほとんど示さなかったことになる。だがわたしが興味を引かれたのは男女の違いではなく、女性のなかでも異なる結果が示されたことだ。研究者たちは生理学的データに加えて、覚醒に関する「主観的」なレポートも収集した。それによると、女性は動画を観て身体的に興奮した場合でも「興奮していない」と申告することが多かった。その結果、性的覚醒と主観との「不一致」により、女性には混乱が見られると結論づけられた。

しかしわたしは、作家で学者のキャサリン・エンジェルが女性の欲望をさまざまな角度から探究した著書『Tomorrow Sex Will Be Good Again（明日のセックスはまたいいものになる、未邦訳）』(*5)で述べた、この「不一致」こそ女性の反応に対するさらなる調査を促すチャンスであり、また調査するべき対象そのものだったという主張に同意する。おそらくこの相違は、女性の経験に何らかの矛盾があることを示しているのではなく、既存の科学のやり方で女性の経験を測定することの限界を示していたのだ。この調査結果は、単純な生理学的指標を超えて女性の欲求に関する新たな尺度を開発するよう切実に求めていたし、研究者をさらなる調査に駆り立てる理由になるはずだった。しかし、チャイヴァースらが導き出した結論は単なる「不一致」というもので、言外に示された解決策は、女性たちの経験を既存の指標にどうにかして適合させることだった。彼らにとって、プレチスモグラフは正しくなければならなかった。エンジェルが述べているように、それは「女性のセクシュアリティの真実につながると信じられ」ていた「ペネトレーション探査器」、つまり嘘発見器だったのだ。この計器から科学者が見出したのは「男性の生理学的基準で女性の欲求を測定することの矛盾」ではなく「女性の一貫性のなさ」だった。性科学が女性の語りを否定してきた経緯を思うと、女性の射精に関する研究において、女性自身の言葉という大切な要素でさえ、既存の科学的説明の裏付けに利用されてしまったとしても驚くにはあたらない。

エイミー・ギリランド博士の二〇〇九年の研究(*6)は女性の語りにもとづいて実施された、今日に至るまで女性の射精に関して最も有用かつ幅広く引用されてきた研究のひとつだが、女性の主観的な射精経験に関する類似の研究はこれ以降行われていない。ギリランドは二〇一一年のサイエンティフィック・アメリカン誌の記事(*7)で「この分野の研究は二十年以上行われてこなかった」と嘆き、「女性が噴出する液体の正体や、それがどこでつくられているのかという問いに対して、大半の性科学者が満足する答えはいまだに出ていない」と述べている。

二〇二一年、ギリランドと話をした。燃えるような真っ赤な髪を揺らし、所狭しと物が置かれた書斎から語りかけてくる彼女は、書庫に追いやられたテーマを再度引っ張りだせることに興奮しているようだった。「研究の障害となっているのは」と、彼女は切りだした。二〇〇四年に自分が論文を発表しようとしたころと同じものである、と。この論文は当時、ある泌尿器科医の「女性が噴出する液体がどこからくるのか不明であり、科学的に有効でない」という批評によって、セックス・リサーチ誌に掲載を断られたのだ。ギリランドは「この研究の目的は女性の射精の生理学的根拠を特定することではなく、女性の経験を語り、理解を促すことである」と説明したが、無駄だった。この世界では、すでに確立された科学的手法を用いて、測定可能な生理学的現象にフォーカスするほうがずっと容易だった。科学的方法論において定量化できる生理的反応しか記録や説明はされず、言葉のなかにある真実、とりわけ個々に異なる真実は記録されなかったのだ。

そして、その科学的手法は、男性の経験や権威を第一に進化してきた。男性優位の科学は、定量化できない、非科学的な、取るに足らない女たちの言葉よりも、セックスにおける男性の経験をもとに測定された生理的反応を根拠に、その真実を主張する。そのために科学者たちが開発してきたツールは、知識と権力のヒエラルキーを映しだしている。では、それとは異なる指標を開発したらどうだろう？　セックスの新しい次元を調査するためのツールを見つけられるだろうか？　女性の言葉がわたしたちを新たな場所に導くとしたら？　何が見つかるだろう？　性の科学はそこからどう見えるだろう？　セックスはどう見えるだろうか？

　ギリランドは、アメリカ社会の「オプラフィケーション（Oprahfication）」〔一九八六年から二〇一一年にかけて放送された、人気司会者オプラ・ウィンフリーのトーク番組の影響で、自分の感情や個人的な問題について話したいと思う人々が増えたことを受けて生まれた言葉〕がもたらした文化の変容を利用して、自分の研究成果を発表することができた。この番組のおかげで「他者とのうまく機能しない関係性」について多くの女性が普通に話せるようになったとギリランドは述べ、女性が私生活について昔よりオープンに話せるようになったと評価した。これは科学雑誌を運営する人々の文化にも浸透し、潮流は主観的な体験を真剣に扱った研究の意義を認める方向へと動きだした。ここに至るまでのギリランドの奮闘は、文化の変容が科学に関する会話を可能にする手段となったほんの一例にすぎない。わたしたちの文化はいまだに男性視点で支配されているものの、女性が自分の身体について話したり聞いたりできる状況も生まれつつあるのだ。

　一九八〇年代以降、女性たちはみずからの射精を〝幻の神話〟の証拠のひとつとして撮影し、女性の身体について真剣に受け止めるよう、医学に投げかけはじめた。一九八一年にはアメリカ人性科学者のビヴァリー・ウィップルと映画製作者のマーク・ショーエンが手を組み、Gスポットをテーマに『Orgasmic Expulsions of Fluid in the Sexually Stimulated Female（性的に刺激された女性のオーガズムによる体液の噴出）』という九分間の画期的な映像を公開した。これにより、女性がセックスの最中に体液を噴出していることが完全に証明された。この映像は、科学者を含め、だれひとり女性の射精を否定できない動かぬ証拠になるはずだった。が、どうやら、女性が扱うとカメラでさえ非科学的なものになるらしい。大半の科学者は「これは尿を排出しているだけで、男性の射精に相当するものとは言えない」と反論した。そんな反応はさておき、ウィップルは、女性が自分の身体を記録し、独自のツールを用いて自分たちの経験を伝えるという重要な前例をつくったのだった。

なかにはカメラを使って自分たちの声を科学者に届けるだけでなく、自分たちの声を否定する科学的筋書きに異議を唱える人もいた。先駆的なパフォーマンス哲学者のシャノン・ベル博士は一九九〇年、映画製作者のキャシー・デイモンドとともに『Nice Girls Don't Do It（いい子はしないこと）』という、女性の射精に関する初の映画を製作した。ベルはこの映画を「知識、ポルノ、技術指導に関する十三分間の真実のパスティーシュ」と呼んでいる。露骨なクローズアップ、革、焦点のぼやけたショットなど、ポルノグラフィの技法を踏襲しながら、白黒の映像に文字を入れ、視聴者が解釈するための余地を残しつつ、男性ではなく女性の経験を前面に押しだした異なるナラティヴに接続しようと試みたのだ。

このような構成で女性の射精を扱った前例は当然ながらなく、女性から見たセックスとはどういうものか、そして生理的な、またはそれ以外の女性の欲望に対する表現について再考するよう、見るものに促すことになった。科学的研究の文脈を超え、従来の男性中心のポルノの枠組みを超えて女性の射精を撮影することは、ペニスの勃起と射精中心の、男性が支配し、女性が隷属するという旧来の物語への挑戦だった。また、この映像は、科学者が性反応について調べるために利用する枠組みについても見直すよう迫った。医学で受け入れられないのなら、女性の言葉はどこで受け入れられるのか？　女性の身体や経験が可視化される場面と、そうでない場面を対比させることで、ベルは見るものに、その理由を考えるよう促したのだった。女性の経験が「非科学的」なものとして、ラボではなくポルノとパフォーマンスの世界に追いやられている限り、医学は男性をデフォルトとみなしつづけるだろう。そして男性の視点が「性」の意味を規定しつづけていくだろう。

女性たちによる記録の数々があるにもかかわらず、女性の射精を男性のそれと同様の生理学的プロセスではないとする理由を見つけることにかけては、科学者たちは驚くほど創造的だった。とはいえほとんどの場合、その根拠は射精と尿の違いに関するもので、彼らは女性の射精の化学成分を抽出し、それを尿とみなすことに躍起になっていた。そこには、性教育者エヴィヤン・ウィットニーが指摘するように、科学者たちの「女性が自分の身体を知るよりも、われわれは女性の身体をよく知っている」という認識が透けて見える(*8)。科学研究は、女性の報告に説明をつけるのではなく、衝動的に跳ね返すために――協力して詳しい調査を行うのではなく、女性を支配し、その性的主体性を抑圧するために行われていることがうかがえる。これは悪いセックスと悪い科学のレシピでもある。

長年にわたり、多くの科学者がウィップルの発見に反論しようと――女性の喜びに関する露骨な、肉体的な表現に異を唱える手段を見つけようと――試みてきた。研究者のなかには、女性の四十パーセントが人生において一度は排出したことのあるこの液体を、いまだに尿だと言い張っている人もいる。彼らは執拗だ。二〇一四年に、フランスでこんな実験(*9)が行われた。被験者の女性たちにセックス前にトイレに行くよう指示し、その後、超音波検査で膀胱が空であることを確認した。性的興奮後に二度目の超音波検査を行うと、女性たちの膀胱に液体が補充されていることがわかった。「潮吹き」〔この調査では一貫して「射精」を意味する「ejaculation」ではなく「噴出」あるいは卑語としての「潮吹き」を意味する

「squirting」を用いている」後に三度目の検査をすると、被験者の膀胱はふたたび空になったという。これは、少なくとも排出された液体の一部は尿であることを示唆している。

しかし、一九八〇年代初頭にウィップルが行って以来、ほとんどすべての研究で、この女性の排出物には単なる尿との化学的差違があることが示されている。一方で、男性の精液との共通点は複数ある。微量の尿、尿素、クレアチニンに加えて、前立腺特異抗原（PSA）が見つかったのだ。男性であれば、PSAは前立腺、すなわち精液の一部となる前立腺液を分泌する器官で産生される。しかし、女性の身体にも膣の上壁に位置するスキーン腺と呼ばれる構造のなかに前立腺組織が含まれており、そこで生成された分泌液は導管を通って尿道の下端から排出される。二〇一四年の研究でも、これらの腺が女性の排出する液体の生成に一定の役割を果たしていることは示されている。

話を明確にするには、まず、女性の射精と「潮吹き」を区別することだ、とウィップルは言う。女性の射精については、尿やPSAを含む液体ではなく、オーガズム時に産生される少量の乳白色の液体にのみ注目する必要がある。さらに、一部の泌尿器科医によると、噴出液のなかにPSAが存在する女性としない女性がいるのは、オーガズム時にスキーン腺から出た分泌液が膀胱へ移動する可能性があるためだという。また、スキーン腺のサイズや形状とも関係があるかもしれず、そもそもPSAを生成しない女性がいる可能性もある。いずれにせよ、それがどの程度であれ性行為中に射精をする女性もいれば排尿をする女性もいるというだけのことだが、科学界が片方の現象だけを完全になかったことにしているように見えるのは驚くべきことである。男性のこうした抵抗そのものが、この生物学的事実が、男性中心の性の科学に脅威を与えていることの証だろう。

もちろん、女性の射精に関して精査すべきは成分だけではない。その機能にも注目が集まっている。射精を経験したと報告した女性の大半は、その経験が気持ちいいものだった、という意見で一致した。女性の健康分野では、「気持ちいい」はなぜか考慮に値しないとして無視されることが多い。医学史において、女性の射精が研究に値するとみなされた場合でも、それは病気を調べるためであって、快楽を調査するためのものではなかった。一八八〇年にアレクサンダー・スキーンが、女性の射精を先述のスキーン腺——彼の名前がつけられた、尿道口の両側にある二本の管——に結びつけた当時、彼は尿道を取り囲む腺や管が細菌感染した際の排出に関わる問題を調べていた。そのため、スキーン腺と尿道は、快楽の場所ではなく、性病や感染症が潜む場所として重要視されることになったのだった。

時代が下った二〇〇九年の研究でも同様に「潮吹き」が抗菌の目的を果たし、性行為中に尿道に侵入した有害な細菌を洗い流すことで尿路感染症を防ぐ可能性があることが示唆されている。つまり、汚れた性器をきれいにするということだろうか？　どこかで聞いた話だ。ここでもまた、わたしたちは科学的消毒が必要な「汚れた」女性という枠組みの存在を思いださせられる。

女性の射精に関する研究は、意図的であれ偶然であれ、男性中心の「正しいセックス」という概念を覆す行為に限りなく近づいている。だからこそ男性至上主義者たちは、女性の射精が尿のような単なる生理現象であって性的機能とは関係ないことを証明し、男性の性反応と等価でないことを明確にしようと躍起になっているのだろう。既存の男性中心の枠組みを越えて女性の身体を調査しようとする性科学に対する抵抗は、ここでも明白だ。

て女性の射精をまともに取り上げてこなかった科学的失敗は、女性を科学のなかで沈黙させ、セックスにおいて女性が優位になれることを示す調査を妨げ、さらには、女性が自己認識や主体性をもつという感覚を文化的に広めるチャンスを台無しにした。また、撮影された証拠を無視するだけでは足りない場合、現在では科学と法律が共謀して、その現象を文化的意識の領域から完全に消し去ってしまう。大半のポルノの視聴が合法である英国（ただし児童ポルノや、同意のない性行為、屍体性愛、獣姦などを含む「極端なポルノ」はのぞく）では、二〇一四年のわいせつ法の改正で、女性の射精を描写するビデオが禁止された。女性の射精にどの程度尿が含まれているかという現在進行中の議論により、女性の射精は「排尿フェチ」に該当するとされ、衝撃的であり不快であるという理由から規制されたのだ。全英映像等級審査機構（BBFC）は現在、性的パートナーとの肉体的接触によって射精する女性の動画をセックス中の排尿と同等とみなし、総じて禁止している。

こうした制約のなかでは、一九六〇～七〇年代のマスターズとジョンソンの理論で見られたような、男性中心の性的規範がどうしても目につく。女性の射精が検閲される一方で、男性の射精は許可されるどころか、大半のポルノに不可欠となっている。さらには、女性が鞭で打たれたり、首を絞められたり、勃起したペニスにえずいたり、巨大な物体を挿入されたりする動画がインターネットに蔓延していることを考えると、女性にとって快楽を伴う基本的な生理機能が、科学的に解明されていようがいまいが違法とみなされるのは理解しがたいし、法の強制力がその成分に左右されることにも戸惑いを禁じ得ない。だが、物理的・生物学的事実をすべて既知の解釈に押し込め、現状維持を肯定し、議論の余地のない真実へと昇華させたがる科学の傾向を考えると、驚くことではないのかもしれない。

ここでもまた、女性の体液をめぐる熱い議論がくり返され、科学において、研究者が男性優位の「正しいセックス」モデルを構築するためにどれだけ時間と労力を費してきたかが示される。そしてこれは、女性の実際の性的経験を無価値としたうえで成立するものである。検閲官が気にかけているのは、はたして本当に女性の排出したものの成分なのかと問い詰めたくなる。重要なのは、男性が女性の欲望を支配するという特定の性行為の形を守ることではないのか？　と。

女性が噴出しているのが尿か、それとも別の何かなのかということが、本当にそれほど問題なのだろうか？実際に重要なのは、これが片方だけではなく両者にとって満たされた性行為であるかどうかであるはずだ。同様に大切なのは、女性の欲望が文化のなかで表現され、受け入れられ、祝福されることであり、そうした経験が聞き届けられ、理解されることではないだろうか？　しかしこうした対話は、セックスにおいて男性だけが強い快楽とともに射精する特権をもち、女性の「セクシュアリティ」が世の一部にすぎないステレオタイプの男性から見た女性の「セクシーさ」とイコールの扱いをされる文化のなかでは不可能に思える。ここでも、ギリランドが先述の論文提出時の経験から指摘していた科学の姿勢を見出すことができる。女性の具体的な経験が、「あの体液についてはほとんどわかっていない」というひとりの泌尿器科医の言葉によってなかったことにされたのだ。しかもなぜ「ほとんどわかっていない」かと言えば、これまで女性の身体が研究対象から除外されてきたせいなのである。

ＢＢＦＣが女性の射精の動画を規制したところで、インターネット上にはそうした映像が規制の緩い市場から出回っていることも知っておくべきだろう。ただし、英国の性教育者兼看護師のサマンサ・エヴァンスが指摘するように、それらはたいてい誇張された非現実的なパフォーマンスで、女性は通常ではありえない量の体液を噴出したりする。自分の生理機能を理解したいと望む女性が、こうした大袈裟で非現実的な映像を目にすることになるのは本末転倒だ。検閲とはオープンな議論や教育とは真逆の考えであり、結局その裏では法の隙間をすり抜けた（あるいは、隙間から噴出した）違法な映像が出回ることになる。こうしたポルノ表現は、女性やそのパートナーに過剰なパフォーマンスを促し、女性に「潮吹き」を促す無茶な圧力をかけることになるのだ。その圧力は新しいものではない、とギリランドは言う。女性は長い間、男性の性反応に合わせて、迅速に期待どおりのオーガズムを演じなければと感じてきた。女性の射精が女性のセクシュアリティ全般と同じようになきものとされタブー視される状況では、女性の性表現さえも、女性を男性の快楽に従属させることに熱心な文化や法制度に簡単に奪われてしまう。

その結果、女性は、羞恥、罪悪感、怒りを覚えることになる。そして、自分が欠陥品であるかのように感じてしまう。女性の射精経験に関するいくつかの調査研究が明らかにしている重要な点は、戸惑いや恥といった感情が、射精について話すことをためらわせているということだ。それが尿失禁だと信じている人は、パートナーに自分の「異常性」を隠すため、性行為中に何度もトイレへ行くことになるかもしれない。ささいな医学的理解の欠如であっても、多くの女性に射精する自分を恥じる思いを植えつけ、それを気持ちいいと感じる女性に対しても我慢を強いることになるかもしれない。こうした抑圧は、人生を不愉快なものにする。

ミシガン州を拠点に活動する性教育者のゾーイ・ライゴンは、「潮吹き」をめぐる自身の経験についての文章で、それに対する意識が変わる前に感じていた痛みをこう表現している。「潮吹きを我慢していたころは、膀胱に鋭い痛みを感じ……何かがおかしいと思った。いまは、興奮が高まった際に膀胱にたまった液体を放出するこの行為が気に入っているし、自分は生きている、呼吸をする豊かな生き物なのだと確認しているように感じる」[*10]。ギリランドも研究のなかで、女性が適切な情報を得れば、女性の射精は性生活を向上させる可能性があることを認めている。ある被験者とその夫は、彼女の射精が病的なものではなく性的興奮が高まった合図だと理解すると、ふたりでそれを追い求めるようになり、もはや隠すべきものではなくなったという。

男性中心のセックス文化が、その標準化されたモデルにもとづく貧弱な研究を生みだし、その貧弱な研究が女性の具体的なセックスの経験を黙殺し、負の烙印を押すという悪循環がここにはある。その結果、セックスの経験についてオープンに話し合う女性たちの声を聞く研究が妨害され、また、文化や、いまでは法律にさえ存在する男女の身体についての前提を科学的に調査することができないせいで、女性の性生活を阻害するようなスティグマが拡大している。医学と文化における沈黙は、共謀して女性の身体を性科学から消し去り、女性の射精のような現象をなきものにしている。マスターズとジョンソンの行った研究が、わたしたちが考えていたほど解放的でなかったとすれば、それはふたりが「正しい」男性の性反応の概念から外れた潜在的な被験者の声に耳を傾けて対応しようとしなかったからだ。もしそれがなされていたなら、男性の定めた基準にそぐわない女性を治療の対象にするのではなく、女性に性的満足を提供しない、あるいは女性の性的満足に関して科学的関心をもたない社会の機能不全を指摘したはずだ。

男性解剖学者が性と科学に向ける視線のせいで、女性の経験は見えなくなってしまった。男性ではない身体を理解するのではなく支配しようとする科学的衝動は、性的関係において女性を抑圧することとつながっている。科学者が女性の射精に関する説明を避け、それを男性だけのものとしてきた歴史は、テレビのなかで男が女の上に立つという文化的表現や、女性の身体は征服されるべき神秘的な空洞で、決して理解されることはないのだという幻想を、別の方法で示しているに過ぎない。こうした科学は調査の道筋全体を遮断するだけでなく、女性が自身を知る権利を否定し、彼女たちの言葉に耳を傾けることを拒否することによって、医療システムにおいて女性が意味ある存在であることを否認する。当人の話を参考に女性の射精を調べることは、こうした性差別とは真逆の行為である。女性の証言を価値のある科学的疑問とみなすことで、女性が自分自身を知ることを可能にし、男性の視点が定義しつづける権力のヒエラルキーを覆すことができるのだ。

サマンサ・エヴァンスやゾーイ・ライゴンのように女性と日常的に性体験の話をしている性教育者は、女性の性欲についてこれまでよりもオープンな会話ができるようになってきていると、現状を前向きに語る。いまや多くの性教育者がオンラインで活発に情報を共有し、誤った情報にも対処している。これらはすべて、自分の身体に興味のある女性のために、偏見のない対話やリソースの提供を行おうという精神のもとに行われている。特定のウェルネス企業やグリップトッカーによって広められる誤った情報や有害なメッセージとは異なり、これは科学者以外の者が医学の空白地帯に果敢に踏み込んでいく好例を示すものである。多くの人が、自分の経験について非常に率直に話をしている。大人のおもちゃに関する情報を提供しているゾーイのアカウント@thongriaは、有益な動画を製作すると同時に、自身の射精に関する探究についても発信している。また、女性とその身体との関係性を強調するエヴィヤン・ウィットニーは、「潮を吹く女たち」に向けた愛のこもった手紙をオンラインに投稿し、たとえ科学研究がその経験に関する真実から目を背けていても、射精に関するみずからの経験を信頼するよう励ましている。そのほかにも多くの性科学者たちが公の場で発言し、射精や潮吹きを奨励しながら、試してみたい人のためにヒントやコツを教えている。こうした文化の変容は、三百二十人の女性とそのパートナーを対象に実施された二〇一三年のオーストリアの国際調査[*11]からも見てとれる。調査対象となった女性のほぼ全員がこの現象を前向きにとらえており、「女性の射精は性生活にポジティブな影響を与える」と報告しているのだ。これは前進だ。あとは研究者たちが、新しい知見に向き合い、取り入れることができるよう、科学に働きかけつづけるだけだ。

女性たちの言葉は、射精が性生活に与える影響についての洞察だけでなく、未知の科学的情報に関する手がかりも提供する。科学者たちは、自身のジェンダーバイアスを考慮しながら研究をデザインしていく方法を学ぶ必要があるだろう。自分自身の身体が発する汗や脈動、噴出物から得られたデータを科学的かつ重要なものだと考えるのと同じように、女性の言葉を解釈できる方法を見つけ、やり方を変えていく必要がある。わたしたちは、女性の性的興奮をそれそのものとして説明し、そこに男性の性反応を投影しない科学へと向かう必要がある。

一九六〇年代と同じく、二十一世紀に生きるわたしたちもいま、別の分岐点に直面しているのかもしれない。女性の声にどう向き合い、それをどう解釈するかによって、医学の未来が決まるのだ。そのためには性科学の核心にあるジェンダーバイアスを綿密に再検討することが求められる。性教育の先駆者デボラ・サンダールが言うように、女性の射精を真剣に受け止めることは「女性の社会的及び性的役割の拡大につながる」のだ[*12]。男性だけでなくあらゆる身体が、あらゆる性的関係の形態において等しく科学や社会のなかで存在できるよう、性的に健全な社会が必要なのだ。そうなってはじめて、性科学と性の解放の分野は進歩するだろう。

(*1) Sebald, W.G. The Rings of Saturn, 1995. London: New Directions Books.
W・G・ゼーバルト『土星の環：イギリス行脚』鈴木仁子訳、白水社、二〇二〇年。二行あとの引用部も同書にもとづく。（編）

(*2) The Anatomy Lesson of Dr. Nicolaes Tulp, Rembrandt van Rijn.
https://commons.wikimedia.org/wiki/Category:The_Anatomy_Lesson_of_Dr._Nicolaes_Tulp#/media/File:Rembrandc-_The_Anatomy_Lecture_of_Dr._Nicolaes_Tulp_-_WGA19139.Jpg

(*3) Masters, W.H. and Johnson, V.E. Human Sexual Response, 1966. Boston: Little Brown & Co.

(*4) Chivers, M. L., Rieger, G., Latty, E., et al. “A Sex Difference in the Specificity of Sexual Arousal”. Psychological Science. 2004; 15(11): 736-744.
https://doi.org/10.1111/j.0956-7976.2004.00750.x

(*5) Katherine, Angel. Tomorrow Sex Will Be Good Again, 2021. Verso.

(*6) Gilliland, Amy. “Women’s experiences of female ejaculation”. Sexuality & Culture. 2009; 13(3).

(*7) Bering, Jesse. “Female ejaculation: the long road to non-discovery”. 17 June 2011.
https://blogs.scientificamerican.com/bering-in-mind/female-ejaculation-the-long-road-to-non-discovery

(*8) Whitney, Ev’Yan. “An Open Letter to Women Who Squirt”. 26 January 2022.
https://evyanwhitney.com/letter-to-squirters/?fbclid=IwAR2YMUT_zsyjIYOTEP19mykEdweSuQpAnLIeya-KBWpuhsC6Hz_8HkErxX4

(*9) https://pubmed.ncbi.nlm.nih.gov/25545022（編）

(*10) Ligon, Z. “What Learning to Squirt Taught Me About My Body”. Refinery 29. 1 February 2016.
https://www.refinery29.com/en-us/what-is-squirting

(*11) Wimpissinger, F. & Springer, C., et al. "International online survey: female ejaculation has a positive impact on women's and their partners' sexual lives". Sexual Medicine. 2013; 112(2).

(*12) Bell, Shannon. Whore Carnival (New York: Autonomedia, 1995).
シャノン・ベル『セックスワーカーのカーニバル』吉池祥子訳、第三書館、二〇〇〇年

第5章　ホルモンを解放せよ

女性に関する科学的調査、女性に開かれた医学の可能性は、女性の身体に関するジェンダー化された前提――健康と生殖機能を一緒くたにすること、男性中心の研究を優先すべきという無言の圧力、女性の健康より性的魅力が重要だという考え、つねに男性が支配する側だという概念――によって妨げられてきた。これらは現在行われている研究の多くに内在し、その基礎にさえなっているが、そもそも生物学的思考に浸透している基本的な区分、すなわち男と女というふたつの区分が成立しなければ存在しないものである。

すでに触れてきたように、男女の生殖器系の違いは長い間、女性を抑圧する生物学的根拠としての役割を果たしてきた。これまでずっと、こうした医学研究は男女の社会的役割をはっきりと区別するためにその成果を封じられ、明確に性的役割を補強する結果になるようデザインされてきた。その結果、男女の生物学的な違いは、単に医療分野において前提とみなされるだけでなく、男女に与えられた役割に関する「科学的な」エビデンスを提供するための医学的研究と、当然ながらそれが既定の結論につながるといったことを通じて、世の中のステレオタイプを形成することとなった。

十八世紀より前は、男性と女性は本質的にひとつの性別がふたつの異なる形態を表しているものだと考えられており、唯一の違いは、身体がより小さな女性の性器は身体の外側ではなく内側にあることだった(*1)。しかし十八世紀になると、ふたつの性は両立不能な真逆のものとみなされるようになった。この新たな解剖学的モデル(*2)が登場したことによって女性の地位は男性より著しく低くなり、それが当然のこととされた。十九世紀以降、科学は女性の劣等性を証明することに心血を注ぐようになる。そして子宮や卵巣など、特定の臓器と女性を結びつけることで、社会において子を産む装置の役割を強化したのである。

「女性らしさ」という指定席が用意されたことで、抑圧への道はさらに進んでいく。十九世紀後半、卵巣は新たな医療専門分野の対象となり、その分野は婦人科学として知られるようになった。そして欧米の何千もの女性が、さまざまな「神経症」を治療するために、卵巣を切除する手術を受けさせられた。婦人科学は、特定の行動や特徴は女性の身体的な欠陥のせいであり、医学的介入がその治療法になるという考えにもとづいて形成された。科学者は女性の社会的役割を出産に限定する生物学的証拠を積み上げただけでなく、そもそも女性を劣っているものとみなしていた。わかっている医師による継続的な医学的介入はこの考え方を強化しつづけ、現状を維持するために設計された実験と治療法を通じて、彼らが決めた規範に女性を当てはめていった。

　二十世紀初頭になると、「女性らしさ」の理由づけは、臓器から性ホルモンとして知られる化学物質にまで広がっていく。性の内分泌学という新たな分野では、性別の化学的メッセンジャーとして、女性／男性ホルモンという概念が導入された。ホルモンの概念が最初に定式化された一九〇五年から一九二〇年代まで支配的かつ完全に誤りだったのは、特定のホルモンがそれぞれの性に固有の卵巣と精巣で生成され、それが直接性別を決めると考えられていたことだ。つまり男性に固有の男性ホルモンが男らしい特性を決定するように、女性ホルモンは女性だけに存在し、その性的特性を決定づけると考えられていたのである。それ以前の課題は男性と女性の違いを説明する臓器を調べることだったが、ホルモンの登場以降、課題は、生殖腺（男性の場合は精巣、女性の場合は卵巣）で生成される物質が性分化にかかわる過程を解明することになった。

科学が着目する事象は変わっても、その目的は変わらなかった。内分泌学の新たな研究には必ず性分化に関する実験が含まれ、ホルモンがもつその他の機能は考慮されなかった。つまり、この分野の核となる暗黙の目的、男女間の社会的区分に関するさらなる生物学的証拠を積み上げるという目的を逸脱するような研究は、そもそもなされなかったのだ。

やがてホルモンは生殖腺の性発達を脳や振る舞いに関連づける理論の一部となり、この理論はいまなお拡大をつづけている。子宮内の性ホルモンは対応する生殖器や生理学的特性に直接つながっていると考えられ、異性愛者の欲望の指向、認知パターン、興味といった心理的な要素にまで紐づけられている。さらにジェンダー化された前提は生物学に紐づけられ、性別の社会的区分がますます強固になっていった。

こうしてホルモンは、「女性には欠陥があり、その身体は抜本的な介入によって制御できる」とみなす医学によってそれまでと同じジェンダーモデルを投影され、それを強化することとなった。ホルモンは女性の弱さ、躁状態、ヒステリーなど、ネガティブな行動や特徴に関連づけられた。一九三〇年代には、卵巣の摘出という積年の慣習が、増えつづける女性の疾患リストを治療するために考案された一連のホルモン療法に取って代わられた。この時代に月経前症候群（PMS）が確認され、今日に至るまで、この症状は女性の生物学的不合理さの現れと位置づけられている。ホルモンは病気を探すための薬とされ、男性から「異常」とみなされた女性特有の症状に対処するために使用された。そして引きつづき、「女性は男性より劣っている」ことが再確認されたのだった。

避妊、または妊娠の確率を高めるためにつくられた大量のホルモン製品とともに、この考えはいまでも存在している。読者のなかで翡翠の卵の閃光を浴びた人はいるだろうか？　もしくは膣を蒸気で蒸した人は？　こうした治療法は「自然な」女性、または男性の身体に関する認識を生物学を通じて強化し、社会的に規定された性役割をホルモンに紐づけている。男性の身体に対するホルモン療法は性欲とエネルギーを対象にしつづけている一方で、女性の身体に対しては生殖活動と「気分のむら」――相変わらず女性の欠陥を定義づけ、家父長制における女性の役割を限定するもの――に焦点を当てているのだ。

現状、多くのホルモン療法は、ホルモンが性別にもとづいた行動、アイデンティティ、性的指向を規定するのだというメッセージを暗黙のうちに伝達するものになってしまっている。性科学同様、ここでも科学者たちは自分たちの求めている答えにしか目を向けていないのだ。ホルモンは、彼らが「わかっている」と思っていることを再確認するためのツールとなってしまった。

ホルモン研究を推進してきたこの文化的思考の歴史について考えると、一九五〇年代――明確に分けられていた男女の身体に対する見解が揺らぎを見せた時代――に内分泌学が分野として発展したのは必然だったのかもしれない。パンク・トランスジェンダーの哲学者ポール・B・プレシアードが書いているように、一九五〇年代はフェミニズム、同性愛、異性装、トランスセクシュアルなどの政治的台頭が見られた時代だ。こうした動きはすべて、出生時に割り当てられたジェンダー・アイデンティティ(性同一性)、及びそれらに付随する社会的役割を回避するか、変えようと求めていた。これにより、性差に関する生物学的信仰、すなわち生産的な男と生殖的な女という明確な区分は大きく揺らいでいく。「男女が性別ごとに割り振られた有償／無償の労働を拒否したら、どうやって経済を回し、社会を再生産していけばいいのか？」――ここにホルモンは、社会統制〔社会秩序を維持するため個人の行動を規制する集団的メカニズム。十九世紀以降、個人が王権や神の絶対的な意思から解き放たれ、社会が変動する中で生まれてきた〕における極めて重要な議題となった。西洋文化において男女それぞれに典型的とされた行動、役割、機能、特性がホルモンのせいにされてきたことは、大いに問題だろう。これまで説明してきたすべての観点から見ても、単純に間違った科学を伝えてきたという点でも。

ほとんど解明されていないが不安定とされる女性ホルモンを理由に、科学者たちが女性を臨床試験から排除する非論理的な手法については、とくに新型コロナウイルス感染症の治験に関連した(*3)論文のなかで数多く報告されている。つまり、女性の生体の複雑とされる側面を学ぶ機会を人類は逃してきたわけだ。ここで言い訳にされるのは、女性の身体をデータに含めると、正しかったはずのデータに矛盾が生じてしまうことだ。女性の身体は、男性の身体のように解明されるべき重要な生体としてではなく、男性の基準から外れたものとして扱われている。ここで聞こえてくるのは、女性の身体は理解するに値しないというメッセージ、女性の身体を理解するために分野全体を見直すよりも、イレギュラーなものとして片づけたほうが簡単だという暗黙のメッセージだ。この前提はわたしたちが知る限り、ホルモンそのものの機能を解き明かすことに制限を加え、個々の身体の健康よりも社会的な性差を明確にすることを優先する医療を形成してきた。とはいえ、ホルモンを善か悪かの二元論で語るのはだれにとってもいいことではない。多くの女性にとって、妊娠中や更年期などの症状にホルモン療法が役立つことは間違いない。しかし大切なのは、性別というくくりではなく、個人差にもとづくニーズに応じて、治療法を改善したり、より有効な別の方法で代替したりする道を探れるかどうかだろう。解決策を見つけるには、単に女性を含むすべての人のことを考慮しようというだけでなく、どういった基準で正しく区分けをするかということを再考する必要があるのだ。

いわゆる性ホルモンはたしかに子宮内部の発達過程で性的特徴を形成するのに一定の役割を果たしているが、一九二〇年代以降、これらのホルモンが出生後、脂肪率、心臓の健康、骨密度など、男女を問わず多岐にわたる生体プロセスにおいて重要な役割を果たしていることが証明されている。ホルモンの化学構造の調査に乗りだした研究者がまず驚いたのは、「女性」ホルモンであるはずのエストロゲンが、妊娠した牝馬だけでなく、牡の種馬にも大量に見られたことだった。この発見は、エストロゲンとプロゲステロンが女性の生殖過程に直接関連していると信じていた研究者らを当惑させた。

一九三〇年代になると、研究者はメスの動物のなかにも「オス」のホルモンを見出すようになる。しかし、内分泌学者たちは性ホルモンの二元モデルを見直すことに驚くほど消極的だった。ホルモンは性別に直接関係しているという思い込みがあまりに強く、今度は「異性愛(ヘテロセクシュアル)」を司るホルモンの存在を、食糧や環境要因など外的要因に求めはじめたのだ。

研究者たちは性差の化学的根拠を調査しはじめた当初から「ふたつに分かれた生物学的性別」という前提が揺らぐ情報に直面したわけだが、同時に、こうした情報について説明することをはなから拒否していた。さらに、自分たちの思い込みによって周りが見えなくなり、目の前に存在する完璧に科学的な証拠を過小評価し、説明を避ける方法を探しつづけたのだった。

二元化された生物学的性別という概念を反映する、同じく二元化されたホルモン像を求める取り組みは、いまなおつづいている。現在でも科学の教科書では「性ホルモン」という用語が使われ、いわゆる女性ホルモンのエストロゲンは女性にのみ、男性ホルモンのテストステロンは男性にのみ存在するかのように記述されている。また、この種の教科書では、性ホルモンが性に関する生理的役割だけに関与しているように論じ、あくまで男女の性別は性に特化したホルモンによって定義されるのだという説をかかげながら、体内でそれらが果たす役割についての誤った知識を未来の世代に植えつけている(*4)。

一九五〇年代になると、科学は新たに遺伝子や染色体の違いを読み取り、内分泌レベルを測定する技術を手に入れ、ホルモンにもとづく生物学的性別の二元モデルに回収できない「例外」をますます増やしていった。こうした事例は徐々に、人体における性ホルモンの役割の複雑さを明確にしはじめている。

インターセックスをめぐる議論

二十世紀半ば以降、医学がどの程度進歩してきたかを評価するには、インターセックスの人々に対する治療法に目を向けるのが最善だろう。従来の男性／女性の身体という二元化された概念に適合しない染色体パターン、生殖腺、性器などいずれかの、あるいは複数の性的特徴をもって生まれてきたこれらの人々の存在そのものが、ホルモンにもとづく生物学的性別という明確に二元化された世界観につねに疑問を投げかけてきた。男性と女性のはざまで、医学はこうした人々の生物学的存在を認めているだろうか？　わたしたちは生物学的性別を、より複雑なイメージで描きはじめているだろうか？

インターセックスの人々は、内分泌学という科学を通じて、ジェンダー観の見直しに積極的だった科学者たちに課題と機会の両方をもたらした。かつては両性具有者と呼ばれていたこの人々に関する初期の研究では、二十世紀初頭に動物の性分化について調べていた〔動物の性分化のプロセスを明らかにするため性ステロイドを投与する実験が盛んになり、その結果有袋類、鳥類、両生類、魚類などで精巣の卵巣化、卵巣の精巣化といった性転換現象が確認された〕科学者が強い抵抗にあったのと同じく、生物学的に明確とされてきた性別の区分をわざわざ複雑にするような証拠は受け入れられなかった。

この分野の重要な先駆者にして最も多くの成果を残している研究者のジョン・マネーは、ジョンズ・ホプキンズ大学での研究で、生殖器が曖昧なまま生まれた患者を調べた結果、患者たちの「混乱した」解剖学的構造にもかかわらず、男性、または女性として「正常な」性同一性を発達させていることを発見した。このことからマネーははじめ、性同一性は幼少期の育て方によって決まり、化学的・生物学的性質によって決定するものではないと結論づけた。インターセックスの人々に関するマネーの初期の研究は、大半がこの立場である。

副腎からアンドロゲンという「男性」ホルモンを過剰産生する遺伝性疾患である「副腎性器症候群」（現在は先天性副腎過形成症と呼ばれる）を患っているインターセックスの女性に関する研究で、マネーは、これらの女性は男性ホルモンを有しているにもかかわらず「正常な」性同一性を育んだと述べている。しかし、内分泌学分野が成長すると、マネーは転向した。つぎつぎと示される「ホルモンが性別にもとづいた行動を規定する際に決定的な役割を果たしている」エビデンスを取り入れる必要性を感じたのだ。マネーは、生物学における新たなトレンドに対応し、自分の理論を構築し直した。彼はインターセックスとして生まれた女性の性的欲求の側面に着目し、「正常な」女性とのほんのわずかな違いについて指摘した。前者の女性のなかには、視覚及び言葉によるシグナルをきっかけに興奮する人たちがいる一方で、「正常な」女性は触れられると興奮したという。またインターセックスの女性たちは、大半の女性にとって通常の許容範囲と思われる程度以上に興奮したという。マネーは「正常な」性別にもとづいた行動や、ほんのわずかな差異に目を向けることで、実際には社会的なものであるジェンダーを生物学的性差の証であるとしてホルモンを強力に後押しする理論的枠組みのなかに自分の研究を位置づけていった。

ホルモンがもたらす性別にもとづく行動の違いを探る旅はつづいた。この一環として、マネーと後輩の同僚たちは、ホルモンに暴露された子どもと大人を、暴露されていないグループと比較する研究を何度も実施した。そして、高濃度のアンドロゲンに暴露された少女と女性は、予想したよりも「男っぽい」とみなされる行動や性的特徴を示すことを発見した。この実験では、被験者のキャリアと結婚や母親業への関心、幼少期の好みのゲームや遊び友だち、服装、言語や数学、空間に関する認知スキル、大人になってからの職業上の習慣などが考慮に入れられた。今日ではこんな前提自体がばかげているように思えるかもしれないが、こうしたグループを比較する実験を積み重ねるほど、科学者たちの目には、自分たちが見つけようとしていた違いが明らかになり、その結果、性差はホルモンに起因するという結論を支持する研究が増えていった。

インターセックスの内分泌学に関するこの初期の歴史が示すのは、単にリソースや関心をシフトするだけでは、医学における性差別は是正できないということだ。性別にもとづいた偏見のある既存のシステムにそれらを組み込んだところで、旧来のアイディアを新たな形で強化するだけなのだ。インターセックスの身体は、性の二元モデルの境界を曖昧にする。だからこそ、マネーの初期の研究がそうだったように、性ホルモンの厳格な二元論と、それが裏づける性の役割につねに疑問を投げかけてきたのだ。現在の研究者は、この課題に改めて取り組みはじめている。研究者の先入観に深く食い込み、この分野の研究の歴史を翻弄してきた古いジェンダー観を思うと、非常に意義深いことだと思う。

臨床的な文脈でのインターセックスは、二〇〇六年以降「性分化疾患」(DSD)という名称で語られている。DSDは、身体の発達をジェンダー化してきたこれまでの通念に真っ向から取り組む、一連の専門分野の核となるものだ。疾患と呼ばれてはいるが、一般的にDSDは機能的に問題のある身体を指すものではなく、性別にもとづく構成要素が統計的平均と異なる身体を指している。その多くは、性器に明らかな違いが認められるほどではない。

たとえば遺伝子技術は、遺伝子やホルモンなど、長い間完全に一致すると考えられてきた性に関する生物学的マーカー同士の関係にばらつきがあることを証明した。その一例として、アンドロゲン不応症(AIS)では、個人の遺伝的性別(遺伝子型)が目に見える二次性徴(表現型)と異なる。通常、AISの胎児は、アンドロゲンを産生する男性のXY染色体をもっている。だが、X染色体上にあるアンドロゲン受容体(AR)遺伝子の異常により、AISの胎児は生殖腺の発達がうまくいかず、また脂肪と筋肉の比率、体毛、肩幅の広さなどにおいて男性の二次性徴の発現を促すアンドロゲンの処理がうまくできない。その結果、胎児はアンドロゲンの処理が問題なくできる男性とは異なる発育を遂げるのだ。この症候群のとくに極端なケースである完全型アンドロゲン不応症(CAIS)では、XY染色体はやはりアンドロゲンを産生するが、X染色体がアンドロゲンをまったく受けつけない。この遺伝子型をもつ胎児は、女性の生殖器を発達させ、生物学的には女性に見える一方で、腹部、鼠径部、陰唇に精巣をもつ。一九七〇年代にこの疾患がX染色体に関連していることがわかるまで、多くのCAIS患者は外見上は普通の女性に見えたため、診断を下されることはなかったと思われる。この症候群の人がどれくらいいるかはいまなお不明であり、おそらく二万〜六万人にひとりの割合で発症すると推定されている。

この症候群は、性ホルモンの人体への影響を研究する科学者に興味深いモデルを提示している。とくに、平均的な遺伝学的男性と同量のアンドロゲンを産生しながら反応せず、男性の身体的特徴を一切示さないCAISのケースでは、患者を遺伝子やホルモンが統計的基準に従って配列されている男女の対照群と比較することで、発達初期の段階からその生涯にわたって、アンドロゲンが体内でどんな役割を果たしているのかを詳しく知ることができる。さらに臨床医は、CAIS患者が末永く健康でいられるよう、男女両方の身体において想定される性ホルモンの役割について詳しく学ぶことが要求される。

しかし、この分野もいまだ性の二元論という化石のような思考に悩まされ、患者の治療に支障をきたしている。CAIS患者の生殖腺の摘出手術などはその代表例だ。かつては体内の精巣が腫瘍になるリスクがあるとして、CAISと診断されたらすぐに生殖腺を取りのぞくのが普通だった。医師が両親に、子どもの生殖腺を予防的に摘出し、女性として育てるよう助言していたのだ。しかし現在では、体内の精巣が思春期前に腫瘍になることはめったにないということがわかっている。実際、生殖腺は思春期には重要な器官で、ホルモン補充療法（HRT）では再現できない方法でCAISの女性の性発達をサポートしており(*5)、思春期が終わるまで生殖腺を残しておけば、男女ともにエストロゲンが骨の発達に重要な役割を果たすことがわかっている。生殖腺から分泌されるホルモンは、ホルモン補充療法でエストロゲンを投与するよりも、骨密度をより効果的に最適化することが証明されているのだ(*6)。そして、CAIS患者に関する研究では、男女いずれにとっても、骨の発達には昔でいう「男性ホルモン」も重要であることが示唆されている。男性の体内にはより多くのアンドロゲンが、女性の体内にはより多くのエストロゲンがあるが、大半の身体ではどちらの性ホルモンの受容体もつくられている。CAISの女性の存在は、骨に対してアンドロゲンがまったく働きかけないとどうなるかを明らかにする。これらの女性はアンドロゲンに抵抗のない女性に比べて骨密度が低く、すなわちアンドロゲンが骨の健康を維持するのに必要であることが示されている。

とはいえ、単純に患者にホルモンを投与すればいいということにはならないのが難しいところだ。ドイツのリューベック大学小児内分泌学のオラフ・ヒオルト教授は、これまでAISの治療に関する膨大な研究を行ってきた。あるCAISの女性が最近、もともと少ないエストロゲンが閉経後にさらに減り、これが骨密度に関連しているとなると自分の骨粗しょう症のリスクはどれくらいかと尋ねてきたという。ヒオルトがわたしに語ったところでは、こうした患者にエストロゲンを処方することは可能だが、目標とする骨密度のレベルを知るのは困難だという。たとえば、統計的平均に合致する男女の身体では、骨をスキャンし、年齢や性別ごとの健康範囲を示す平均的な密度を参考にする。しかしホルモンや遺伝的特徴がこれらの情報から外れている人については、その基準値がわかっていないのだ。この場合、何を参考にすべきだろうか？「CAISの女性にとって、何が正常で、どの状態が健康なのか、われわれにはわからないのです」とヒオルトは言う。

わたしたちは、骨の健康についてより深く理解する必要がある。そのためには、性別にもとづいた平均を超え、多様な身体の骨の健康のメカニズムを生涯にわたって調査しなければならないだろう。CAISの人々は医学に対し、性別を超えたあらゆる身体のニーズに応えるよう、この分野の基礎に立ち返るよう、そして医学が命題とするものが科学を前進させているか、社会を後退させているかを考えてほしいと訴えている。

CAIS患者の研究は、女性の身体におけるアンドロゲン、なかでもテストステロンの性別を超えた役割についての理解を深めることへとつながっている。不思議な事例のひとつは、テストステロンがCAISの女性の性欲に影響するという報告だ。二〇一八年の研究で、生殖腺摘出後のCAISの女性にアンドロゲンまたはエストロゲンを用いたホルモン補充療法を行い、その有効性を比較した(*7)。それによると、彼女たちのメンタルヘルスに関するQOLやウェルビーイングには差が見られず、エストロゲン、テストステロンで治療したいずれのグループにもホルモンの生理学的影響はほとんど見られなかったが、テストステロンの治療を受けた人々は「性欲が増進した」と自己申告している。これは驚くべきことだ。テストステロンが性衝動に影響することはよく知られているが、これは単にそういう話ではない。テストステロンはアンドロゲンに属するホルモンであり、CAISの女性はアンドロゲンの受容体をもっていないからだ。つまり、彼女たちの身体はこのホルモンを投与したところで反応できないはずなのだ。

一九七〇年代の研究で、アンドロゲンは身体に作用する前にエストロゲンに変換される可能性があることが判明している。エストロゲンにも性行動の受容性を高める作用があり、また、男性型の行動を誘発することも、動物実験ですでに実証されている。現在、エストロゲンに変換されないアンドロゲンの開発が行われており、これを用いて同じ研究をもう一度行えば、もっと決定的な手がかりが得られるかもしれない。だが、ヒオルトによるとテストステロンはエストロゲンよりはるかに容易に血液脳関門を通過しやすく、さらにはここ三十年ほどの研究で脳内の海馬も独自に神経ステロイドと呼ばれる性ホルモンを合成することもわかってきているため、これが性衝動などに影響している可能性もある。したがって、実際にはどのホルモンが影響を及ぼしているのか、そう簡単には判断できないのだ。

「男性ホルモン」「女性ホルモン」の両方がすべての身体に作用し、さまざまな生理学的プロセスを経てある形態から別の形態へと変化し、人々の行動に男性／女性という二項対立が示すよりもはるかに大きな影響を与えるという研究結果は、性ホルモンの明確な区分をふたたび曖昧にし、同時に男女いずれの身体にとってもよりよい医療をもたらす可能性を提示している。これらの研究によって、CAIS患者の治療方法も変わるかもしれない。過去のホルモン補充療法の目的は単純にエストロゲンを投与して個々人の「女性化」を促し、胸のふくらみなど女性の二次性徴が確実に訪れるようにすることだったが、現在は、男女いずれの身体にとっても必要であるという理解にもとづき、エストロゲンとアンドロゲンの両方を投与されることもある。

性ホルモンの役割が明らかになっていけば、医師は生物学的性別でなく、個々人の健康のためにそのメリットを活用できるようになるだろう。ホルモン補充療法はまだ精密な科学ではなく、性ホルモンの役割についてはわかっていないことがたくさんある。加えて、身体が異なれば反応も異なるため、患者はこれによるメリットとデメリットを比較検討する必要がある。ホルモン補充療法については、内面の性同一性をジェンダー表現や性的特徴に一致させるために性転換の一環としてホルモンを注入するトランスジェンダーの人々から多くを学ぶことができるだろう。エストロゲンのような「女性ホルモン」を多く摂取しているトランスジェンダー女性——すなわち女性の身体に移行中、もしくは移行した、男性の特性をもつ身体で生まれた個人は、深部静脈血栓症、肺塞栓症、血液凝固障害などのリスクが高まることがわかっている。これは、経口避妊薬という形でシス女性がホルモンを摂取した際に経験するのと類似の症状だ。凝固障害、喫煙、肥満、あるいは冠動脈疾患や細小血管障害などの危険因子をもつトランスジェンダー女性においては、性転換のためのホルモン療法の利点と副作用を比較検討する必要がある。男性と女性の身体をまたいだ性ホルモンの役割に関する研究は、明確に区分されたジェンダーの境界を越えることに戸惑いを覚える医師の不安を緩和し、性差別ではなく健康を維持する手段として活用できるようにするために不可欠である。

医療におけるジェンダーにもとづくホルモンの使用に対抗し、よりよい治療へとつなげる研究を推進していくには、ホルモン療法を受けるリスクを厭わない人々の存在も必要だ。ただしこれは、先述のヒオルトのような医学研究者が遭遇する——おそらく彼の研究分野がおのずと生みだした——ハードルである。CAISの女性に関する研究を制限するもうひとつの要因は、当然と言えば当然だが、自分たちを異常で、病気だとみなす、聞いたこともないような研究に参加したがる人がいないためだ。

AISの人々は、自分が医療システムから切り離されていると感じることが多く、症状を話すことにためらいを覚える。これは、ヒオルトと彼のチームが十年前に開始したCAIS患者の生殖腺摘出後のホルモン補充療法で、エストロゲンとアンドロゲンを比較する臨床試験において大きな障害となった。この研究の目的は、患者に焦点を当て、手術後に報告されていた心理的健康と性的満足の低下に対処すべく医学的理解を深めることだった。「被験者を探すのが本当に大変でした」と、ヒオルトは述べている。どうにか二十六人の被験者が集まったが、最後まで参加したのは十六人だった。インタビューを受けたり、観察されたりすることの精神的負担は大きく、多くの人が最後までやり遂げられないと感じたのだ。だが、完了した研究は意義深いものだった。ホルモン補充療法において、テストステロンの忍容性は十分に高く〔忍容性とは、薬を患者に投与した際に現れる副作用の程度を示したもののこと。副作用が少なければ「忍容性が高い」と表現される〕、エストロゲンと同じくらい安全だということが明らかになったのだ。また、ＣＡＩＳの、とくに性機能が低下した女性のための代替ホルモンとして使用することも可能で、実際にテストステロンを投与したことで性機能が改善したという報告も上がっている。

よりよいケアをしたいという医師の目的がいかに立派であっても被験者が集まらない原因は、医学的に排除されてきた歴史もさることながら、患者自身の抵抗感にある。たとえ科学者が過去の医療の過ちを認めたとしても、やはり研究に参加してもらうためにはＣＡＩＳ患者をどう説得するかという問題が残る。これは、信頼を得るため単に研究の方法やシステムを変えればいいという話ではない。科学者は、ＣＡＩＳ患者の多くが懐疑的になるだけの理由があることを認識しなければならないのだ。実際、それを認識した科学者がＣＡＩＳ患者のウェルビーイング全般に関する調査を入念に行った結果、ジェンダーにもとづく考え方を改めることがどれほど医師たちの治療を後押しするかが明らかになっている。

ＥＵの資金援助を受けて学際的な研究者の共同体が主導するDSD-Lifeというプロジェクトでは、ＣＡＩＳをはじめさまざまなＤＳＤを抱える人々に包括的なケアを提供している。このプロジェクトの中心人物であるヒオルトは、この研究のとくに重要な要素はＱＯＬの調査であると言い、その理由を、これこそがインターセックスの人々に関する医学研究が無視してきた領域だからだと述べている。QOLは、ケアに関する医学的な結果だけでなく、日常における個人の肯定的、否定的な感情を主観的にとらえようと試みる、広範で多面的な概念だ(*8)。

参加した研究者たちは、ケアを受けた大半の被験者が自分たちの個人的な生活環境にうまく適応し、良好なQOLを報告したことに驚いた。問題は、インターセックスと「診断」されることではなかった。彼／彼女たちの生活を制限していたのは、健康状態全般だったのだ。慢性的な心身の健康問題は、診断にかかわるものもそうでないものも、大半の被験者にとって大きな問題をもたらしていた。この発見に驚くこと自体、この分野の専門家が、DSD当事者たちの不満の原因を性別に関連する統計的規範からの逸脱に何らかの形で根差しているものだと考えつづけてきたことを証明している。CAIS患者が研究への参加をためらうのは、おそらく医学的文脈における根深い偏見を感じ取るからだろう。きっと彼／彼女らは、自分たちのQOLに新たに注目が集まったところで、そのウェルビーイング全般は、ほかの人の健康やウェルビーイングを形成するさまざまな懸念事項のおまけのように扱われると考えているのだろう。DSD-Lifeの研究結果は、医療専門家が自身の偏見を点検し、臨床の目的を再考するよう促すものだ。インターセックスの人々の健康は、性的特徴を二元論に押し込めていては守れないのだ。

ホルモンの作用や遺伝的・性的特徴からの逸脱は、こうした生物学的構成要素が体内で果たす役割を科学的により広く理解する機会を提供する。インターセックスの人々の健康を幅広く研究することで医学は狭小な性別の壁を打ち破り、すべての身体に対してそれぞれ固有の均衡と機能を独自の方法で見つけだし、いま考えられているよりはるかに複雑で流動的でダイナミックな身体のシステムを明らかにできるかもしれない。ただし、医師や科学者がこれまでどおりの前提で取り組むのなら、それは医学を揺るがすものにはならないだろう。

通念を覆すような身体から学びうる科学的な可能性を正しく生かすには、科学者がまずレンズを自分自身に向け、これまでのジェンダー的な思い込みが、提供してきたケアや問題とみなしてきた事象をいかに制限してきたかを自問する必要がある。DSD-Lifeの報告書の結論[*9]を見ると、執筆者は希望的である。彼らは、この調査結果は「ケアの仕組みに大きな影響を与える」と主張し、「当事者たちには専門性の高い医療と、すべての健康問題に包括的に対処し超専門医（サブスペシャリスト）と提携している医療施設の両方が必要になる」と述べている。要するに、医療の専門家たちが男性の身体についてこれまで考えてきたのと同様に、インターセックスの身体について考えはじめる必要があるということだ。これがインターセックスの健康に関する初の大規模国際研究の革命的な洞察だということ自体が驚きだが、少なくとも向こう十年の医学の課題は設定できただろう。

インターセックスの身体に関する過去と現在の研究はいずれも、人の健康は生物学的性別の賜物であるという、時代遅れで、実証もされていない、まったく荒唐無稽な前提に科学的研究が縛られてきたことを明らかにしている。これはまさに、健康に関するジェンダー的規範との混同である。家父長制社会では、支配的な立場にいる特定の個人の健康や幸福が最優先の基準とされるため、それ以外の者は健康であっても「正常」とはみなされないことがある。わたしが話をした医師たちは、医療が昔に比べていかに患者を誠実に治療するようになったかを力説した。しかし、有害なジェンダー二元論のせいで、医療専門家たちの間には「治療の必要があるのは人々の健康や幸福ではなく、生物学的性別に対する『異常性』である」という信念が根強く残ってしまっている。こうした考えは、一見進歩的な方法と一緒に医学に紛れ込み、優れた研究さえ台無しにしてしまう。ジェンダーにとらわれた考え方は、科学者が自分の方法論を再度検討し直し、進歩を制限している前提を見直さない限り、この先も科学者が立てる問いや、提供できるケアを制限しつづけるだろう。

現在の限定的な枠組みを超えて前進するために、科学者はまず、自分の認識を制限している家父長制的な世界観を疑わねばならない。前述した哲学者のポール・B・プレシアードは、二〇一九年の「精神分析における女性」に関する会議でつぎのように指摘したが、わたしは医学全般に同じことが言えるのではないかと思う。

あなたがたは二〇一九年に「精神分析における女性」をテーマにした会議を開催しているわけですが、実のところはまるで一九一七年に開かれた会議のようであり、あなたが何気なく見下しながら「女性」と呼ぶ存在が政治的主題として完全には認識されていないような印象を受けましたし、ときどきシンポジウムや円卓会議で付録か脚注程度に取り上げておくエキゾチックな動物であるかのように感じました。いっそのこと、「精神分析における白人異性愛者の中流階級の男性」というテーマで会議を行ったほうがよかったのではないでしょうか。何しろほとんどの精神分析のテキストや実践は、あなたがたが「普遍的な人間」と混同しがちな、この特定の獣の言説的、政治的権力に関心を寄せているのですから……。[*10]

医療専門家は、特定のグループの人々が排除されてきたことに対して、口先以上のことをしなくてはならない。そうでなければ、インターセックスの人々に関するDSD-Lifeの最新研究が指摘しているように、生物学的性別にもとづくこれまで通りの前提を別の形でくり返すだけになるだろう。医学はあらゆる人々に対応できるよう、さまざまな方法で実践されなければならない。そしてそれは、女性の身体を適切に調査するだけでなく、男性を基準にしたこれまでのやり方に疑問を呈することでこそ実現するのだ。再検討の対象は調査される身体だけでなく、調査をする研究者や、彼らが使うツールやアプローチにも及ぶだろう。こうした真剣な科学的内省をしてはじめて、性別で人間を二分することの限界に気づくはずだ。そうなってはじめて、彼らは男女の間にあるさまざまな疑問、ニーズ、身体が認識できるようになる。

プレシアードはテストステロンの助けを借りて性別移行を行ったトランスジェンダー男性だが、こうした個人的経験を考えれば、ホルモン研究を促進する社会的要因を探るうえで参照すべき適切な人材である。医学はホルモンについて、トランスジェンダーの視点から多くを学ぶことができる。プレシアードにとってテストステロンは、彼の言葉を借りると「それ自体が目的ではなく」――また、現在の生物学が言うところの「疑問に対する答え」でもなく――「別の場所をつくるための味方」だった。彼が性差の枠組みを手放すことができたのは、生まれもった生物学的特性から連想される性別のくびきを超えてアイデンティティを育むことができたおかげである。ホルモンを使って、、、アイデンティティを育むことで、プレシアードは自分の身体が意味するものの限界を押し広げることができたのだ。この先、医療でも同じように、ホルモンを利用して個人の健康と幸福を最適化し、まだ名前のない別の場所へ――ホルモンが人生を制限するのではなく、生きやすくする場所へ――と近づいていくことになるかもしれない。

性別二元論に陥りやすい医学の性質を考えると、インターセックスの人々の医療状況を現実的に判断するにはどうすればいいだろう？　インターセックスに関するスティグマに終止符を打ち、当事者たちの平等と保護を獲得するために闘う団体〈インターセックスUK〉の共同設立者ホリー・グリーンベリーは、インターセックスの人々のヘルスケアについては法制度の整備の度合いが実際の進歩の尺度であると述べる。臨床医は進歩を強調したがっており、たしかにいくつかの面で文化は変化したかもしれないが、子どもの性的特徴に対する本人の意思の伴わない修正が法的に許されている限り、医療過誤はつづくだろう、とも。厳格な法的境界線が存在しなければ、「身体のあるべき姿」という性別にもとづく前提が治療を支配しつづけるだろう。これまで見てきたように、善意の研究にさえこうした思想が滑り込んでくるのだ。

CAIS患者に最初に提示される治療は現在も精巣を切除してエストロゲンを投与することだが、これは単純にCAIS患者が女性に見えるからだ、とグリーンベリーは訴える。これまで見てきたように、生殖腺を早い段階で摘出する行為や、ホルモンに関する不確実な科学は、有害な結果につながる可能性がある。こうした判断を後押ししているのは、個人の健康ではなく、社会規範だ。インターセックスの活動家は長年にわたってインターセックスの子どもの手術の禁止を求めてきたが、英国では、インターセックスを「正常化」するために同意なく行われる外科手術を違法とする具体的な法律がまだ存在しない。マルタ共和国は二〇一五年、性的特徴を非自発的、または強制的に手術で変更することを禁じた最初の国となった(*11)。だが、その毅然とした態度がしばしば称賛されるこの国でさえ、手術の継続が可能なグレーゾーンがある。マルタでできなくなった一部の手術は、法律の網の目をくぐりぬけ、英国の病院に頻繁に外注されているのだ。この件については、欧州の医療提供者ネットワーク会議でマルタの代表者が「マルタと英国の特別な関係」として言及しており、ロンドンに拠点のあるグレート・オーモンド・ストリート病院についても触れている[*12]。

英国では、この問題に関する法整備に対して根強い抵抗がつづいている。インターセックスの性器切除(IGM)は現在も英国で拡大をつづけており、年間約二千九百件の自発的でも緊急でもない介入が行われている[*13]。一方、少しずつではあるが、各国はインターセックスの子どもに対する医学的に必要のない外科手術は人権侵害であるとする方向へ法整備を進めており、二〇二〇年には国連に加入している三十四カ国の国々が同意のない手術に反対する声明に署名した。二〇二一年には、ドイツ議会がインターセックスで生まれた赤ん坊への不要な手術を禁止した。これは前進ではあるものの、違反に対する罰金は科されていない。さらに悪いことに、両親や医師が意図的にインターセックスの診断を避けることで、簡単に法の適用を回避できるという批判もある。進歩は遅く、法律があったとしても依然として闘う必要があるが、それでも、家父長制的な因習から医学を遠ざける過程では法律が必要になるだろう。研究者が患者の健康より性別を「正常化」する手術を優先するジェンダー二元論に陥りやすいことを考えると、法がその堤防にならなければならない。いまはまだインターセックスの人々に十分なケアを提供できなくとも、この社会として最低限、生まれたときから備わっている彼/彼女たちの人権を奪うべきではないという立場をとらなければならないのだ。

先日、仕事に向かう途中で、マッチングアプリ「Hinge」の広告看板の前を通り過ぎた。キャッチフレーズは「(役目を果たしたら)消されるように設計されたマッチングアプリ」。さまざまな性的指向のカップルのイメージが添えられたその広告を見て、わたしは「生物学的性別も消されるように設計されている」と思った。インターセックスに関する内分泌研究の歴史において、科学者たちが何世紀にもわたってある特定の世界観にのみもとづいて証拠を集め、他方の視点に立った証拠を集めてこなかったことを考えると、そうした態度を性別の二元的な見方に制限されない生物学的調査に置き換えるのは、やはり簡単な仕事ではないのだと思われる。しかし、それこそが当面の課題なのだ。

本書でわたしは、医療における未解決の問題を、便宜上男女という区分を使って指摘している。女性の身体は、「男性以外」の身体を議論の中心に置くにあたってさまざまな問いの設定を可能にする枠組み(パラダイム)である。しかし、科学者がはじめから生物学的性別に関する思い込みを捨て、多様な当事者の声に従い、その健康を第一に考えるようになれば、身体を治療したり身体について学んだりする際に生物学的性別をベースにする必要がそもそもあるか否かを自問するようになるかもしれない。やがてその問いは、現在の医学的枠組みでは対応しきれないほど多くの「わからない」を生みだすだろう。これまで見てきたように男女の別を横断してさまざまな生体を満たしている性ホルモンには、さらに新たな区分が必要になり、おそらくそれはホルモンを性器のあり方を超えた健康全般に結びつけ、人々のライフスタイルの選択に寄与するものになるだろう。

生物学的性別は、消されるだけでなく、新たな問いに答えるためのツールに取って代わられる運命にある。これ以降見ていくように、医療が男性中心ではなくなる可能性のある未来へ踏み込んでいくにあたっては、新たな時代のテクノロジーが——アプリから最新の体外受精(IVF)、新たな形の心臓画像からクリトリスの

3Dモデル、そして人工子宮まで――生物学的性別やジェンダー二元論を超えてさまざまな機会を提供し、より多くの人々を幸せにするために生物学を利用して、新たな可能性を開いていくことになる。抑圧ではなく、解放のためのツールとして。

（*1） The historian and sexologist Thomas Lacquer in his Making Sex: Body and Gender from the Greeks to Freud. (Harvard University Press, 1992).

（*2） Oudshoorn, N. Beyond the Natural Body. London: Routledge, 1994.

（*3） Grover, N. "Not accounting for sex differences in Covid research could be deadly". Guardian. 25 September 2020. https://www.theguardian.com/science/2020/sep/25/not-accounting-for-sex-differences-in-covid-research-can-be-deadly

（*4） Nehm, R. H. & Young, R. "Sex Hormones' in Secondary School Biology Textbooks". Science & Education. 2008; 17: 1175-1190. https://doi.org/10.1007/s11191-008-9137-7

（*5） Bertelloni, S., Merigiioloa, M. C., Dati, E., et al. "Bone Mineral Density in Women Living with Complete Androgen Insensitivity Syndrome and Intact Testes or Removed Gonads". Sexual Development. 2017; 11(4). See also: Soule, S. G., et al. "Osteopenia as a feature of the androgen insensitivity syndrome". Clin. Endocrinol. 43, 6 (1995): 671-675; Int. J Mol. Sci. 22, 3 (2021): 1264 https://doi.org/10.3390/ijms22031264

（*6） Dohnert, U., Wunsch, L. & Hiort, O. "Gonadectomy in Complete Androgen Insensitivity Syndrome: Why and When?". Sexual Development. 2017; 11:4. https://doi.org/10.1159/000477599 See also: 10.1210/jendso/bvab048.1584;

https://doi.org/10.1159/000478082

(*7) Birnbaum, W., Marshall, L., et al. "Oestrogen versus androgen in hormone-replacement therapy for complete androgen insensitivity syndrome: a multicentre, randomised, double-dummy, double-blind crossover trial". The Lancet: Diabetes & Endocrinology. 2018; 6(10): 771-780.
https://doi.org/10.1016/S2213-8587(18)30197-9

(*8) ＱＯＬは世界保健機関（ＷＨＯ）によって「一個人が生活する文化や価値観において、また目標や期待、基準、関心における自分自身の人生の状況に対する認識」と定義されている。

(*9) Rapp, Marion, et al. "Quality of life in adults with disorders/differences of sex development (DSD) compared to country specific reference populations". 2018.
https://www.dsd-life.eu/fileadmin/websites/dsd-life/images/Flyer/Quality_of_life_Final.pdf

(*10) Preciado, Paul B. Can the Monster Speak?, trans. Frank Wynne, pp. 19-20 (Fitzcarraldo Editions, 2021).

(*11) Guilbert, K. "Surgery and sterilizations scrapped in Malta's benchmark LGBTI law". Reuters. 1 April 2015.
https://www.reuters. com/article/us-gay-rights-malta-idUSKBNOMS4ZE20150401

(*12) Human Rights for Hermaphrodites Too!. "Submission for OHCHR Study on Youth and Human Rights (HRC39)". StopIGM.org.
https://www.ohchr.org/Documents/Issues/Youth/StopIGM.pdf

(*13) "Intersex Genital Mutilations: Human Rights Violations of Children with Variations of Reproductive Anatomy". CAT UK NGO Report, 2019.
https://tbinternet.ohchr.org/Treaties/CAT/ Shared%20Documents /GBR/INT_CAT_CSS_GBR_34414_E.pdf

第二部
誤解された身体

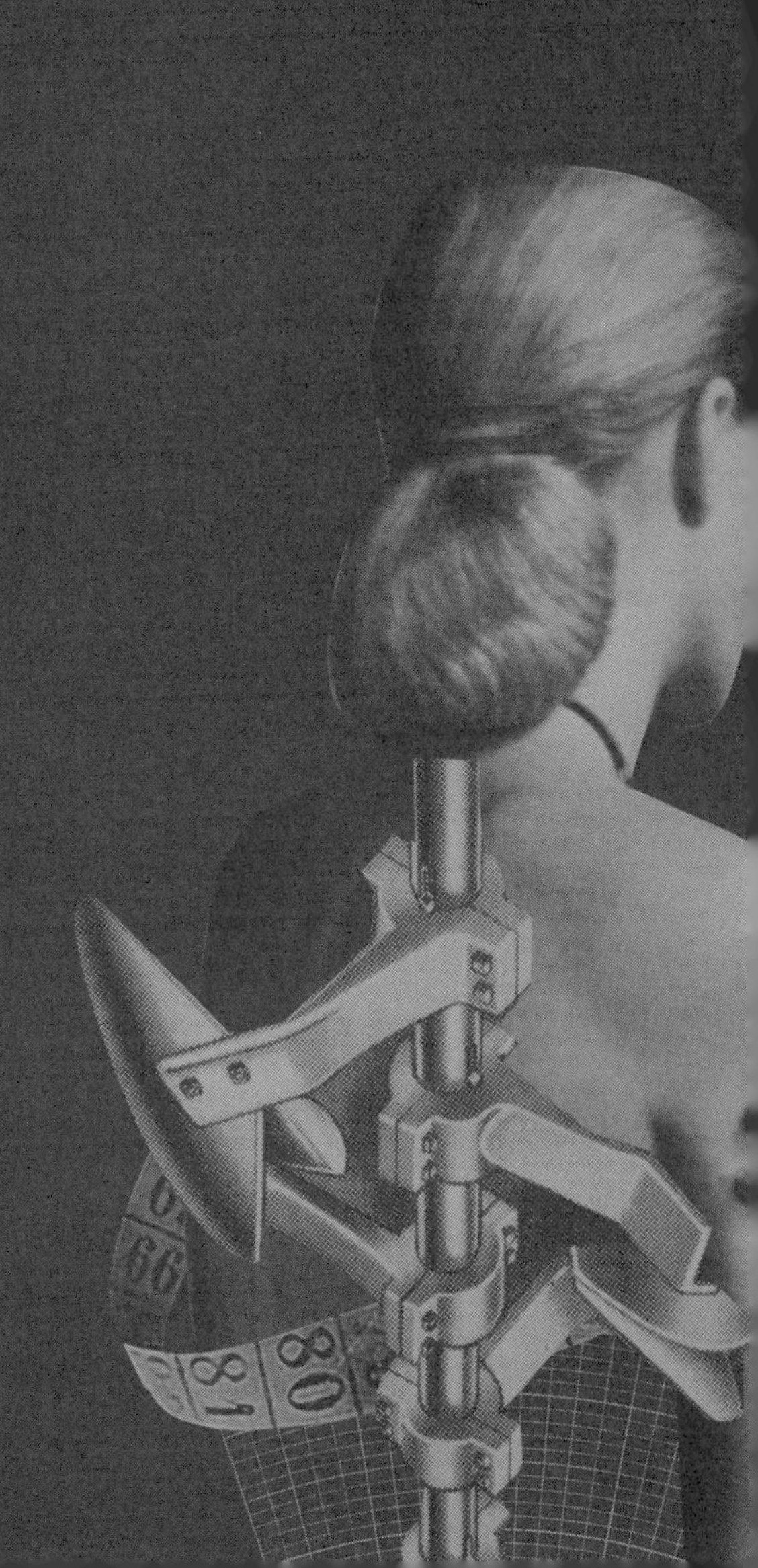

医学が性差に根差した思考にもとづいて、女性やその他の身体を周縁化してきたことは間違いない。では、こうした先入観がどのように科学的実践や医学的知識を形成してきたのだろう？　女性の身体を医学研究やケアの対象から除外する以外に、人間の身体について立てるべき問い、ひいては導くべき答えをどのように制限してきたのだろう？　それはどのような影響を及ぼしたのだろう？　また、それがどのように生物学の特性を規定し、男性以外の身体の扱い方を決めることになるのだろう？　このセクションでは、現行の医学知識の限界を理解すると同時に、それを適切に使用する方法を探りながら、社会的平等や精神的・肉体的幸福を追求していこうと思う。

こうした医学的権威への挑戦は新しいものではない。一九七〇年代初頭から、第二波フェミニズム運動で声を上げたフェミニストたちは男女の定義に生物学的事実を用いることに異を唱えてきた。女性はあまりにも長い間、その身体に向けられる視線に、「女は赤ん坊を産むためだけに存在し、感情はホルモンにふりまわされ、不浄で、欠陥があり、脆いものだ」という考え方に抑圧されてきた。第二波のフェミニストたちは、自分たちの教えられてきた役割に反発し、文化や社会がいかに女性の立場を決めてきたか、そしてそれは生来のものでも、不変のものでもないことを示してみせた。それらは生物学とはまったく関係のないものだった。彼女たちが掲げていたのは、社会的性差（ジェンダー）についてだった。

しかし、当時のフェミニストたちは「女性性」の神話とその身体を切り離すことに強くこだわりすぎたがゆえに、今日科学に携わるフェミニストの多くは「生物学的性別について考えることを医学に任せてしまった第二波フェミニズムは、十分な成果を挙げられなかった」と評価する。その結果、医学は異を唱えられることも、精査されることもなく自由に前進をつづけた。そしてすでに見てきたように、医師たちが依然として「自然な」生物学的性別だと考えているもの――多くの場合、それは男女の性差にもとづく文化的な考えだった――を維持する研究や治療がつづけられたのだった。

性差は現実に存在し、たとえば第7章で説明する心疾患のように、病気や疾患の現れ方が異なる場合もある。けれど、これを認識するには医学界の考え方、つまり、もともと誤った前提にもとづいた研究や実践で形成されてきたジェンダー観を精査しつづけることが必要不可欠だ。すべての性差が医学的に正しいわけではなく、それは現在の医学が「わかっている」と思っているよりもはるかに複雑なものなのだ。

わたしたちが対処すべき問題は、医学においてフェミニストの主張を真剣に受け止めてみたらどうなるか、ということだ。性別の概念は医学の偏見を明らかにして女性や男性以外の身体を研究や試験に含めるよう提唱するために利用されなければならない。また、その表面をなぞるだけでなく、医学が依って立つものを発掘するためにその基層を深く掘り下げ、ジェンダーに関するより広範な考古学にも取り組む必要がある。ジェンダーの概念を医学のなかでどう活用するか？　わたしたちのジェンダー観が実際に身体を形づくっているという真理めいた考えを、どうぐらつかせていくか？　性別を当然のものと思わず、初心に戻って、ウェルビーイングを形づくる社会、文化、環境などの要因をすべて考慮に入れたうえで、一人ひとりの固有の身体的・精神的幸福を医学が最適化するにはどうすればいいか？

これらの疑問に答えるには、科学研究者や医療専門家が、患者や実験に向けるレンズを自分たちの方法論に向け直し、内省する必要がある。内省というのは客観的な探究の領域とは異なるため、心もとなく思うかもしれない。しかし、科学とはそもそも昔から不確定なもので、科学者たちはそのこともわかっていたはずだ。ところが、フランシス・ベーコンが十七世紀に厳密な科学的方法〔ベーコンは『ノヴム・オルガヌム』などの著書において、手前勝手な判断ではなく客観的な観察と組織だった実験を行い、その結果を組み立てて整理することで一般的な原理に到達する帰納法を支持した〕を提案し、学識ある人々に自然界を調べるための実験を行うよう呼びかけて以来、実験を行う人々のことよりも、実験そのものや「客観的事実」という概念に重点が置かれるようになった。科学とは決定的な知識のことになり、みずからを知ることは重要ではなくなった。わたしはつねづね、不安は自己認識の欠如に起因していると思っている。人が自分の限界に直面してそれを認められないとき、自分の存立基盤を否定せざるを得ないとき、壊れてしまうのは時間の問題である。不安は人を残忍にする。失敗に向き合えない人は、難癖をつけ、自分が非難されるのを恐れて周りの人々に当たり散らす。だから科学は、その脆弱性を明らかにするような疑問を受けつけようとしない。

オープンで好奇心旺盛な科学であれば真の自信には意固地や強情さは必要ないと教えてくれるが、しかし個人や組織が責任を引き受ける必要はある。責任を引き受けるとは要するに、見落としを認め、それを特定する方法を学び、それらに対処すべく継続的に努力をし、この研究に終わりはないと自覚しながら行動することだ。システム内で自分の立場に責任をもてるようになると、自分が相互に結びついた——細胞や代謝の、そして生理学的、心理学的、社会的な——ネットワークの中心にいることがわかるようになり、それが人をこの世界の中に存在させるよすがになる。科学者たちがそうなれば、わたしたちは人間の健康における新たな進歩の可能性に満ちた、豊かで新しい地平を目にすることになるだろう。

科学は、説明責任を負うことに慣れている領域のアプローチを利用することもできる。たとえば人類を科学的に研究する人類学では、研究者自身のバックグラウンドや世界観が研究対象の解釈にどう影響しうるかを説明することが、研究計画の重要なポイントとなる。これが重要なのは、人類学の起源が過去の植民地時代にあり、そこでは原始的な人々に関する入植者の権威ある知識が、彼らに対する支配を正当化するために使われていたからだ。いまでは、多くの人類学者は自分たちが研究の対象としている文化について――それが海外のものでも、国内のものでも――語ることには慎重で、みずからの知の限界点を明確に述べつつ、つぎの世代に託すべき疑問の地平はつねに遠ざかっていくものだとわきまえている。これは、科学的手法を表す格言「巨人の肩に立つ」の別の表現である。知識は知識の蓄積の上に築かれていくというイメージには、すべてを知っていると主張できる人間などいないという、ともすると人が忘れがちな意味合いも含まれているのだ。

人間の身体を探検する人々には、人類学者から学ぶべきふたつのことがある。過去、そして現在においても、医学の研究者らはキャリアを確固たるものにしたノーベル賞ものの発見を、少なくとも自分の名前がつくような生物学的構造を女性の身体に求めることで、不滅の存在でありつづけている。作家で医師のリア・カミンスキーは見事な言い回しでつぎのように述べている。

実際のところ、男性は女性の身体のいたるところに存在する。すでに故人の、白人男性の解剖医たちだ。彼らの名前は、それが無人の土地であるかのように、女性の骨盤という大地を征服した大胆な探検家よろしく永遠に生きつづけているのだ!(*1)

かくしてジェームズ・ダグラスは「子宮の奥に隠され」、ガブリエル・ファロピアンは「卵巣の周囲にぶら下がり」、カスパー・バルトリン（同名の祖父と孫がいるが、孫のほうだ）は「陰唇にくっつき」、エルンスト・グレフェンベルグは女性の快楽の源を発見した。彼らの名前はそれぞれダグラス窩、ファロピウス管（輸卵管）、バルトリン腺、そしていまでは幻想であることが判明したG（グレフェンベルグ）スポットとして、女性の生殖器に根をはり生きつづけている。これらの名前は、男性が女性の身体を定義し所有すべきだということを主張してきた科学において、名声に駆り立てられた科学者たちの男性優位の先入観を露骨に宣伝するだけでなく、各部位を唯一無二の、反論の余地のない、絶対的な発見として扱うことで「これ以外のものについて説明責任は負わない」という、科学が共通して抱える態度の問題点を象徴している。

科学が本当に森羅万象を完璧に網羅しているのなら、研究者は自分の見た風景――ほかのだれかの人生に資する風景ではなく――に自分がスポットライトを当てた理由をわざわざ躍起になって正当化しようとする必要はないはずだ。そうでないがゆえに、医学に限らず科学のどの分野でもうんざりするほどの間違いと失敗がくり返されている。それが時を経て修正されたことにより、天体物理学は冥王星から惑星の地位をはく奪し、生物種は何度も再分類され、物質の根源的な存在は原子核から中性子、陽子、素粒子へと移り変わった。こうした間違いは科学の進化の物語における例外ではなく、これこそが進化の物語であり、明らかに説明のつかないものに対処し、大きな空白や避けようのない間違いを、時間をかけて体系的かつ厳密に理論を重ねながら、不完全ではあるが少しずつ明らかにしていくという現実の物語である――すべての領域でそれができているわけではないが。

人類学では、研究者がみずからの選択に責任をもつ方法を編みだすことで、植民地時代にまでさかのぼるバイアスの修正に取り組んできた。医学もまた、社会の一部として、この世界に、この風景のなかにたしかに存在するものをただ認めることによって、同じように取り組むことができる。

科学論文は提出後、査読と呼ばれるプロセスでほかの専門家からの評価を受けることになるが、査読者も執筆者と似たような狭い文化に身を置いているため、たいていは無意識に同じような偏見を抱いている可能性が高い。こうした環境を「医学」とひとくちに言ってしまうのは厳密には誤りかもしれない。というのも、医学は独立した存在ではなく、意識的にせよ無意識にせよ何がしかの偏りや文化、歴史といった背景をもつ人々によって実践されるからだ。これらの人々は、自分の依って立つ背景が己の認識にどのように影響しているのかを説明する責任がある。そして、どんな背景があろうと医学に対する彼らの貢献度が下がることはない。彼らの偏り、その来歴や立ち位置は、彼らの仕事を制限すると同時に、新たな可能性をひらく要素でもある。未知なるものに光が当たれば、科学者は新しい、重要な方向へと進んでいける。そして科学は、研究の方法論そのものに目を向け直すことで、より多くを知ることができるだろう。このアプローチは、科学の客観性という幻想を打ち砕くかもしれないが、科学研究にとっても、そして科学と切り離すことのできない社会にとっても有益なものとなるはずだ。内省的な科学的アプローチが、最終的にはより包括的な科学や医療につながっていくのだ。自分たちが知ろうとしてこなかったことに責任をもつことで、医学は人々によりよいサービスを提供できるだろう。研究者の内省がとくに重要なのは、これから見ていくように、それを怠ると女性の身体に直接的な痛みをもたらす場合である。

（*1）　Kaminsky, L. The Health Gap. “The case for renaming women’s body parts”. BBC Future. 4 June 2018.
https://www.bbc.com/future/article/20180531-how-womens-body-parts-have-been-named-after-men

第6章　無視される痛み

二〇〇九年、ロバート・ソージは、カナダのモントリオールにあるマッギル大学でマウスの痛みについて調べていた。その目的は、動物が触刺激に対してどのように痛覚反応を示すかを知ることだ。細い毛を使ってマウスの足の裏をつついたところ、オスは論文が予測したとおりに反応し、ごく細い糸で触れただけでも足を引っ込めた。が、メスは何も感じていないようだった(*1)。つまり、オスは痛みに反応した一方で、メスのマウスは痛みを認識していないように見え、かりに感じていたとしても、同じようには感じてはいないようだった。アラバマ大学バーミンガム校の行動学者であるソージは、マッギル大学の痛覚研究者ジェフリー・モギルのアドバイスを受けながら、オスのこの種の痛覚過敏が、オスとメスのマウスで異なる免疫細胞タイプに依存する、まったく別の経路に起因していることを突き止めた(*2)。

ソージとモギルの実験は、痛みの研究の分野において新たな問題を提起した。この実験計画が革新的だったのは、当然と言えば当然かもしれない。オスとメスのマウスをペアにして実験を行うことは、この分野の慣習に反していたからだ。動物実験の黎明期から、痛みの研究者の間では、女性ホルモンのサイクルによるゆらぎが結果を複雑にするのではないか、という大きな懸念があった。今日では、個別の領域における研究と生物医学を広範に見た研究の双方を含む数多くの分析から、この懸念が誤りであることがわかっている(*3)。女性の月ごとのホルモン周期は特定のホルモン値に変動があることを意味しており、これが痛みの発生具合に影響している可能性はある。ただし、その数値的なばらつきは、男性特有のばらつきを上回るものではない。実際、ソージとその同僚はある研究でメスのホルモン周期のさまざまな段階において雌雄両方のマウスをテストしたが、結果はメスのほうがオスよりも安定していた。オスは、ケージを共有しているメスがホルモン周期のなかで性的受容のレベルを変化させるごとに反応を変えたが、メスの振る舞いは比較的影響を受けていないように見えたのだ。ここには、家父長制的な科学者らが「女性の生殖器系が科学研究に及ぼす影響」を強調する論法と似たものがある――彼らが実際に説明していたのは、女性ホルモンが男性研究者に及ぼす影響についてだったのかもしれない。いずれにせよ、少なくともマウスのケースでは、安定性が問題ならメスを基準にしたほうが望ましいことは明らかである。

今日、ソージとモギルの研究に触発され、資金援助にも後押しされた痛覚の研究者たちは、性別を問わずさまざまな痛みへの反応に目を向けている。この動きは、痛みに限ったことではない。生物医学全体で、動物の性別を研究における重要な変数とみなす動きがあるのだ。神経学、生理学、薬理学、内分泌学では、前臨床研究の対象として圧倒的にオスが使われる。面白いことに免疫学においてはその逆で、理由はおそらく自己免疫疾患の八十パーセントがメスの間で発症するからだが、この研究では多くの場合、メスを使うのが望ましいだけでなく、唯一の選択肢でもある(*4)。転機は二〇一六年、米国国立衛生研究所(NIH)が助成金申請者に、実験で使用する動物の性別の選択について、その理由を説明するよう義務づけたときだった。いまでは生物学的性別とジェンダーの両方を前臨床研究に盛り込むべきという政策提言が、カナダやアメリカをはじめ、オーストリア、フランス、ドイツ、アイルランド、オランダ、ノルウェー、スペイン、スウェーデン、イギリスを含むヨーロッパの多くの地域で行われている。

人間の医療研究に性別を生理学的変数として含めれば研究者の負担が増えるかもしれず、また特定の仮説の文脈においては無意味とみなされるかもしれない。それでも、性別が標準化された変数として実際に動物研究に組み込まれていることを考えると、どちらの言い分も反対の理由にはならない。かりに研究者が実験動物を二倍にし、オスとメスを使って明らかな性差を発見した場合、その発見は医療に応用するうえで大きな意味をもつ重要な情報となる。一方、そうでない場合でも、サンプルの数を増やせば結果はより正確になるので、無駄ではない。つまり、変数に性別を含めることは、いずれにしても有益なのだ。では、なぜ科学者たちは手順を変え、女性の声を聞くことをこれほどためらうのか。これまでのキャリアで築いてきたさまざまな成果が揺らぐのを恐れているからだろうか。もしそうなら、彼らが守ろうとしているものは本当に優れた科学なのだろうか。どんな理由であれ、痛みの研究が示すこの明らかな、そして予想外の差異は、男女双方を研究対象にすべきであることを示唆しており、研究においてこの側面を完全に無視することは、多くの場合、科学者がその研究によって発見するかもしれないものを想像するためのツールさえもっていないことを意味している。

男女をともに研究対象に含める方向へシフトしてきたのは痛みに限ったことではないが、医者の判断ミスによってもたらされる残酷な、消えない苦しみを考えると、おそらく最も性差による違いが顕著なのはこの領域だと思われる。全世界のおよそ二十パーセントの人々が慢性的な痛みを経験しており、その大半は女性である。これまで見てきたように、女性特有の症状が診断も治療もされずに放置され、いまだに多くの死角が存在することを思えば何の驚きもない。女性は単純に、痛みが症状として出る慢性疾患を発症することが多い。加えて、女性のほうが痛みに対して敏感で、痛みに関する報告が多いことを示す研究結果もある(*5)。それなのになぜ、痛みの前臨床試験では、つねにオスのマウスが標準的な研究対象になってきたのだろう。

一九九六年から二〇〇五年にかけて学術誌『PAIN』に掲載された、げっ歯類を対象とした前臨床研究の七十九パーセントはオスのラットまたはオスのマウスのみをテストしたもので、三パーセントの研究は対象の性別を明記していない(*6)。さらに驚くべきことに、両方の性別を含む比較研究において、同じ実験でも、性別によって統計的に有意な結果が出る場合とそうでない場合があることがわかった。オスの痛みの根底にあるメカニズムの仮説については立証することができた一方で、メスについてはできなかったのだ(*7)。動物研究にメスを含めることで、メスは研究のツールになると同時に主体にもなる。なぜなら、メスの痛みに関して研究することは、メスに対する根深い偏見を明らかにする行為だからだ。科学における仮説は、過去の研究に応答しながら展開していく。ある研究がある仮説を検証すれば、さらなる疑問や広がりが見つかり、さらなる調査が必要になる。こうして科学の知識は蓄積されていく。「わたしが人より先を見たとすれば、それは巨人の肩に立ったからだ」と述べたのは謙虚なアイザック・ニュートン(*8)だが、そこには「科学者は既存の知識を踏まえて研究するものだ」という理念が表れている。研究を進めるとはそういうことであり、先人の知識を積み重ねていけば、研究者たちはくり返し一から研究することなく、新たな領域へと進んでいけるのだ。

だが、新たな領域に進むために、先人の知識に異を唱えるような研究が必要な場合はどうだろう?

ソージは、動物実験に両方の性が採用されることが少ないのは「医学はジェンダーニュートラルである」という思い込みがあるからだと言う。進歩を司る研究者が、その先に進むための唯一の研究を行うことに前向きではないというダブルバインドがあるのだ。結局のところ、「巨人の肩」の逆もまた真なのである。無知の上に無知を積み重ねていけば——女性が実験に含まれず、無数の仮説を見逃しつづければ——結論や解決の全容はわからないまま、中途半端な科学だけが残ることになる。

女性に根ざした知識の体系を構築するには、男性中心の研究で観察された差異、つまり検証した仮説が男性には当てはまり、女性には当てはまらなかった事例を追うことだ。そうすれば研究者は、ホルモンを引き合いに補強してきた「一般的な生物学」を修正するだけでなく、女性の疼痛管理をそのまま「女性の痛み」の視点から適切に理解できるようになるだろう。

ソージの実験に話を戻すと、これによりオスとメスのマウスにはそれぞれまったく異なる神経回路があることが証明された。痛みはさまざまな神経を経由して発生する。たとえば、熱いものに触れたときの瞬間的な痛みもあれば、傷が治ったあともつづくような慢性的な痛みもある。慢性的な痛みは、ソージのマウスのように、痛みを伴わない刺激に対する過敏症として現れることがある。先述の二〇〇九年の実験で、ソージとモギルは炎症によって引き起こされる慢性的な痛みについて調べていた。神経系にはミクログリア（小膠細胞）と呼ばれる免疫細胞がある。この細胞は、神経細胞にシグナルを送って過度の痛みを引き起こす唯一の経路だと考えられていた。ところが、ふたりが細菌の分子をマウスの脊髄に注入し、ミクログリアを活性化させると、オスでは炎症が起こり、メスでは起こらないことがわかった。メスではミクログリアが免疫反応を示さず、だからメスの足を細い毛でつついても反応しなかったのだ。

さらに詳しく調べるため、ふたりは、オスとメスどちらにも影響を与えると思われる痛みの原因に目を向け、マウスの腰から両脚へと伸びる坐骨神経を傷つけた。身体の痛みを感知するシステムが損傷すると、慢性的な痛みにつながるのだ。結果として、オスとメスのいずれも触覚過敏になったものの、ここでもまた性差が見られた。今回も、ミクログリアはメスのマウスの痛みにかかわっていないように見えたのだ。ソージはさまざまな方法でミクログリアの反応をブロックしてみたが、オスの過敏症が解消されただけだった。

やがて、メスの慢性的な痛みの反応は、T細胞と呼ばれる別の免疫機能に依存していることが判明した。ソージがT細胞のないメスで同様の神経損傷実験を行うと、細い毛に対して過敏に反応するようになった。ただし、このときはミクログリアを通じての反応だった。そしてこのメスにT細胞を戻すと、ふたたびT細胞を使いはじめた。つまりメスのマウスでは、ミクログリアよりT細胞の痛みの伝達経路が優先されたのだ。こうしてソージは、痛みに対するふたつの異なる神経経路を確立した(*9)。これは痛みの研究における画期的な発見であり、さらに痛みの伝達には大きな性差があるため、オスのマウスがメスの代用にならないことも証明された。

この実験でメスを用いたことは、表面的な数合わせをはるかに超える成果をもたらした。ふたりは、メスのマウスの存在を利用して性差を指摘し、その後、その違いを説明しようと試みた。そしてソージらがメスのマウスで見られた違いを追いかけ、メスのマウスがその身体で語りかけてくることに耳を傾けた結果、自分たちが検証しようとしていたメカニズムはオスだけのもので、メスでは検証できないことがわかったのだ。オスとメスの痛みのメカニズムの間にあるこれほど決定的な違いが、ここまで長い間認識されなかったという事実は理解しがたい。これは深く憂慮すべきことであり、科学における分裂がいかに大きな損失になりうるかを物語っている。

この明らかな結果に加えて、ソージは「男性観察者効果」[*10]と彼が呼ぶ、何とも不思議な結果に遭遇した。驚いたことに、動物実験を行っている者の性別が、動物の痛みの反応に影響を与えることが示されたのだ。マウスは男性の実験者に比べて、女性の実験者のもとにいるほうが痛みを示す傾向があり、さらにオスのマウスよりもメスのマウスにその傾向が顕著だった。このことから、男性のフェロモンが、マウスやラットの痛みの反応を制御する引き金になることがわかった。科学において男性研究者が圧倒的に多いことを考えると、これは実験計画として非常に重大な欠陥であり、痛みに関するこれまでの大半の研究に疑問が生じてくる。

こうしたすべてが示すのは、実験にメスの動物を含めるよう呼びかける行為には、科学者が検証する仮説がオスとメス両方に当てはまることを証明する以上に大きな意味があるということだ。男性には有効だが女性には必ずしも効果のない医薬品を長いこと製造してきた医薬品市場では、当然のことながらこれは極めて重要な指摘である。だが、ソージの実験はわたしたちに、さらに踏み込んでさまざまな疑問を投げかけ、マウスの生体に関する基本的な理解を構築し直すよう求めており（研究における実践を一変させるという意味では新たな人間の生物学の先駆けとなるかもしれない）、これによって女性の痛みにより効果的に作用する、まったく別の薬や介入方法が見つかる可能性がある。人間の場合と同じく、メスの視点を取り入れてオスの基準に挑戦することは、単にそれだけにとどまらず、分野を再構築して科学や医学の実践方法を変える可能性があり、またそうなってしかるべきだろう。そうなれば、科学はより公平で包括的になるだけでなく、よりよいものになっていく。

一連の発見は、生体システムと環境が相互に作用し、身体の内外に現れる反応に影響を与えるという、わくわくするような新たな次元を指し示すものだ。遺伝子、ホルモン、発情周期、年齢、生殖器、特定の品種または系統によって定義される動物の性別が、動物間の社会的力学、飼育されているケージ内の環境[*11]、餌[*12]、部屋の温度、音、光、においといった環境によって異なる反応を示すパターンは無数に存在するということなのだから。

このような流れは科学者に、研究における自分の役割に批判的な目を向けることを促している。これは医師が患者との力関係を自覚し、自分の役割に批判的な目を向ける必要があるのと同じである。この場合、その視線の対象には彼らの抱くジェンダーバイアスだけでなく、彼らの身体そのものがもたらす状況の変化も含まれる。どんな発見も、研究者がラボに持ち込むさまざまなアイデンティティを考慮することなしに、決定的なものになることはない。科学者は研究のなかで透明人間になるよう訓練されているため、これは科学研究の文脈においては物議を醸す点である。だが、科学の目的は客観的になることであり、だからこそ科学者たちは研究者コミュニティの間で真剣に受け止められるよう、そういうやり方でみずからを現す必要があるのだ。研究論文において科学者は変数とその制御方法を列挙するが、これは実験を確実に再現するために不可欠な要素である。実験とはある現象を実演するレシピであり、慎重に手順に従えば、だれでも再現できるようになっている。実験者は透明人間でいなければならない一方で、実験は実体と作用の蓄積として提示される。しかしこれまで見てきたように、その実験者がだれであるかは実験の再現性に大きな影響を与えるし、そもそも実験がどのような現象を実証しようとしたのかという点にまで介入する問題なのだ。

動物実験同様、人間の痛みを治療する場合も、科学者は患者との関係を認識し、言い表し、説明する方法を学ぶ必要がある。観察とは、科学者と患者の関係を通じてしか――重要であると同時に限定的な、科学者特有の手法と観察を通じてしか――可能にならないものなのだ。

「人間の場合、」と、性差に取り組みはじめた科学者たちは言う。「性差には、生物学的な性別だけでなく、ジェンダーの複雑さも絡んでいる」と。それらがつねに影響し合って、痛みの研究の結果を形づくっている。ジェンダー的側面から見た人間と痛みに関する科学文献の矛盾を明らかにするには、多くの研究が必要だ。

一九九一年の独創的な研究では、女性の被験者は男性の実験者のもとで痛みを強く申告し、男性の被験者は女性の実験者のもとで痛みを弱く申告するという、従来のジェンダーの役割から見て予想どおりの結果が得られた。女性の被験者は「乙女」となって男性の実験者のために苦痛を演じ、男性の被験者は女性の実験者を前にして、痛みに動じない「ストイックな男らしさ」というステレオタイプを示している[*13]。科学的環境のなかでさえ、人はジェンダーロールに屈してしまうようだ。

類似研究ではここまでの相互作用は示されなかった[*14]ものの、別の実験でも同じく男性の影響が示されている。ただしその内容は、男性にテストされた女性の被験者は、痛みに対して高い耐性を示したというものだった[*15]。二〇〇四年に行われたこの研究では、興味深いことに、実験者が学生ではなく高い地位にある教職員である場合、男女いずれも痛みに対する耐性が高くなることが示された。また別の研究では、女性の被験者よりも男性の被験者でその傾向が顕著になることが示されている[*16]。シスの男女だけでなくトランスジェンダーの人々を実験者に含んだ数少ない痛みの研究のひとつでは、シス女性よりもシス男性が実験者であるときのほうが男女ともに急性疼痛に対する感受性が低いという結果だったが、同じ女性の被験者がトランスジェンダーの実験者にテストされると、痛みの感受性を高く報告した[*17]。別の研究では、男性の被験者は男性の友人が近くにいると急性疼痛への耐性が跳ね上がった一方、女性の被験者は友人がいても見知らぬ人がいても変わらなかった[*18]。

矛盾も多く見られるこれらの結果に、ジェンダーにもとづく偏見、心理学的及び生物学的要因がどのように作用しているのかは、まだ説明されていない。研究者も苦慮するところだが、こうした違いが現実として治療に関するアクセスと結果の不一致を助長しているのは間違いない。これらの結果すべてに共通しているのは、「客観的観察」という概念をめぐる堂々巡りをつづけていてはいけないと教えてくれることである。二〇一四年の研究では、医師が「女性らしい」性格だと判断した患者は、標準以下の心血管疾患治療しか受けられない可能性が高いことが示されている[*19]。ここで言う「女性らしさ」には、家事をするかどうかといった社会的指標も含まれているとされており、医師たちの「これが女性の役割である」というジェンダー観や、たとえば不安の高さを「女性は過度に感情的である」という考えと結びつける考えが見て取れる。こうした調査結果から、意思決定の際に医学者や科学者を駆り立てているのは、ジェンダー化された、生物学とは関係のないバイアスであることがわかる。生理的に男性の身体であっても「女っぽい」気質があれば、性差別的な医療システムに苦しむことになるだろう。こうした事実を裏づけるほかの研究もある。たとえば、米国の救急センターに運ばれた女性は、急性の痛みを訴えても、男性に比べてオピオイド〔ケシから採取されるアルカロイドから合成される化合物で、非常に効果の高い鎮痛剤になる。依存症や過剰摂取による死亡例もあるため世界各国で規制対象だが、半合成のものなら処方箋で入手できる米国では二〇一〇年代に過剰摂取が急増し、米国疾病予防センター（CDC）の二〇一九〜二〇二〇年の調査でオピオイドが薬物中毒死の七十五パーセント近くを占めるほどの問題

〔になっている〕を処方される確率が低いという。さらに、たとえ処方されても、受け取るまでに長い時間待たされる[*20]。救急センターに運ばれてなお、女性は男性より軽視されるのだ[*21]。これは米国に限った話ではない。二〇一四年のスウェーデンの研究では、救急外来に運ばれた女性は、医師の診察を受けるまでの待ち時間が長く、男性に比べて重大なケースと診断されにくい傾向があることがわかっている[*22]。とはいえ、これらの研究は散発的で、しばしば矛盾も見受けられる。対処すべき課題は、生物学的性別を人の痛みの反応を形成する多くの環境的・社会的要因の変数のひとつとして数える医療の実践モデルを見つけることである。

女性のヘルスケアを改善することは、これまでの科学のやり方を変えることである。研究にメスの動物、女性、性別的に多様な身体を含めるのは最初の一歩であり、科学者たちはさらに長年のアプローチを見直し、こうした身体に向き合っていかなければならない。これは人間をより多面的に研究する話であると同時に、研究や実験をする人間に、そして研究者と被験者、医師と患者の関係に、大きな注意を払うという話でもある。

性別とジェンダーについての調査が進むにつれて、痛みの研究者も人類学と同じく、生物学的差異を理解するために用いてきた男女という区分が徐々に無効になり、研究をその先の次元へと進めるためにはいまとまったく異なる、少なくともいまより多くの言葉が必要だということに気づくかもしれない。たとえ科学者が男性、または女性特有の痛みの経路に働きかける薬を開発したとしても、薬が個別の身体の差異やくせを見逃す可能性はある。しかし、染色体に加え、遺伝やホルモン値、解剖学の発達などを考慮して一人ひとりの身体に合うよう薬を綿密にカスタマイズできれば、より効果的なものになるかもしれない。これは、性別やジェンダーの二元論に当てはまらない人々の痛みのメカニズムに関するごくわずかな研究が示唆していることでもある。

イタリアのある研究で、研究者たちがホルモン療法を受けているトランスジェンダーの人々を調査したところ、男性から女性に移行した四十七人のうち十一人が、移行後に痛みの問題が生じたと報告している。女性から男性に移行中の二十六人のうち六人は、テストステロン投与後に痛みの問題が軽減したと報告している(*23)。つまり、痛みの経路はホルモン値によって決定される可能性があり、そこには個人差がある。

痛みの反応もまた、生涯にわたりホルモン値の増減に伴って変化するようだ。生物学的性別のみに着目した研究によれば、思春期になると、女子のほうが男子より痛みが発生する確率が高くなることがわかっている。しかし、女性の閉経が近づいてくると、慢性的な痛みの発生率に性差はなくなっていく。これは更年期中のホルモン値の変化による影響かもしれないが、正確な原因はまだわかっていない。

妊娠も、痛みに対する反応に影響をもたらす。マウスの研究では、妊娠初期のメスはミクログリアに依存しない従来の痛みのメカニズムから、ミクログリアが関与する男性的なメカニズムへと切り替わることが示されている。そして妊娠後期になると、マウスは慢性的な痛みをまったく感じていないように見えるという(*24)。オスとメスという分類だけではこうした違いが生じる理由を説明できず、ただ目に見えた事実をくり返し述べるしかなくなる。にもかかわらず、科学者たちはある事象を説明する際にホルモン、代謝、環境などのより複雑で有益な交差に言及せず、生物学的性別という条件にばかり目を向けている。

ホルモン研究の進展と同じく、痛みの研究でも、女性特有の生体現象が発見されるたびに、これまで指針にしてきた「男と女」という枠組みの限界がちらつきはじめていることが改めて示される。どうやらそれぞれの痛みの経路は発達段階に応じ、さまざまなトリガーに反応して活性化されるらしく、生涯にわたる痛みの説明が複雑になるほど、オスとメスの表面的な違いはさほど重要ではなくなっていくのだ。こうした性差に固執することは、科学者や医療専門家が現場に持ち込む偏見の表れである。性別とジェンダーは、科学研究の盲点や誤解に目を向けさせるのに役立つツールだが、それにも増して重要なのは、科学者自身にレンズを向けることである。

人種とジェンダー格差

ジェンダーと交差しながら格差を増幅させる、議論の不足しているもうひとつのカテゴリー、すなわち人種には、重大な問題がある。痛みに関して言えば、産前ケア、産後ケア、婦人科、メンタルヘルスサポートと同じく、民族的、人種的マイノリティの女性は、医療において格差を経験する可能性が最も大きい。だが動物研究の視座から見れば人種の区分など関係ないし、マウスの毛色を痛みの経路に関連づけて変数とするのはばかげたことに思えるだろう。つまり、このことは人種という区分が幻想であることを示しているのだが、この区分は個々の人間に存在する一連の生物学的特徴と前提をひとまとめにして、現実世界の暴力的な抑圧と差別を正当化してしまう。

人種という神話、社会的格差、蔓延する体系的不平等は医療にも反映され、有色人種の痛みに対する偏見や歪んだ認識を助長し、悲惨な結果をもたらしてきた。こうした排除は過去の遺物などではなく、現代でも行われていることだ。二〇一六年の研究では、「黒人は白人に比べて痛みに強い」というばかばかしい、けれど医学研修生の間で「常識」となっていた説について詳しく語られている(*25)。これは十九世紀の奴隷所有者トーマス・ハミルトン博士の「黒い肌は分厚く、神経終末が少ないため、感度が低い」という非科学的な、誤った分析の流れを引くものである。

二十年分のデータをメタ分析した研究結果が、米国の痛みの治療における驚くべき人種間格差を明らかにしている(*26)。白人よりもラテン系、ラテン系よりもアフリカ系の市民ほど、オピオイドが処方されにくかったのだ。また、別の研究では、痛みの評価において人種的偏見、さらに女性であることが影響すると断じている(*27)。こうした不平等が医学界全体に存在するなかで、痛みはひときわ問題となる。というのも、痛みはそれこそ多様な形で現れるのに、その治療は、自分の偏見と向き合う訓練を受けたことのない臨床医に委ねられるからだ。たとえば手首を骨折した場合、それが骨折だとわかれば、性別や人種を問わず同じ治療が施される。けれど、最初の診断は本人がその痛みをどう申告するかによって大きく左右されるのだ。痛みについての患者の主張が、単純なレントゲン検査で「証明」されないと、事態はますます不透明さを増していく。わたしたちには、申告された、あるいは申告されていない痛みを解釈し、理解するためのよりよいツールが必要だ。

新型コロナウイルス感染症の流行中、英国では、明らかに人種差別が引き起こした診断ミスと言える事例がいくつも報告された。パンデミックによって医療供給が逼迫するなか、とくに産科で問題が起こり、ニュースや議会で追及された。二〇二一年に〈Mothers and Babies〉の発表した報告が広く引用されている(*28)。二〇一六年から一八年までを対象としたこの報告書は、英国の黒人女性が妊娠、出産で死亡する確率は白人女性の四倍であると述べている。数ある理由のなかには、貧困、教育、住居の格差に起因する基礎疾患の累積的影響も含まれている。また、持病がなく、英語を第一言語とする中流階級出身の黒人女性やアジア人女性であっても、類似のバックグラウンドをもつ白人女性と比べると悪い結果になることが調査でわかっている。

人種差別は、本書ですでに問題としてきた、女性の声に耳を傾け適切な質問をすることを軽視する性差別の横行に、さらなる拍車をかけるものである。また、出産時に痛みを訴えても取り合ってもらえないことも、大きな問題のひとつとなっている。米国では、有色人種の女性が痛みを緩和してほしいと訴えても、医療提供者のバイアスにもとづいて却下されてきたことが調査で明らかになっている(*29)。ジェンダー同様、人種は誤った科学的事実の拠りどころではなく、これからは内省と改革のためのツールになるべき概念である。科学者たちはもはや人種的区分を用いてこうした集団の違いを延々と調査しても意味はないし、むしろ、みずからの偏見を露呈し、科学の思い上がりを白日のもとにさらすだけになるだろう。しかし、科学者が誤った前提にもとづいた研究結果や前提を見直し、自分たちの概念や個人的限界を今日的な調査計画に組み入れることができるならば、こうした概念は有用なレンズの役目を果たすだろう。

キメラ

ギリシャ神話に登場するキメラは、火を噴く奇妙な寄せ集めの生き物で、たいてい、ライオンの頭にヤギの胴体、蛇のしっぽをもつ生き物として描かれる。キメラはメスの怪物であり、今日の医学界における女性同様、古い家父長制の生物学がはびこる世界では、科学者が「自分はわかっている」と思っていることを脅かす、恐ろしく奇妙な存在だった。ライオンやヤギや蛇といった、それぞれいったん分類されたはずの生き物が再度混在するこの生物は、現実離れした神話でありつづける必要があった。不完全で謎めいていなければならず、そうであればこそ、世界を分類して管理する側の男性たちは、科学的権威をもってその奇妙さを主張することができたのだ。彼らは、キメラを本気で調べたとしたらそれがばらばらのパーツの集合体ではなく完全に独立した実体であり、理解するにあたって従来とは異なる方法や能力を必要とすることが明らかになるのはわかっていた。だからこそ、ほんの少しでも認めれば、自分たちの存在意義がなくなるのではないかと怯え、部分的な現実だけを後生大事にして安全を確保していたのだ。しかしキメラは人々が自分の一部分しか知らないことに苦しんでいたし、それを見た人のなかには「これは間違っているのではないか」と思う人が現れた。勇敢な科学者たちは力を尽くし、科学が許す範囲で——ある人はライオンを、ある人はヤギを研究して——キメラのパーツを知ろうと努力した。ときにはルールを曲げて、キメラに相談したり、互いに話し合ったりもした。そうやって努力を重ね、用心しながら、じわじわと、少しずつそれぞれの答えへと近づいていき、そしてある日、霞んだ地平にまったく新しい何かが現れたのだった。

今日、動物研究に携わる研究者は、キメラと呼ばれるモデルをよく利用する。キメラとは、異なるＤＮＡをもつふたつの細胞から成るひとつの有機体のことだ。生物学者は何十年もかけてさまざまな動物の細胞を掛け合わせ、その遺伝子が分裂・分化する際に、周囲の環境とどのような相互作用があるかを研究してきた。毛色を例に挙げると、たとえば白いマウスの細胞を黒いマウスの細胞に加えることで、色を決めるのはその細胞の

DNAなのか、それとも周囲の細胞との相互作用によって遺伝子情報が発現することでマウスの色が決まるのかを調べることができる。つまり科学は、わたしたちが認識している物理的な生体を形成する一連のプロセスを説明するにあたり、生物学的性別——男性か女性か、あるいは正常か異常か、人間か怪物かといった区分よりもはるかに優れたモデルをとっくに手にしているのだ。わたしの希望は、いずれ科学者や社会がわたしたちの身体をキメラとして——身体と環境の長期にわたる継続的な相互作用の産物として——理解するようになることだ。科学者の仕事はそのプロセスを追跡すること、いまなお発達中の身体を前向きに追いかけていくことであり、自分はわかっているという思い込みで何かを決めつけることではない。これが可能になるならば、生物学的キメラが神話のキメラに取って代わるかもしれない。生物学的キメラは、これまで関連づけられてきた神話的アイデンティティに異を唱えるよりも、科学者たちが理解していない生物学的プロセスに注意を向け、考慮できるようになることを求めている。

(*1) Sorge, R. E., et al. "Spinal Cord Toll-Like Receptor 4 Mediates Inflammatory and Neuropathic Hypersensitivity in Male But Not Female Mice". Journal of Neuroscience. 2011; 31: 15450-15454. https://doi.org/10.1523/JNEUROSCI.3859-11.2011

(*2) Sorge, R. E., et al. "Different immune cells mediate mechanical pain hypersensitivity in male and female mice". Nat Neurosci. 2015; 18: 1081-1083. https://pubmed.ncbi.nlm.nih.gov/ 26120961/

(*3) Mogil, J. S. & Chanda, M. L. "The case for the inclusion of female subjects in basic science studies of pain". Pain. 2005; 117:1-5; Prendergast, B. J., Onishi, K. G. & Zucker, I. "Female mice liberated for inclusion in neuroscience and biomedical research". Neurosci. Biobehav. Rev. 2014; 40: 1-5; Itoh, Y. & Arnold, A. P. "Are females more variable than males in gene expression? Meta-analysis of microarray datasets". Biol. Sex. Diff. 2015; 6, 18; Becker,J. B., Prendergast, B.J. & Liang, J. W. "Female rats are not more variable than male rats: a meta-analysis of neuroscience studies". Biol. Sex. Diff. 2016; 7, 34.

(*4) Beery, A. K. & Zucker, I. "Sex bias in neuroscience and biomedical research". Neurosci. Biobehav. Rev. 2010; 35: 565-572; Klein, S. & Flanagan, K. "Sex differences in immune responses". Nat. Rev. Immunol. 2016; 16: 626-638.
https://doi.org/10.1038/nri.2016.90

(*5) Mogil, J. S. "Qualitative sex differences in pain processing: emerging evidence of a biased literature". Nature Reviews Neuroscience. 2020; 21: 353-365.
https://doi.org/10.1038/s41583-020-0310-6

(*6) Mogil, J. S. & Chanda, M. L. "The case for the inclusion of female subjects in basic science studies of pain". Pain. 2005; 117: 1-5.
https://pubmed.ncbi.nlm.nih.gov/16098670/

(*7) Mogil, J. S. "Qualitative sex differences in pain processing ..."

(*8) Quoting the 12th-century Neo-Platonist scholar Bernard of Chartres.

(*9) Sorge, R. E., et al. "Different immune cells mediate mechanical pain ..."
https://doi.org/10.1038/nn.4053

(*10) Sorge, R. E., et al. "Olfactory exposure to males, including men, causes stress and related analgesia in rodents". Nature Methods. 2014; 11: 629-632.
https://doi.org/10.1038/nmeth.2935

(*11) Brown, K. J. & Grunberg, N. E. "Effects of housing on male and female rats: crowding stresses males but calms females". Physiol. Behav. 1995; 58: 1085-1089.

https://psycnet.apa.org/record /1996-25742-001

(*12) Song, Z., et al. "High-fat diet exacerbates postoperative pain and inflammation in a sex-dependent manner". Pain. 2018; 159: 1731-1741. https://pubmed.ncbi.nlm.nih.gov/29708941/

(*13) Levine, F. M. & De Simone, L. L. "The effects of experimenter gender on pain report in male and female subjects". Pain. 1991; 44: 69-72. https://pubmed.ncbi.nlm.nih.gov/2038491/

(*14) Essick, G., et al. "Site-dependent and subject-related variations in perioral thermal sensitivity". Somatosens. Mot. Res. 2004; 21: 159-175; Otto, M. W. & Dougher, M. J. "Sex differences and personality factors in responsivity to pain." Percept. Mot. Skills. 1985; 61: 383-390.

(*15) Kallai, I., Barke, A. & Voss, U. "The effects of experimenter characteristics on pain reports in women and men". Pain. 2004; 112: 142-147.

(*16) Stanke, K. M. & Ivanec, D. "Pain threshold - measure of pain sensitivity or social behavior?". Psihologija. 2016; 49: 37-50.

(*17) Vigil, J. M., Rowell, L. N., Alcocvk, J. & Maestes, R. "Laboratory personnel gender and cold pressor apparatus affect subjective pain reports". Pain. Res. Manag. 2014; 19: e13-e18.

(*18) Edwards, R., Eccleston, C. & Keogh, E. "Observer influences on pain: an experimental series examining same-sex and opposite-sex friends, strangers, and romantic partners". Pain. 2017; 158: 846-855.

(*19) Pelletier, R., et al. "Sex-related differences in access to care among patients with premature acute coronary syndrome". CMAJ. 2014; 186(7): 497-504. https://doi.org/10.1503/cmaj.131450

(*20) Chen, E. H., Shofer, F. S., Anthony, J. D., et al. "Gender disparity in analgesic treatment of emergency department patients with acute abdominal pain". Academic Emergency Medicine. 2008;

15(5): 414--418.
https://doi.org/10.1111/j.1553-2712.2008.00100.x

(*21) Hoffmann, D. E. & Tarzian, A. J. “The Girl Who Cried Pain: A Bias Against Women in the Treatment of Pain”. SSRN. 2001.
http://dx.doi.org/10.2139/ssrn.383803

(*22) Robertson, J. “Waiting Time at the Emergency Department from a Gender Equality Perspective”. University of Gothenburg: Programme in Medicine. 2014.
https://gupea.ub.gu.se/bitstream/2077/39196/1/gupea_2077_39196_1.pdf

(*23) Aloisi, A. M., et al. “Cross-sex hormone administration changes pain in transsexual women and men”. Pain. 2007; 132: S60-S67.
https://pubmed.ncbi.nlm.nih.gov/17379410/

(*24) Rosen, S. E, et al. “T-Cell Mediation of Pregnancy Analgesia Affecting Chronic Pain in Mice”. J. Neurosci. 2017; 37: 9819-9827.
https://www.jneurosci.org/content/37/41/9819

(*25) Hoffman, K.M., Trawalter, S., Axt,]. R. & Oliver, M. N. “Racial bias in pain assessment and treatment recommendations, and false beliefs about biological differences between Blacks and whites”. Proc Natl Acad Sci USA. 2016; 113: 4296-4301.

(*26) Meghani, S. H., Byun, E. & Gallagher, R. M. “Time to take stock: a meta-analysis and systematic review of analgesic treatment disparities for pain in the United States.” Pain Med. 2012; 13: 150-174.
http://pubmed.ncbi.nlm.nih.gov/22239747/

(*27) Hoffman, K., et al. “Racial bias in pain ... ”
https://doi.orgl/10.1073/pnas.1516047113
https://www.rcog.org.uk/globalassets/documents/news/position-statements/racial-disparities-

womens-healthcare-march-2020.pdf

(*28) Oxford Population Health NPEU. "MBRRACE-UK: Mothers and Babies: Reducing Risk through audits and Confidential Enquiries across the UK".
https://www.npeu.ox.ac.uk/ mbrrace-uk

(*29) Sakala, Carol, et al. "Listening to Mothers in California: A Population-Based Survey of Women's Childbearing Experiences, Full Survey Report". Washington: National Partnership for Women of Families, 2018.
https://www. chcf.org / wp - content /uploads /2018 /09 /ListeningMothersCAFullSurveyReport2018.pdf?utm_source= N ational%20Partnership&utm_medium= PDF_Link&utm_ campaign= Listening%20to%20Mothers;
Martin, Nina and Montagne, Renee. "Lost Mothers: Nothing Protects Black Women From Dying in Pregnancy and Childbirth." ProPublica, 7 December 2017.
https://www.propublica.org/article/nothing-protects-black-women-from-dying-in-pregnancy-and-childbirth
https://doi.org/10.1093/jpepsy/ jsy104

第7章　心臓(ハート)のフェミニズム

失恋(ブロークンハート)によって、女性は男性よりもつらい思いをする。社会やメディアによると、その理由は女性のほうが優しく、感傷的で、感情的で、不安定で、騙されやすいためだという。一方で男性は、愛よりもお金や権力に心を奪われ、恋愛にはあまり興味がないと言われている。でも、なぜそうなるのだろう？　もちろん、現代科学はこれが事実でないことを知っている。女性の心臓(ハート)が傷つきやすいのはたしかだが、その理由は女性が不安定だからでも、感情的だからでもなく、ましてやそれが女性という存在の核となる生物学的本質だからでもない。それはヴィクトリア朝〔英国ヴィクトリア女王の在位期間一八三七～一九〇一年を指す〕以来、科学者たちが心臓学の領域を間違いつづけ、その結果、感情が調査される代わりに封じ込めるべきものとして、心臓(ハート)の奥深くに追いやられたためである。

謎の多い「ブロークンハート症候群」は、悲しみ、恐怖、極度の怒り、驚きなどの激しい身体的ストレスや精神的ストレスが引き金となって心筋が弱り、心室のひとつである左心室が膨張し、血液を送り出す能力に影響が及ぶことで発症する。この生理的発作は、感情的発作と同じくらいつらい。この症状は、医学的には「たこつぼ心筋症」と呼ばれている。風船のように膨らんだ患部の状態が、日本の蛸壺と似たような形をしていることからこの名がつけられた。このタイプの心不全は男性よりも女性、とくに五十歳以上の女性に多い。現在、罹患率は女性が八十三パーセントを占めているが、診断されないケースも多々あり、実際の人数はもっと多い可能性がある(*1)。パンデミック中にこの症状に悩まされた人の割合も、男性より女性のほうが多かった(*2)。この疾患の正確な原因はわかっていないが、うつ病や不安障害との関連が示唆されている(*3)。

「女性はヒステリックである」という性差別的な考え方が今日に至るまで医療専門家たちに女性の心臓発作の症状をストレス反応だと誤認させつづけてきたことを思うと、精神的ストレスと心疾患などの生理的症状の関係を明らかにするのは容易ではない。二〇一九年、タイムズ紙が〈NHS公認のAIドクターアプリ「Babylon」は、女性の心臓発作の症状を誤診する傾向がある〉と報じたことで、そのことは悲喜劇的に証明された。男女でまったく同じ心臓発作の症状を入力したにもかかわらず、男性は、心臓発作の恐れありとしてすぐに救急外来へ行くよう告げられたのに対し、女性はパニック発作の可能性が高いと診断されたのだ。タイムズ紙はこのニュースを「これはヒステリーで、心臓発作ではない」という文言とともに、このアプリを「素晴らしい」と称賛した、当時の英国保険長官マット・ハンコックの写真を添えて報じている(*4)。この恥ずべき結果は統計的な平均にもとづいて弾き出されたと考えられ、その基礎となるデータにおいて——心臓発作というこれほど一般的な疾患でさえ——いかに女性が軽視されているかが明らかになった。これは危険な偏見であり、女性の死亡率を増加させている恐れがある。

ストレスと心臓発作

女性の心臓発作の症状はストレスの現れと思われてきただけでなく、そのストレス自体も、生理的な問題につながらない「気の病」のようなものであるとして誤って切り捨てられてきた。ストレスは女性の心疾患において重要な危険因子であり、いまでは観察研究によって、心理的要因が心疾患の経過に強く影響することが明らかになっている(*5)(*6)。

ストレス、うつ病、不安障害は、男性より女性において心臓発作のリスク上昇と密に関連している。女性は全般的に社会的地位が低いせいでストレスを受けやすく、心臓の健康にも影響が出てしまうのだ。わたしたち女性の人生そのものにこうした重大な医学的問題を引き起こしやすい要素があると同時に、さらにその結果として既存の不平等が強化されているということは、心して理解すべき重大な事実である。またこれは、白人女性よりも、社会経済的状況の悪さに苦しむアフリカ系アメリカ人女性のほうが心疾患の危険因子が多く、発症時期が早く、致命的になりうる理由の一端としても説明がつくかもしれない(*7)。過去数十年で心疾患関連の死亡率は全体的に低下しているにもかかわらず、三十五歳から五十四歳の黒人女性では、年間死亡率の減少幅が驚くほど少ない(*8)。心疾患に社会的要因が与える影響の大きさを理解することは、その理由を解明するのに役立つだろう。

仕事と結婚生活のストレスが重なると、女性の心疾患のリスクが増大すると言われている(*9)。さらに精神的ストレスは、男性に一般的な冠状動脈の閉塞ではなく、女性によく見られる、心臓の血管が狭くなることで引き起こされる虚血性心疾患との関連性が高い。こうした点から見ても、社会的要因によって引き起こされるストレスを認識し、医学的及び科学的に対処する必要があるのは明らかだろう(*10)。ストレスによる心疾患の症状は、ヒステリックな想像の産物などではなく、医学が心臓についての理解を深め、医療従事者の教育や訓練に取り入れるべき緊急の課題なのだ[*11]。

あなたが知っているのは「男性の心臓」である

謎の多い心疾患であるたこつぼ心筋症は、心臓についてわたしたちがまだ理解していない問題があることを思い出させてくれる。「痛みで腫れ上がった弁」の強烈なイメージは、さまざまな文化的表象によってみんなが想像できる心臓（ハート）の形状への挑戦であり、医学は客観的であり、真実の追求であり、分析的であるという幻想への挑戦でもある。この挑戦が絶対に必要なのは、おそらくはお察しのとおり、これまであなたが思い描いてきた心臓が「男性の心臓」だからだ。

心臓の状態を調べて診断する検査の一種である心臓ＭＲＩ（ＣＭＲ）を利用した近年の英国の研究で、男女の心臓はサイズだけでなく、形や質感も異なることが明らかになった。研究者が心臓の左心室——身体に血液を送り出す部屋——を調べたところ、男性の心筋は粗い組織が多いのに対し、女性の心臓はきめ細かい組織をもっていることが判明した。また、身体のサイズを考慮しても、男性は女性に比べて心筋の表面積が大きいことなど、男性と女性の心臓の全体的な形状にも大きな違いがあることがわかったのだ[*12]。

心疾患という複合的で複雑な病にこうした結果が与える影響を考慮するまでもなく、女性の心血管系のサイズと形状が男性と違うというだけで、十分に臨床診療を見直す理由になる。たとえば、心臓の大きさと構造の違い、および女性の血管の直径が小さいことを考えると、血圧の「正常」とされる範囲が男女で同じというのはおかしな話だろう。長い間、成人の収縮期血圧（心臓が拍動したときに血液が動脈壁を押す力）の正常値の上限は百二十であるとされてきた。これ以上になると、心臓発作、心不全、脳卒中の危険があると言われている。しかし実際には、女性は男性よりも血圧の閾値が低く、望ましい収縮期血圧は百十までだという[*13]。つまり男性の基準で診断されると、リスクを抱えた女性の多くは――すでに頻繁に起こっていることだが――十分な予防処置が受けられないことになる。

　こうした生物学的違いを強調するのは、ジェンダーにもとづく価値観や男女のジェンダーの違いを強化するためではない。そこからさらに先へ進み、医療のあり方を問い直し、これまで見えていなかった場所に目を向け、それを見るには何が必要かを自問する手がかりとするためだ。心臓の研究において女性がいないことにされているのは、心臓の形状だけの話ではない。医療のシステムそのものからいないことにされているのだ。そして、男性を基準にして行われる医療は、つねに何かが欠けている。

　過去二十年間で、心臓発作の患者数は中年女性で増加し、同年代の男性では減少している[*14]。女性の危険因子と症状は医学界であまり取り沙汰されないため、患者も医師も、人生のさまざまな節目における重要な予防措置、介入、ライフスタイルの個別の変化についての理解度が低い。また、医学が抽象的なデータや図表で身体を理解することに焦点を当ててきたせいで、医療従事者は集合的な問題が見えなくなっている可能性がある。わたしたちは個別のものとまとまったもの、それぞれに目を向ける必要がある。そのためには、医療の世界で無視されてきた集団が共有する「傷ついた心（ブロークンハート）／痛んだ心臓（ブロークンハート）」の語りを追いかけなければならない。わたしたちはわかりやすい世界像を捨て、あてどなくさまよう必要があるのだ。

心（ハート）／心臓は身体に宿り、身体は世界に生きている。その世界では、男性の身体以外の心（ハート）／心臓が痛みを不必要に担っている。女性は社会的・経済的条件によってストレスを感じやすくなっているが(*15)、科学や医療機関はその理由を考えようとしない。女性ではなく社会システムの欠陥が、ウェルビーイングの欠落を招き、この状態を持続させているのだ。

「女性には本質的に欠陥がある」という都合のいい思い込みは、女性を過小評価する構造だけでなく、女性への非難にまでつながっている。医学はこの考えに依存しながらこれまでどおりのやり方を維持し、心地よく確立された研究分野のなかで、男性の科学者と男性の身体をさらに高みに昇らせつづけている。女性はもともとストレスが多いわけでも、情緒不安定なわけでも、身体的に劣っているわけでもない。医学が、文化が、社会が、女性を切り捨てていて、だから女性たちの心（ハート）／心臓は傷つき失望しているのだ。

心臓について語るとき、普通、仕事や夫婦間のストレスが心臓の弁に与える影響についてはあまり語られない。医療や文化全般で、わたしたちが最もよく目にするのは心臓発作だ。循環器学は、メディアが医療におけるジェンダーバイアスを如実に反映している分野である。医療もののドラマで、心肺蘇生が行われるのを何度観たことだろう？　担架に乗せられた患者が救急救命室に運び込まれ、医師が果敢にAED（心室除細動器）で心臓に電気ショックを与えて心拍を取り戻そうとする。「離れて」と声が飛ぶ。テクノロジーと天才と力技が手を取り合って窮地を救う。この「テレビ的心臓発作」は、超男性的環境を極端に再現しながら、男と女、そして医療についてのメッセージを社会に発信している。第一にこうしたシーンは治療を受ける男性の存在を過剰にアピールしており、実際、この場面での患者はたいてい男性である。マスメディアで心疾患がどのように表現されているかを分析した二〇一七年の調査では、心臓に病気を抱えていると描かれる登場人物は圧倒的に高給の専門職に就いている白人男性が多かった[*16]。もちろん、これは完全に誤ったイメージである。長らく男性の問題として認識されてきた心疾患は、現在、欧州と米国の女性の死因第一位となっている。

二〇一四年に別の研究者が映画における電気ショックの表現に関する研究で指摘しているように、こうしたメディアの描写は公教育の機会を台無しにしている[*17]。女性の心疾患が、心疾患を扱うエンターテインメントや公的機関の情報にすら登場しないのだから、女性がその危険性や症状についてほとんど知らないのも無理はない。米国心臓協会が実施した調査によると、インタビューを受けた女性のうち、心疾患が死因のトップであることを知っていたのは約半数のみで、心疾患を自分の最大の健康リスクと考えている人は十三パーセントしかいなかった[*18]。

また、毎年心疾患で亡くなる女性は乳がんの六倍もいるのに、女性は乳がんのほうを心配するという研究結果もある。この意識の違いは何だろう？　千五百二十四名の女性を対象にした調査は、女性たちは心疾患より乳がんの情報をメディアで目にする機会が圧倒的に多いと報告している。もちろん乳がんは女性に関連する疾患だが、同じ研究で心疾患と乳がんに関連する記事や広告の定量的内容分析を行った結果、心疾患よりも乳がんに関するもののほうが五倍も多いことが示された[*19]。

文化は意識を形成するが、大衆文化は「心臓発作に見舞われるのは男性だけ」という明確で間違ったメッセージを伝えている。映画やテレビで紹介される高度なテクノロジーは、「医学は最先端である」というパブリックイメージの一部になっている。これは医療専門家だけでなく、映像製作者や社会全体が抱く「セクシー」

な科学——その技術が具体的にどう使われているかはほとんど顧みることなく、最高の科学とは最先端をいくものであるという考え方——を反映している。わたしたちはこれまで、「セクシーな」科学が暗黙の裡に現状を追認するような研究課題の追求を正当化することや、男性科学者のキャリアを切り開く最先端技術の開発の理由づけになるようすを目の当たりにしてきた。心臓発作の場合、数々の医療ドラマでその先端技術は男性患者に対してのみ使用され、それが非男性の身体にとってどの程度効果があるかという疑問を完全に覆い隠している。ここに疑問をもつべき理由は、医療ドラマでおなじみの場面では、そもそも男性にしか効果のない技術が使われているからだ。女性の心疾患は、男性と同じように動脈が詰まるわけではなく、その症状も原因も異なるため、異なる処置が必要なのだ。

文化的・科学的景観を変える

男性を基準とする文化的枠組みのなかで、どんな技術革新も、女性の心臓に利益をもたらすものはなかった。というのも、心臓について語られるべき話のなかに女性は含まれていなかったからだ。わたしたちに必要なのは科学における文化の変容であり、古くさい意味論的な区分を超えていく別の物語だった。この物語の主人公、心臓学の大胆な進歩を推し進めていく人物は、真のイノベーションは周縁で起こると信じ、除細動器と自分の専門分野から離れて、勇気をもって未知の世界に挑戦した英雄だ。彼女の名はアンジェラ・マース。

オランダのナイメーヘンにあるラドバウド大学の教授であり、女性の心臓専門医であるマースは、特定の性に着目した心疾患研究をいち早く提唱した人物のひとりである。九〇年代初頭、女性の心疾患に関する理解を深めるべく動きだした彼女は、エストロゲンが血管に及ぼす影響についての博士研究の指導教官を探すのに苦労した。多くの心臓専門医から、エストロゲンは婦人科医の領域だと言われたのだ。三十年後、マースは「婦人科心臓専門医」を名乗り、女性の心臓の機能を重要な形で明らかにしてきた。その研究の多くは、女性特有の生体と心疾患との未知の関係に着目している。

マースは、心臓研究において更年期がずっと見過ごされてきたことにすぐに気がついた。更年期は、女性の心臓の健康にとって重要な時期である。更年期がはじまるまでは、エストロゲンは抗炎症機能を果たし、心疾患の原因となる血管の肥厚、つまり動脈硬化につながる炎症から女性の身体を守っている。更年期に入ると、防御機能とともにエストロゲン値も急激に低下し、心疾患のリスクが高まる。閉経後にはリウマチ、甲状腺疾患、過敏性腸症候群（IBS）など、別の炎症疾患を発症する確率が上昇する。マースのような研究者たちは、心疾患とホルモンの関連性を調べるために、さらに調査を推し進める必要があった。科学がこうしたシステム同士の重要なつながりに目を向けていなかったせいで、更年期の症状と心臓発作はしばしば混同されていたのだ。

「ほぼ半数の女性が、六十歳までに高血圧症を発症する。この高血圧症は、胸の痛み、肩甲骨間の痛み、ほてり、不眠症、不整脈など、中年期に多くの症状を引き起こす。（中略）これらは更年期と誤解されることの多い症状である」と、マースは二〇二一年のプレスリリースで述べている(*20)。マースは自分が筆頭著者となっている論文(*21)についてコメントし、更年期と心臓発作を区別するだけでなく、両者の関係を理解する必要があると訴えた。そうすれば、医師は相対的な危険因子を検討して、もっといい治療法をアドバイスできるようになる。

たとえば更年期のホルモン療法は、四十五歳以上の女性の寝汗やほてりを緩和する可能性がある一方で、外部からエストロゲンを注入してその値を高めると、閉経した六十歳以上の女性では心血管に問題が起きるリスクが増加するという研究もある。そのため更年期のホルモン療法は、心血管系に問題が起こるリスクの高い女性や、脳卒中、心臓発作、血栓を経験したことのある女性にはお勧めできない[*22]。これがとりわけ問題なのは、更年期に寝汗やほてりといった、いわゆる血管運動神経症状に苦しむ女性は冠状動脈性心疾患のリスクが高いことが研究で示されている点だ。つまり、ホルモン療法の効果をとくに実感できる女性は、その結果として心臓合併症のリスクも高まることが示されているのだ[*23]。

こうした結果は、エストロゲンが心疾患から身体を守ることを実証してきた、多くの大規模研究と矛盾しているように見える。科学者たちは、女性の年齢や、血管の内側を覆う細胞の健康状態——損傷するとエストロゲンを受容できなくなる——などを挙げ、この矛盾を説明しようと試みてきた[*24]。更年期と心疾患の関係についての研究の遅れは、心疾患におけるエストロゲンの機能の曖昧さと、高齢女性に対する最適な治療の選択肢をめぐるコンセンサスの欠如を示しており、ここでもやはり、医学が女性の生体を驚くほど軽視してきたことを思い知らされる。女性のほうが心血管疾患を発症する年齢が男性よりも七~十年遅いこと、そしてそれが六十五歳以上の女性の主な死因であることを考えると、更年期と心疾患の関係をきちんと理解することはやはり極めて重要だろう。

また、更年期と心疾患の関係についての研究を奨励することは、生涯を通じて女性の身体に起こる重要な出来事が心臓の健康に与える影響についてもっと広く知られるべきであると世に訴えることにもつながる。更年期に関する調査はまだ十分ではない。女性の人生の重要な時期に介入し、将来の心疾患のリスクを予測するには、さらに踏み込んでいく必要がある。たとえば、妊娠は心臓発作のリスクを調べるストレステストとして利用できるというエビデンスが増えている。妊娠中に高血圧関連の疾患を発症した人は、年をとってから高血圧や心臓発作に苦しむ確率が高いことが示されているのだ[*25]。また、妊娠高血圧腎症〔妊娠二十週以降、または妊娠直後から高血圧がつづく状態〕など胎盤に問題がある女性は、胎児の発育不良や子宮内での死亡が重なると、心臓発作のリスクが極めて大きくなる[*26]。

こうした明らかな危険因子があるにもかかわらず、女性の産科に関する既往歴は女性の心臓病予防のガイドラインには含まれておらず、それどころか、女性特有の危険因子の大半が含まれていない。そのおもな理由は、それらが女性の心臓発作のリスクにどう影響するかが正確に把握されておらず、また、既存のガイドラインに予測値を追加できるほど十分な研究がなされていないためだ[*27]。妊娠や閉経のような女性特有の出来事が心臓の健康にどのような影響を与えるかを理解できれば、女性のリスクが高まる時期を予測し、検査や医療介入の時期の的を絞ることが可能となる。ここでも科学者や医療専門家は、未踏の場所に分け入り、道に迷いながら、知らない景色のなかに知るべきことを見出す必要がある。産科、婦人科、内分泌科、循環器科の分野を踏破することで、医療専門家は、不均衡に多すぎる女性の心臓発作関連の死を予防することができるようになるはずだ。

更年期と心疾患の相互作用に医学的な注意を向けることで、心臓学の厳格な境界に問いを投じ、心臓専門医の権限について再考する必要性も提示できる。血管と同じく、学問分野も硬直すると大きな圧力がかかり、システムの崩壊につながりかねない。新たな視座を取り入れることを学ばなければ、心臓学は行き詰まるだろう。取材に際してわたしの話した本書の位置づけやイメージに共鳴したマースがこう言い表してくれた――「開拓が起こる場所」は分野間の境界にしか存在せず、その場所でこそ、未知の領域に対して自分自身を開くことができるのだ。

マースはみずからの専門分野の規範に挑み、複数の分野を融合することで何倍にも膨らんだ力を利用するという戦略をつねに選んでいる。彼女はわたしに向かっていたずらっぽく笑うと、自分のことを「カーディオ（心臓学の）・フェミニスト」と呼んでいるのだと教えてくれた。一九七〇年代に医学生だった彼女は、女性の権利運動に参加した。そして、女性の権利を擁護しなければという意識は、本人も気づかないうちに、心臓専門医になったばかりの彼女を突き動かす力となっていた。マースは一九八八年に働きはじめたが、そのわずか三年後には、女性の患者に対する責務を果たせていないと感じるようになっていた。

「患者にばかげた答えばかりを返しながらキャリアをつづけることはできないと感じたのです」と彼女は言う。「女性の患者の質問にまったく答えることができなかったせいで、彼女たちと話すのが恥ずかしかった」

この当時、すなわち一九九〇年代初頭は、心臓学における性差について医学雑誌が論じはじめたころだった。マースは議論に参加し、この研究の波を推進しようとした。しかし、そこで彼女は抵抗に遭う。「みんなに笑われたし、嫌がらせの手紙も送られてきました」と、マースは当時をふり返って言う。「二〇〇三年に、わたしがオランダで初となる女性向け心臓外来クリニックを開くと、心臓学界隈から驚くほど反発の声が上がりました」

多くの人々が、マースはこの分野の評判を貶めていると考えていた。彼女はキャリアを通じて何度かオランダの心臓病学会に呼ばれ、心臓学に関する女性の窮状について新聞に話さないという誓約書にサインをするよう求められた。マースは拒否し、そのせいで孤立した。証拠がどれだけあろうと、この分野の医師たちは性差の存在を否定しつづけた。フェミニストの懸念などこの分野には無用だと、医師たちは思っていたのだ。「ある医師がわたしに言いました。『わたしは〝ジェンダー〟という言葉が嫌いだ』と。〝ジェンダー〟は嫌悪の対象でした」

しかし、患者の存在がマースを動かしつづけた。マースに彼女の仕事の重要性を思いださせ、大事な問いへと導いてくれたのだ。マースは「医師がいちばんよくわかっている」というヒエラルキーモデルを否定し、患者を医療のパートナーとして考えている。彼女の近著『A Woman's Heart（女性の心臓、未邦訳）』(*28)で書かれているように、心臓学におけるこうした女性軽視のなかで不適切な治療を拒否するようになった女性患者は、女性の心臓の健康という分野を変える最高の代弁者となった。彼女たちが世界中の研究プログラムに参加することにより、国際的なガイドラインの制定が促進されているのだ。

心臓学におけるストレスは心理学、内分泌学、そして社会学にも関連しているため、各分野を融合してその役割を明らかにしようというマースのやり方は、戦略的であるだけでなく、本質的に必要なことでもある。心臓学の規範は男性の心臓に必要なことだけを考えてつくられてきたので、心臓学単独では女性の心臓の健康に関する未知の側面に対応しきれないのだ。

科学者が調査してこなかったもうひとつの重要な領域は、トランスジェンダー女性の心臓病についてである。こうした身体にふさわしい心血管疾患の予防策を示せる研究は、ほとんど存在しない。ホルモンは心臓の健康に影響を及ぼすが、トランスジェンダー女性が矛盾のないジェンダーアイデンティティで生きていくために治療を受け、ホルモン注入などをしていることを思えば、その研究を進めることはとくに重要である。つい最近までは、エストロゲン治療を受けているトランスジェンダー女性の血栓のリスクしか評価されていなかった。心血管疾患のその他の側面は、出生時に割り当てられた性別と性自認が一致するシスジェンダーの範囲内のみで考えられてきた。高齢のトランスジェンダーが示す現在のエビデンスによると、トランスジェンダー男性もトランスジェンダー女性も、ほかの人に比べて心疾患関連の症状が現れるリスクが高いことが示唆されている[*29][*30]。ホルモン療法を受けているトランスジェンダー女性は、シスジェンダーの男性と比べて、脳卒中のリスクが八十パーセント、血栓のリスクが三百三十五パーセントも高い[*31]。ホルモン療法は多くのトランスジェンダーの人々にとって選択ではなく必須であり、当人たちのウェルビーイングにとってなくてはならないものである。こうした身体に特有のリスクをその身体の持ち主の視座に立って理解し、ライフスタイル要因など修正可能な要素についてはアドバイスできるようにしていく必要がある。これもまた、身体を探究し、解明されていない領域へと医学研究を導くことにつながっていく行為だ。わたしたちは「男性の心臓」という砦を解体し、わたしたちを変えることがあっても決して破壊することはない、手強い未知の領域へと踏み込んでいかねばならない。心臓学の文脈でトランスジェンダーについて語るとき、「選択とは何か？」という問題がもちあがる。医学は人々に選択肢を与えるべきものだ。そしてその選択肢を広げるためには、近視眼的に一部の人々を無視するのではなく、さまざまな身体とともに旅をしなければならないのだ。

心臓学は何を頼りに進んでいけばいいだろう？　除細動器に限らず、心臓学に関するツールの大半は、最近まで男性の心疾患症状に適応して開発されてきた。医師が女性特有の問題に目を向けるようになったのは、領域を横断したイノベーションが起こり、先端技術の導入によって驚くべき可能性が示唆されるようになってからだ。マースは、女性特有の心疾患を解明するうえで、画像診断の発展の重要性を説いている。過去数十年にわたる心臓画像の発展により、冠動脈疾患のパターンが男女で異なることが明らかになったのだ。

画像診断技術もまた、男性を基準にしてきた歴史がある。場合によっては、男性特有の症状しかわからないこともあった[*32]。マースは、一九八〇年代には冠動脈造影法〔心臓の血管の閉塞、拡大、病変を確認するためのX線撮影〕しか利用できる技術がなかったとふり返る。この画像は、医師たちを混乱させた。というのも、不調を訴える女性の心臓の多くは、画像で見る限り正常に見えたからだ。冠動脈疾患を示す胸の痛み、すなわち狭心症は、女性のほうが男性より罹患率が倍以上も高い傾向があるにもかかわらず、検査時に狭窄の兆候が見られないことがあった。のちに、冠動脈造影は、動脈の血流が損なわれる（心疾患の最も一般的な形態である）閉塞性冠動脈疾患を患った女性を診断するには最適のツールでないことが判明する。これは女性の狭心症の原因が血管の反応性——血管が収縮したり拡張したりする能力——にあり、男性の狭心症の原因に多い血管の閉塞とは異なることが多いからだ[*33]。これはX線撮影ではわからなかったことである。

こうした結果は、心臓学においてよく引き合いに出される「ジェンダーパラドックス」について説明するのに役に立つ。急性冠症候群（ACS）の診断を例に話そう。これは心臓につながる動脈が遮断されることで血流が制限され、心筋の一部が機能しなくなったり壊死したりすることで引き起こされる疾患だ。女性のACSは動脈が複数箇所で狭窄を起こすことで引き起こされ、男性一般よりも個々では控えめな閉塞が原因であることが多い。にもかかわらず、女性の閉塞関連のACSの死亡率は男性よりも高い[*34]。このパラドックスはいまなお解明されていないものの、閉塞ではなく、血管の反応性の役割に着目することに何らかの可能性があるとみられる。画像診断のやり方を再検討することはこうした女性特有の危険因子を解明することにつながるが、医師がその意識をもたない限り、延々と女性ではなく男性の症状だけを診断しつづけることになる。

現在、血管の異常な反応性を明らかにするための冠血流量の追加測定[*35]や、音波を使って血管内を観察する血管内超音波（IVUS）などの画像診断技術[*36]をはじめ、さまざまな追加診断技術を臨床に取り入れることが可能となっている。しかしいまのところ、より高度な技術の使用は、経験豊富なインターベンショナル・センター〔画像診断を専門とする医療機関〕に限定されている。こうした技術は、一般的な冠動脈造影にも取り入れるべきだろう。すでに科学者たちは、どこにレンズを向けるか、つまりどのストーリーを語るべきか、もっと正確に言えば、技術が自由に使える状況において、何を使ってどのストーリーを追うべきかの選択肢を手にしているのだ。

この先、医療は画像（イメージ）で偶像（イメージ）と闘うことになるだろう。映画やテレビにおける表現文化が病院を男性の住まう高度に技術化された世界として描き、心臓発作を明らかに男性の問題として描いている一方、心臓学は現在、画像の力を利用して、女性の心臓がどのように苦しみ、どんな治療を必要としているかを示しながら、ようやく女性の心臓に適した技術世界を構築しはじめている。

ただし、本書のほかの章でもくり返し述べてきたように、テクノロジーそのものは答えではない。女性の心臓を表舞台に登場させるには、何よりもまず、心臓学における性差を真剣に受け止めることが必要だ。そのためには分野を超えて協力し、医療やそれが生みだすイメージをつくり変えるような革新が求められる。言い換えれば、心理的側面や、女性の社会経済的地位が実際に及ぼす影響を真剣に受け止めるということだが、学問においても社会においても、それらはあまりに軽視されている。

(*1) Prasad, A, Lerman, A. & Rihal, C. S. "Apical ballooning syndrome (Tako-Tsubo or stress cardiomyopathy): a mimic of acute myocardial infarction". Am Heart J. 2008; 155: 408-417; Vidi, V., et al. "Clinical characteristics of Tako-Tsubo cardiomyopathy." Am J. Cardiol. 2009; 104: 578-582.

(*2) Pattisapu, V. K., Hao, H., Liu, Y., et al. "Sex- and Age-Based Temporal Trends in Takotsubo Syndrome Incidence in the United States". Am Heart J. 2012; 10(20). https://doi.org/10.1161/JAHA120.019583

(*3) Summers, M. R., Lennon, R. J. & Prasad, A. "Pre-morbid psychiatric and cardiovascular diseases in apical ballooning syndrome (Tako-Tsubo/stress-induced cardiomyopathy)." J. Am Coll Cardiol. 2010; 55: 700-701.

(*4) Das, S. "It's hysteria, not a heart attack, GP app Babylon tells women". The Times. 13 October 2019. https://www.thetimes.co.uk/article /its-hysteria-not-a-heart-attack-gp-app-tells-women-gm2vxbrqk

(*5) Rozanski, A., et al. "The epidemiology, pathophysiology and management of psychosocial risk factors in cardiac practice". J Am Coll Cardiol. 2005; 45: 637-651.

(*6) Low, C. A., Thurston, R. C. & Matthews, K. A. “Psychosocial factors in the development of heart disease in women: current research and future directions.” Psychosom Med. 72 (2010): 842-854.

(*7) Benjamin, E. J., et al. “Heart Disease and Stroke Statistics-2018 Update: A report from the American Heart Association”. 2018; 137:367-e492.
https://doi.org/10.1161/CIR.0000000000000558;
Kalinowski, J., Taylor, J. Y. & Spruill, T. M. “Why Are Young Black Women at High Risk for Cardiovascular Disease?”. Circulation. 2019; 139: 1003-1004.
https:/ /doi.org/10.1161/CIRCULATIONAHA.118.037689

(*8) Srnilowitz, N. R., Maduro, G. A., Lobach, I.V., et al. “Adverse Trends in Ischemic Heart Disease Mortality among Young New Yorkers, Particularly Young Black Women”. PLoS ONE. 2016; 11(2): e0149015.
https://doi.org/10.1371/journal.pone.0149015

(*9) Orth-Gomer, K. & Leineweber, C. “Multiple stressors and coronary disease in women. The Stockholm female coronary risk study”. Biol Psychol. 2005; 69: 57-66.

(*10) Konst, R. E., et al. “Different cardiovascular risk factors and psychosocial burden in symptomatic women with and without obstructive coronary artery disease”. Eur. J. Prev. Cardiol. 2019; 26: 657-659;
Vaccarino, V., et al. “Mental stress-induced-myocardial ischemia in young patients with recent myocardial infarction: sex differences and mechanisms”. Circulation. 2018; 137: 794-805.

(*11) Maas, A. H. E. M., van der Schouw, Y. T., Regitz-Zagrosek, V., et al. “Red alert for women’s heart: the urgent need for more research and knowledge on cardiovascular disease in women: Proceedings of the Workshop held in Brussels on Gender Differences in Cardiovascular disease”. Eur. Heart Journal. 2010; 32(11): 1362-1368.
https://doi.org/10.1093/eurheartj/ehr048

(*12) Jones, L. “Architecture of the heart different between women and men and with age”. BHF. 31 August 2020.
https://www.bhf.org.uk/what-we-do/news-from-the-bhf/news-archive /2020/august/esc-heart-shape-structure-men-women-qmul

(*13) Ji, H., Niiranen, T. J., Rader, F., et al. “Sex Differences in Blood Pressure Associations with Cardiovascular Outcomes”. Circulation. 2021; 143(7):761-763.
https://doi.org/10.1161/CIRCULATIONAHA.120.049360

(*14) Towfighi, A., Zheng, L. & Ovbiagele, B. “Sex-specific trends in midlife coronary heart disease risk and prevalence”. Arch. Intern. Med. 2009; 169: 1762-1766.

(*15) Stress in America. “Stress and Gender”. American Psychological Association. 2010.
https://www.apa.org/news/press/releases/stress/2010/gender-stress.pdf

(*16) Gonsalves, C. A., McGannon, K. R., Schinke, R. J. & Pegoraro, A. “Mass media narratives of women’s cardiovascular disease: a qualitative meta-synthesis”. Health Psychology Review. 2017; 11(2): 174-178.
https://doi.org/10.1080/17437199.2017.1281750

(*17) Mgbako, O. U., Ha, Y. P., Ranard, B. L., et al. “Defibrillation in the movies: A missed opportunity for public health education”. Resuscitation. 2014; 85(12): 1795-1798.
https://doi.org/ 10.1016/j.resuscitation.2014.09.005

(*18) Mosca, L., Ferris, A., Fabunmi, R., et al. “Tracking Women’s Awareness of Heart Disease”. Circulation. 2004; 109: 573-579.
https://www:ahajournals.org/doi/10.1161/01.CIR.0000115222. 69428.C9

(*19) Berry, T. R., Stearns., J. A., Courneya, K. S., et al. “Women’s perception of heart disease and breast cancer and the association with media representations of the diseases”. Journal of Public Health. 2016; 38(4): e496-e503.

https://doi.org/10.1093/pubmed/fdv177

(*20) Radboud U. M. C. "Pregnancy complications and early menopause affect cardiovascular disease in women". 9 February 2021.
https://www.radboudumc.nl/en/news/2021/pregnancy-complications-and-early-menopause-affect-cardiovascular-disease-in-women

(*21) Maas, A. H. E. M., Rosano, G., Cifkova, R., et al. "Cardiovascular health after menopause transition, pregnancy disorders, and other gynaecologic conditions: a consensus document from European cardiologists, gynaecologists, and endocrinologists". European Heart Journal. 2021; 42(10): 967-984.
https://doi.org/10.1093/eurheartj/ehaa1044

(*22) Manson, J. E., et al. "Estrogen plus progestin and the risk of coronary heart disease". New England Journal of Medicine. 2003; 349: 523-534.

(*23) Gast, G. C. M., et al. "Menopausal complaints are associated with cardiovascular risk factors". Hypertension. 2008; 51: 1492-1498
Gast, G. C. M., et al. "Vasomotor menopausal symptoms are associated with increased risk of coronary heart disease". Menopause. 2011; 18: 146-151.

(*24) Mikkola, T. S. & Clarkson, T. B. "Estrogen replacement therapy, atherosclerosis and vascular function". Cardiovasc. Res. 2002; 53: 605-619.

(*25) Bellamy, L., Casas, J. P., Hingorani, A. D. & Williams, D. J. "Preeclampsia and risk of cardio-vascular disease and cancer later in life: systematic review and meta-analysis". BMJ. 2007; 335: 974-983; Magnussen,
E. B., Vatten, L. J., Smith, G. D. & Romundstad, P. R. "Hypertensive disorders in pregnancy and subsequently measured cardiovascular risk factors". Obstet. Gynaecal. 2009; 114: 961-970.

(*26) McDonald, S. D., et al. "Cardiovascular sequelae of preeclampsia/eclampsia: a systematic review and meta-analysis". Am Heart J. 2008; 156: 918-930.

(*27) Drost, J. T., Maas, A. H., van Eyck J. & van der Schouw Y. T. "Preeclampsia as a female-specific risk factor for chronic hypertension". Maturitas. 2010; 67: 321-326.

(*28) Maas, Angela. A Woman's Heart (Hachette UK, 2020).

(*29) Nota, N. M., et al. "Occurrence of acute cardiovascular events in transgender individuals receiving hormone therapy". Circulation. 2019; 139: 1461-1462.

(*30) Getahun, D., et al. "Cross-sex hormones and acute cardiovascular events in transgender persons: a cohort study". Ann. Intern. Med. 2018; 169: 205-213.

(*31) Nota, N. M., et al. "Occurrence of acute cardiovascular events in transgender individuals receiving hormone therapy". Circulation. 2019; 139: 1461-1462.

(*32) Mieres, J. H., et al. "Role of Noninvasive Testing in the Clinical Evaluation of Women with Suspected Coronary Artery Disease: Consensus Statement from the Cardiac Imaging Committee, Council on Clinical Cardiology, and the Cardiovascular Imaging and Intervention Committee, Council on Cardiovascular Radiology and Intervention, American Heart Association". Circulation. 2005; 111: 682-696;

Stangl, V., Witzel, V., Baumann, G. & Stangl, K. "Current diagnostic concepts to detect coronary artery disease in women". Eur. Heart J. 2008; 29: 707-717; Wenger, N. K., Shaw, L. J. & Vaccarino, V. "Coronary heart disease in women: update 2008". Clin. Pharmacol. Ther. 2008; 83: 37-51.

(*33) Jacobs, A. K. "Coronary intervention in 2009. Are women no different than men?". Circ. Cardiovasc. Intervent. 2009; 2: 69-78.

(*34) Gulati, M., et al. "Adverse cardiovascular outcomes in women with nonobstructive coronary artery disease. A report from the Women's Ischemia Syndrome Evaluation Study and the St James Women Take Heart Project". Arch. Intern. Med. 2009; 169: 843-850

Arant, C. B. "Multimarker approach predicts adverse cardiovascular events in women evaluated for suspected ischemia: a report from the NHLBI-sponsored WISE-study". Clin. Cardiol. 2009; 32: 244-250.

(*35) Pepine, C. J., et al. "Coronary microvascular reactivity to adenosine predicts adverse outcome in women evaluated for suspected ischemia. Results from the National Heart, Lung and Blood Institute WISE (Women's Ischemia Syndrome Evaluation) Study". J. Am. Coll. Cardiol. 2010; 55: 2825-2832.

(*36) Kruk, M., et al. "Intravascular ultrasonic study of gender differences in ruptured coronary plaque morphology and its associated clinical presentation". Am. J. Cardiol. 2007; 100: 185-189.

第8章　骨の詩を聴け

二〇一八年八月、約九千年前にペルーのアンデス山脈に埋葬された人骨の発掘現場に、考古学者たちが集まっていた。そこから見つかったのは、成人の人骨と思しきものと、古のハンターが大物を仕留めて皮をはぐのに使ったと思われる見事な石器一式だ。

「彼はきっと偉大なハンターで、社会的にも重要な人物だったに違いない」と、考古学者たちは口々に言い合った。

しかし、遺骨やたんぱく質、化学物質などを分析したところ、その人物は女性であることがわかった。その後、過去に調査が行われたアメリカ全土の狩猟採集社会の埋葬品を調べ直すと(*1)、驚くべき結果が判明した。当時は大物狙いのハンターの三十～五十パーセントが女性だった可能性が浮上したのだ。

「骨は雄弁である(*2)」と記したのは、生物学とジェンダーを研究するブラウン大学の教授アン・ファウスト＝スターリングだ。たしかに、砂に埋もれた完璧な骸骨にはロマンがある。それは気高い暗号、何らかの形で本質をとらえたその人物の「核」のように見える。ただし多くの場合、前述したように骨以外のものも一緒に見つかる。わたしたちはこうした遺物のなかからその人物に関する手がかりを見つけだす。しかし、それらの多くはこれまでに現代人が見たことのない人工物であるため、必然的に現代の文化的文脈によって意味づけされる。そして、そこにはわたしたちが抱くジェンダー観も含まれる。

わたしたちはすでに、生物学的性別の枠組みや男女の社会的役割とアイデンティティに関する認識が、患者の健康や利益を差し置いて、男性中心の規範を維持するための定型化された医療行為につながってきたことを見てきた。わたしたちが抱くジェンダーバイアスを理解するには、現在の社会環境を率直に受け止めたうえで、人や世界について自分がこれまでどのような考えを形成してきたかを問うことだ。骨に対するわたしたちの解釈がわたしたちの生きる現代に左右されるように、骨そのものもまた当時の環境的要因の集合体として形成されており、骨の発達の仕組みを理解するには、その両方を考慮する必要がある。調査結果の解釈について学ぶことは、対象を別の角度から読み解く方法を学ぶことであり、何世代にもわたって受け継がれてきた人間の物語——たいていは何らかの前提が介在している物語を解体し、その学問的足場を再構築していくことである。

骨は、その人が耐えてきた人生の圧力が記録された経験の結晶であり、そこには意味がぎっしりと詰まっている。考古学者の仕事は、岩に刻まれて永遠に動かぬ文字ではなく消しては上書きされる羊皮紙の写本（パリンプセスト）のように骨の物語を読み解き、人々がどう生き、働いたかを理解することだ。つま先の小さな損傷、足首の骨棘（こつきょく）、頸椎の圧迫など、小さな手がかりがかつての骨の持ち主の人生について教えてくれる。遺骨からは、その人が前かがみになって穀物を挽いていたことや、走り回って狩りをしていたようすが伝わってくる(*3)。そして、骨は環境が身体に及ぼす生物学的影響を記録しており、もちろんそこには、男女それぞれが特定の仕事をする性別分業によって成り立つ社会環境も含まれる。文化もまた、身体の形成と密にかかわっているのだ。

フェミニスト的なジェンダー分析を生物学に取り入れれば、科学と、科学がもたらすはずの社会的利益の両方を改善できるかもしれない。科学的に考えて、骨形成は生物学的性別を想定した機能ではなく、文化的プロセスとみなすことができる。骨粗しょう症を例に挙げてみよう。この疾患には骨が脆くなるという特徴があるが、身体が骨を失いすぎたり、骨をつくらなすぎたりすると発症し、女性に多いと言われている。近年、この疾患が男性の間で過少診断されていることが明らかになってきているが、それは男性がそもそも健康診断や検査を受ける機会が少なく、加齢ではなく基礎疾患や薬に関連する続発性骨粗しょう症〔加齢や閉経などによるエストロゲン欠乏で生じる骨粗しょう症は「原発性」、生活習慣病や内分泌疾患、薬剤性、長期臥床などによって起こるものは「続発性」と分類される〕に苦しむことが多いためであり(*4)、診断されていない実数も相当なものだろう。にもかかわらず、現在でも骨粗しょう症の発症率は、女性のほうが四倍ほどあると信じられている(*5)。この認識は医学界のお歴々にとって都合がいいようで、これほど多くの分野で女性特有の医療に関する研究が不足しているにもかかわらず、いかに女性の骨が男性より脆いかを測定するための新たな方法や装置の開発が長らくブームになっている。まあ、個別の開発秘話だけ見たらサクセスストーリーだろう。しかし、骨粗しょう症に関する大方の認識は、ジェンダーの前提を問い直すことに失敗してきた生物学のあらゆる問題点を明らかにしている。要するに骨の科学は、ほかの集団よりも骨が脆くなりやすい集団が「どうしてそうなってしまっているのか」という複雑かつ有用な問いを解明するものではなく、骨の強さの性差について、自分たちが知っているとわかっていることを再確認するためのツールを開発してきたのだ。

骨粗しょう症を通じて、科学者たちは女性が全般的に男性よりも——骨も、心も——弱い、という文化的認識を再確認する手段を見つけようとしてきた。この認識は前から存在していたが、バイアグラが「勃起不全」という医療問題として市場に出回るようになったのと同様の手口で、女性は骨粗しょう症になる人が多いから治療薬が必要だ、と訴える製薬会社による一連の「啓発」キャンペーンによって悪化した。とくに米国では、身体が弱く痛みに苦しむ年配女性と元気で魅力的な女性とを対比させたテレビコマーシャルを通じて、その広告主である営利企業、すなわち製薬会社が、フォサマックス（Fosamax）などの骨粗しょう症の薬をいますぐ服用するよう年配女性にプレッシャーをかけている(*6)。こうした宣伝は、「骨粗しょう症は女性の病気である」という認識を強固にする。女性がこの宣伝を真剣に受けとるほど、検査を受け、診断を下される人数が多くなり、関連する薬を処方される割合も高くなる。

医薬品の売れ行きには、広告だけでなくエビデンスもかかわっている。科学者が最初から自分の求めている答えを出すために所定の調査を行った、明確なエビデンスだ。ファウスト＝スターリングはその包括的な分析のなかで、骨粗しょう症を女性だけの問題と設定することで、科学者たちは予期した性差を再確認するための簡単かつ安価な診断方法を開発するに至ったのだと記している。この指標となったのは、骨密度だ。

かつて骨粗しょう症は、骨折が見られた場合にのみ診断が下されるもので、それから医師の診察を経て、生検で骨の構造的な強さを調べていた。しかし密度計と呼ばれる機器の出現により、骨密度（BMD＝Bone Mineral Density）が新たな測定基準になった。女性の場合、BMDが若い白人女性の平均値の七十パーセント以下だと、骨粗しょう症と診断される(*7)。世界保健機構（WHO）によって設定されたこの新たな基準によると、白人女性の骨粗しょう症有病率は十八パーセントであるという。一九九〇年代を通じて、この新しい測定法は標準的な医療行為のひとつとなった。骨粗しょう症は現在測定可能であり、測定できることによって、骨粗しょう症の女性の存在がこれまで以上に可視化されることとなった。

ただし、この数字だけを見て誤解してほしくないのは、診断された人に必ずしも症状が出るわけではなく、かつてこの疾患のおもな指標だった骨折を経験したことのない人も診断される可能性があるという点だ。いずれにしても、骨のミネラルが少ないと骨粗しょう症とされる。さらに紛らわしいことに、骨の強度にはBMDだけでなく骨の内部構造とサイズも大いにかかわってくるため、BMDが高い女性でも、BMDが低い女性より骨折しやすい場合がある。また、若い白人女性の研究にもとづくBMDの基準値を、男性や子ども、ほかの肌の色の人に適用するのは困難だ。それに、BMDを測定する機器や場所の基準もいまだ定められていない。

つまり、BMDはすべての人を包括する基準とは程遠く、ましてやそれですべての説明がつくものではない。骨の世界のBMI値〔体重÷身長の二乗で算出される値。肥満度を表す指標として知られるが、体脂肪率や筋肉量は考慮しないため実際の身体の状態を把握できるわけではない〕のようなものだ。にもかかわらず、女性に治療法を探すようせっつく製薬会社は、BMDを絶対基準のように喧伝する。化学薬品会社のメルクは、フォサマックスが市場に出る前から、手頃な価格で骨密度検査を推進していた。同社は医療機器製造会社を買収し、骨密度測定器の生産を拡大すると同時に、米国骨粗しょう症財団に資金を提供して（おそらく自社のテレビCMを直接流すより信用されると思ったからだろう）、消費者が近隣で骨密度の検査ができる場所をフリーダイヤルで問い合わせられるようにした(*8)。このように、実にシンプルな尺度が骨粗しょう症の技術指標として使われるようになったことで、科学研究も容易かつ安価にできるようになったのだった。

一九九五年から二〇〇五年にかけて発表された調査研究の大半は、BMDを骨粗しょう症のすべてを語る代理人のように用いている。体積の測定などほかの高価な測定法のほうが正確に骨の強度を測定でき、骨の内部構造から骨折のリスクを把握するための不可欠な情報がわかると指摘する論文があったにもかかわらず、だ(*9)。

その結果、いまでは骨粗しょう症の医学的診断は特定のＢＭＤレベルのみでなされるようになっている。

この話のポイントは、こうした女性たちが実は骨粗しょう症ではないとか、薬に効果がないとかいうことではなく、これが唯一無二の手法なのかどうかを科学がきちんと検証しようとしないせいでより効果的な治療法の開発が妨げられているということだ。科学は、この問題を「すっかり片づけた」気になっている。単純明快、一件落着。しかし、お気づきかもしれないが、最初に綿密な予防措置を講じて治療及び診断の必要性を減らすより、症状を治療するほうが医者や製薬会社ははるかに儲かるのだ。そのこともあってか、性差を前提として商業的・文化的に推進されるシステムのなかで、その差異の前提が実際どんな根拠にもとづいているのか、疑問を抱く科学者はほとんどいない。

こと骨形成における性差について言えば、ＢＭＤからはほとんど何もわからない。その値が生涯にわたってどのように変化していくかさえわかっていないし、たとえば、十六歳未満の白人の少年少女は骨密度に差がないのに、のちのち男性の骨密度が女性よりも高くなる理由も、ＢＭＤだけを見ていてはわからない[*10]。ＢＭＤを測定したところでこうした変動がなぜ、どのように起こるのかは不明で、ただ「女性の骨のほうが折れやすい」という既知の事実を再確認するだけなのだ。女性のほうが男性よりも骨折のリスクが高いというのはたしかだが（白人男性の生涯骨折リスクは約二十パーセントで、女性は約五十パーセントである）、通常、二十五歳から三十歳で骨量がピークに達すると、それ以降は男女ともに同じ割合で骨密度は低下していく[*11]。ＢＭＤはこの差異の理由について説明してくれない。おまけに、女性の間では骨量減少の危険因子に大きなばらつきがある一方、男性の骨折のほうがより重症になりやすい理由も、ＢＭＤではわからない。

骨形成パターンの個人差を説明するうえでとくに重要なのは、幼少期から青年期にかけて身体活動が果たす役割だ。ＢＭＤにのみ頼る科学者たちは、すべてを説明する万能の静的な表象を求めて骨を読み、場所や時間がもたらす抽象的な情報を捨像して数値指標化する。そこに個々の背景は必要とされない。だが、冒頭の女性ハンターの骸骨の例のように、背景を考慮しない指標の隙間にはどうしても既存の知識が入り込み、簡単に重要な点を見逃してしまう。そろそろ、骨に関して異なるリテラシーを養っていく時期だろう。

身体活動は、骨の健康にとってこのうえなく重要な環境要因のひとつである。これは、驚くほどダイナミックな身体のメカニズムが果たす役割によるものだ。骨が地中から現れ、その生きていた証を考古学者に知らせる何世紀も前から、その発達は密接に関連し合う細胞間の活発なダンスによって決まっている。

胎児のときに、まず軟骨が足場をつくり、その足場を骨細胞が登っていき、やがて硬い骨となるカルシウムを含む骨基質が分泌される。骨基質を分泌する細胞は骨芽細胞と呼ばれ、身体の持ち主の活動がもたらす緊張やストレスを受けながら、徐々に成長して骨を形成していく。骨芽細胞が特定の部位に基質を沈着させる一方で、別の細胞型である破骨細胞は、成長し過ぎた部分を少しずつ破壊する。成長過程にある骨は、骨の再構（リモデリング）と呼ばれるプロセスのもと、骨芽細胞と破骨細胞が相互に働きながらその形を変えていく。幼少期を通じて、骨の成長は骨端線〔骨芽細胞と破骨細胞が密集する、骨の柔らかい部分〕に新しい物質が加わることで促される。この骨端線は、思春期にホルモンバランスが変化すると閉じてしまうが、骨の再形成は生涯にわたってつづく。

この極めて活発なプロセスを理解するカギは、骨芽細胞が分布する表面に力学的なひずみが生じない限り、骨芽細胞は新たな骨を形成できないということだ。これは、なぜ運動が骨の健康にとって重要かを示すと同時に、宇宙での無重力状態や寝たきり状態で骨の厚みが失われる理由でもある。骨にはひずみの閾値（いき）があり、その閾値を超えるひずみのみが新たな骨の形成を促しているのかもしれない。ひずみの閾値はライフサイクルを通じて変化する可能性があり、おそらく閉経に伴ってエストロゲンが減少すると、閾値が高いレベルに設定し直され、新たな骨を形成するのに非常に高レベルのストレスが必要になってくるのではないだろうか。こう考えると、ＢＭＤのような統計では、運動形態の変化やホルモンの変化など、どの社会的要因がどう作用してどのようにわたしたちの骨量減少を促すのか、その理由をほとんど解明できていないことがわかる。身体活動が骨形成に果たす役割は、男性より女性のほうが骨粗しょう症になりやすいことを裏づける指標を見つけるよりも、ＢＭＤでは説明のつかない、骨粗しょう症を発症しやすい生活習慣要因を特定するほうが有益であることを示している。医学界で構築されたジェンダーには注意が必要だし、それが生物学的性別とどのように結びついていて、どんなふうにわたしたちの身体やその健康を形づくっているのかを知る必要がある。文化的概念が実際の身体を通じてどのように世に現れるのかをジェンダーの観点から問い直すことができれば、ジェンダーはこれまでよりも科学的に有用な概念になっていくだろう。

　運動をする十代の少女たちは、運動をしない少女たちとは異なる「ジェンダーを実践（doing gender）」していると言え、その結果、このふたつのグループは異なる骨や身体を発達させていく。また、運動をしている少女たちの多くは、運動をしない少年たちよりおそらく骨の密度が高くなる。骨形成のプロセスを理解することは、身体は性別を正確に反映していると思い込むのをやめること、そして、その思い込みがどのように社会における生物学を通じてつくられるかを解明することなのだ。運動のような環境要因が骨を形成する仕組みを理解し、一生のうちで、いつ、どのようにそれを利用すればいいかを学ぶことは、骨粗しょう症などの疾患の予防や治療に役立つだろう。

前出のファウスト＝スターリングがこの分野を徹底的に調査し、その分析にもとづいて提案しているように、BMDのような尺度の代わりに、骨の強度に影響を与えるさまざまなシステム——これまでの生物学に含まれていなかった社会システムを含む——の相互作用に着目したらどうなるだろう。たとえばそこには、身体活動、食事、薬、胎内発育における骨形成、ホルモン、骨細胞の代謝、骨形成時の生体力学的影響などが含まれる。各要素単独でも骨に及ぼす影響を調べることができるが、骨はライフサイクル全体を通じて相互に関連する活動のなかで形成されるものだ。主要なイベントが特定の時期に集中する場合もあるだろう。たとえば米国の思春期の少女たちは、少年よりも早い段階からダイエットをすることが多い。骨の発達に深刻な影響を及ぼす神経性無食欲症などの疾患は思春期に発症することが多く、男性よりも女性の間でますます広がりを見せている。同様に、都会に暮らす超正統派ユダヤ教の若い女性は、より世俗的な女性たちに比べて、あまり身体を動かさず、日光に当たることも少なく、ミルクを飲む量も少ないため、腰椎の骨密度が大幅に減少する(*12)。これらの女性には、ほかの人とは異なる時期に異なる方法での介入が必要になるだろう。

逆に、日々仕事で身体を動かしている世界中の女性たちは、オフィスワークをする女性よりも骨塩量が増え、骨密度も高くなる。増加の程度は、身体活動を行った時間に関係する。また、骨粗しょう症のリスクが低くても、ほかの関節の合併症のリスクに注意を払わなければいけない場合もあるので、その点にも注目したい。こうした差異は、いずれもジェンダーや人種に起因するものではないし、疾患の原因を筋道立てて説明するにも有用ではない。それに、医療専門家がまず患者の話を聞くことを学び、その話の一つひとつが観察を行ううえで重要な背景を提供していることを理解していなければ、こうした差異が考慮されることはないだろう。そのときどきで骨の健康に相互に作用する要素と、長い間蓄積されてきた影響を考慮したアプローチによって、医師は、患者の人生のどの時期に、どのように介入すべきかの指針を得ることができるのだ。

交差するレンズ

骨がなぜその形状になるのかを理解するには、骨を前後の文脈のなかで考える必要がある。骨の形成を、人種とジェンダーが交差したレンズを通して見るとわかりやすいだろう。人種とは、すでに述べたように社会的に構築された区分であり、たとえば「特定の社会集団だけ、骨がなぜ異なる折れ方をするのか」といった有意義な調査を妨げてきた。

人種は社会的区分であり、生物学的に意味はない。人々の歴史的な行動を通じて意味づけられた、一連の特徴をひとまとめにした概念である。人種がどういうわけか生物学に不可欠かつ固有のものであると主張されるようになったのは、ひとえに他者を抑圧し、植民地化しようとする人間の欲望ゆえにほかならない。こうした思想の萌芽は、米国の外科医で人類学者でもあったジョサイア・クラーク・ノットの研究などに見られる。彼はその科学的権威を利用して、奴隷制度を擁護していた。一八七五年、ノットは、黒人奴隷は生物学的に過酷な条件下で重労働をこなすのに適した表現型であると特徴づけ、生物学がいかに医学の進歩をてこ入れしてきたかを、抑圧のシステムを正当化する主張と結論ありきの偏った人種研究を通じて訴えた。

この図式を複雑にしているのは、こうした類の主張が実際の社会的排除の根拠となり、黒人や女性の身体が不当な環境条件——貧困や不衛生のなか——に置かれるようになったことだ。前段を知らずにその状態だけを切り取るとあたかも生物学的差異による結果に見え、それが人種やジェンダーといった社会的に構築されたカテゴリーに生物学的な根拠を与えてしまいがちである。だが、実際はある集団を排除する文化によって生じた結果が見えているだけで、そこに生物学的な必然性はないのである。

骨の研究においても、黒人奴隷をめぐるノットの主張に共鳴する人々の思想が、データの解釈を難解にしつづけている。整形外科の分野では、たとえばアフリカ系の人々はほかの人種よりも骨が強いという教義(ドグマ)が根強く残っている。研究者は成人の骨疾患に関する調査結果を、わざわざ人種やジェンダーのフィルターを通して解釈する。彼らの研究では、骨に関するリスクがいちばん高いのは白人とアジア人女性で、つづいてヒスパニックの女性、そのつぎに白人男性、アジア人男性、ヒスパニックの男性、最後が黒人男性となっている。黒人女性はだいたい白人男性と同等に位置づけられている。この順序づけは「女性はおしなべて男性よりも骨が脆い」というジェンダー化された思い込みの矛盾を露呈している。同じように、これまでは人種という「生物学的」カテゴリーに起因するとされてきた骨の健康状態の差異も、もう一度骨密度と向き合い、環境的説明に目を向ければ、きっと多くのことが見えてくるはずだ。

たとえば、ビタミンDの役割は、より健全なフレームワークを提供してくれるかもしれない。ある報告書によると、研究者らは「非ヒスパニックのアフリカ系アメリカ人女性」と白人女性の生殖年齢時のビタミンD濃度について調査している。その結果、アフリカ系アメリカ人女性の四十二パーセントがビタミンD濃度が低く、ビタミン欠乏症だった一方で、サンプルの白人女性でその兆候を示したのはわずか四パーセントだった[*13]。アフリカ系アメリカ人と白人女性、いずれのビタミンD濃度も、ミルクをたくさん飲んだり、地方に住んでいたり、週に三回以上シリアルを食べていたりすると高くなった。また、いずれも秋に測定すると濃度が高く、春に測定すると低かった。肥満の女性は濃度が低く、経口避妊薬を使っている人は高くなることもわかった。こうした各要素とビタミンD濃度の相関の強さは白人女性よりアフリカ系アメリカ人女性の間でより差異が見られ、測定された差異はいずれも統計学的に有意だった。一方、白人女性では、肥満、ビタミンDサプリメントの摂取、冬との関連性のみ結果の差異が統計学的に有意だった。これは、地方に住んでいたり、シリアルを食べたりするといった環境要因のほかに、ふたつの集団の生活にあるまた別の差異を示している。それは単に肌の色といった、身体に存在する本質的な違いだけではない。異なる社会集団の置かれた異なる環境条件が生物学的に現れた、社会的な差異なのだ。

こうした女性グループの間にある差異の正確な理由は不明だが、論文執筆者らは、アフリカ系アメリカ人女性はビタミンD欠乏症のリスクが最も高いと結論づけている。しかし、ここから本当にわかるのは、日光、食事、避妊、ホルモンなどの環境要因は複雑に作用し合う指標であり、これらの要因が絡み合った結果として生涯にわたる健康が左右され、骨の強さにも影響するということだ。だからこそわたしたちは、この社会でさまざまな立場にいる人々の異なる生活を通じて、多様な環境の違いがもたらす結果を研究する必要があるのだ。

人体は日光を浴びることでビタミンDを生成し、体内のカルシウム濃度を調節したり、筋肉の形成を強化したりして骨の発達を促すが、その合成方法は肌の濃淡によって異なる。人間以外の霊長類は、ビタミンDを食事から摂取する必要がない。というのも、こうしたプロセスを維持できるだけの日光を皮膚から取り入れているからだ。しかし人間はもう、そうはいかない。

わたしたちがビタミンDの摂取を必要とするのは、分厚く暖かい衣服が必要で、冬の間は太陽の角度が低すぎて日光が皮膚を貫通できない北方の気候帯への移住に伴って進化したためだと考えられている。また、皮膚の色素であるメラニンが紫外線を吸収するため、肌の色は紫外線の吸収に影響する。濃い色の肌が、明るい色の肌と同じ量のビタミンDを生成するには、六倍の時間がかかる(*14)。これは、地理的歴史を共有する集団という意味での人種を指しているわけではない。単に肌の色についての話である。濃い肌の色をもつ人は、ビタミンDを生成するために長時間日光を浴びる必要がある。

また、高ラクトース(乳糖)のミルクへの耐性は、北に移動した人類がカルシウムを補給する手段を必要としたことに関連しているかもしれない。乳糖不耐症の遺伝子は世界中で広がりを見せているが、北方で暮らす人々の間ではその割合は低い。動物の乳をカルシウム源にすることで、ビタミンDが合成できなくなってカルシウムが減った分を相殺した可能性がある。

静的な遺物としてのみ骨を解読しようとする科学者たちは、ここで遺伝を持ちだし、黒人と白人の生物的な違いを主張したくなるかもしれないが、実際のところその主張は、科学的に何を示しているのだろう？　医学的にどう役立つのだろうか？　肌の色がどうであれ、現在北半球で暮らす人々のなかで、十分なビタミンDを生成できるほど身体に日光を浴びるのは、ライフガードや農家くらいだろう。赤道付近に暮らす人々でさえ太陽から身を守るため、あるいは宗教的、文化的理由で身体を覆っていたり、室内で働いていたりして、自力で十分なビタミンDが生成できない場合がある。さらに、南半球から北半球へ移民として渡り、異国にあっても故郷の食生活をつづけている肌の色の濃い人々も、極度のビタミンD欠乏症に悩まされる可能性がある[*15]。

現在、ビタミンDの一日の最低必要量が少なすぎることや、世界中で多くの人々がビタミンD不足で健康を害していることについての共通認識が高まってきている。新型コロナウイルス感染症のパンデミックにより、人々が屋内で過ごす時間が増え、日光を浴びる時間が減るなか、ビタミンDについての話題が報じられたことで、改めてその重要性が認識されるようになったのだ[*16]。つまり、ビタミンD不足は特定の人種の問題ではなく、世界的な問題ということになる。医学研究のなかで生まれた人種間の生物学的違いに関する疑問が人種差別的な考えにつながることはしばしばあるが、科学者たちは、その疑問に対する答えを出すことなく、自分たちには知らないことがあるという事実を覆い隠しつづけている。

遺伝子は重要か？

生物学的に人種というカテゴリーは存在しないということは科学の世界でくり返し訴えられてきたことだが、それを実際に科学に反映させるのには、社会全体が認識を変えるのと同じくらい長い時間がかかっている。有名な例は、一九九〇年から二〇〇〇年にかけて行われたヒトゲノム計画[*17]だ。ほぼ全人類の遺伝子の配列が解析されたこの計画はビッグデータサイエンスという新時代の幕開けであり、その科学は、人種は遺伝コードにもとづかない非生物学的なものであるという考えの追い風になるものだった。この計画には科学の分野から危ういほどの情熱が注がれ、将来的には、遺伝子治療と呼ばれるプロセスで欠陥のある遺伝子を健康なものに置き換え、人の苦しみをなくすための真の治療を提供できると期待されていた。そして、科学者たちが解き明かそうとしていた崇高な生命のコードが人種は生物学的に確固としたものではないことをも証明したなら、社会的カテゴリーを生物学で補強しようといそしむさまざまな分野の科学者たちもいずれそこから関心を移し、身体が環境とのかかわりのなかでどう発達していくかといった、もっと社会的に有意義な疑問に目を向けるようになるはずだった。

しかし、全ゲノムの解読に成功してみると、それは科学者たちが思っていたほどすべてを解き明かしてくれるものではなかった。まず、DNA配列と目に見える人間の形質（表現型）との関係は、当初予想されていたよりはるかに複雑なものだった。結局のところ、遺伝子は人間がどうやってつくられているかを教えてはくれず、遺伝と形質の間にある相関関係を記述するための新しい言語を提供しただけだった。いまでは科学者たちは、遺伝子は環境要因によってスイッチが切り替わること、そしてはるかに複雑な生成のダンスの一部でしかないことを知っている。だが、骨科学の科学者たちは、BMDと並ぶもうひとつの揺るぎない指標として、遺伝学に熱視線を送っている。食事や運動などの生活習慣要因を含む比較的複雑な骨の発達に言及した論文でさえ、しばしば遺伝が持ちだされ、より複雑な絵を描く努力を台無しにするような、ある種の科学的アクセサリーになっている[*18]。

遺伝学はたしかに骨の形成過程を知るのに役立つツールだが、過去に憶測で決めたカテゴリーを再確認するために使用するなら、新しいことは何もわからないだろう。そうした説明にはたびたびほころびが生じ、慌てて取り繕ったところで、それは新しい知の重みには耐えられない。特定の遺伝子は特別な状況下でのみ活性化して増減するため、骨形成を遺伝学的に説明すると、そこにはさまざまなシステムが絡み合っていることが必然的に明かされる。このダイナミクスは過去十年で「エピジェネティクス」という領域で知られるようになった。エピジェネティクスとは遺伝子の塩基配列そのものを変えるのではなく、細胞や環境に変化を加えることで遺伝子の働きを制御し、後天的に生体に発現する変化を研究する学問であり、これもまた、異なる読み方を学ぶためのものである。

今日、エピジェネティクスが提示する新しい世界像は、ジェンダーや人種といった社会的に構築されたカテゴリーを単一の尺度に集約する考えから科学者たちを引き離し、環境と遺伝子が相互に作用して個人を形成する仕組みの説明を求めている。エピジェネティクスという言葉は、一九四〇年に発生学者のコンラッド・H・ウォディントンによってつくられた。ウォディントンはいわゆる「有機主義者」と呼ばれるグループに属しており、科学者であるだけでなく社会主義者でもあった彼らは、遺伝子から形質、遺伝子型から表現型へと発展する有機体の新しいモデルを概念化することに尽力していた。遺伝学に「生命のコード」を一気に解読することが期待されはじめた当時、これは大胆な野望だった。ウォディントンは、発生学者としてこの遺伝学の新たな知識を活用し、胚が成体になる過程をきっちり解明しようと決意した。

ウォディントンは、そのために画家のジョン・パイパーに連絡し、これを見ればきっと発生学者と遺伝学者が協力するはずだと思われる図の作成を依頼した。やがてふたりは「エピジェネティック・ランドスケープ（後成的風景）」にたどり着く。のちに図として書き直されるこの風景画は、よくある科学的イメージのように既知の現実を描いたものではなく、遺伝子と環境の関係を仮想的に表現した「視覚的メタファー」と呼ばれるものだった。

左ページ下図中のボールは、受精卵から成体への成長を表し、風景のなかでいくつもの可能性のあるコースを転がっていく。なかにはウォディントンが「キャナリゼーション（運河化）」と呼んだプロセスによって、ひときわしっかりと風景に組み込まれたルートがある。キャナリゼーションとは、遺伝子と環境の力の相互作用によって何らかの混乱が起こっても、発達を維持する能力である。これはボールが、つまり成長途上の人間が最も進みやすい方向だが、ホルモンの流出、日照、飢餓などインパクトの大きい環境事象が発生すると、ボールは閾値を超えて別のコースに押し出される可能性がある。

この図は科学者たちに、彼らがもっている知識と利用できる科学のツールを駆使してボールを別の方向へ動かすにはどうすればいいかという問いを投げかけている。発現した表現型を遺伝的に説明するだけでは、ほとんど何もわからない。その視点ではボールがどうやってそこへたどり着いたかは説明できず、ボールがたどった経路を結果論的にふり返るだけになるだろう。ウォディントンは科学者に対して、できる限り抽象的な方法で問いかけた。さまざまな分野の科学者が先を見る必要性を理解し、共通点を見出すには、この方法しかないと思ったからだ。

実際のところ、遺伝子の働きは、食事、身体活動、思春期や加齢に伴うホルモンの変化、そのほかさまざま

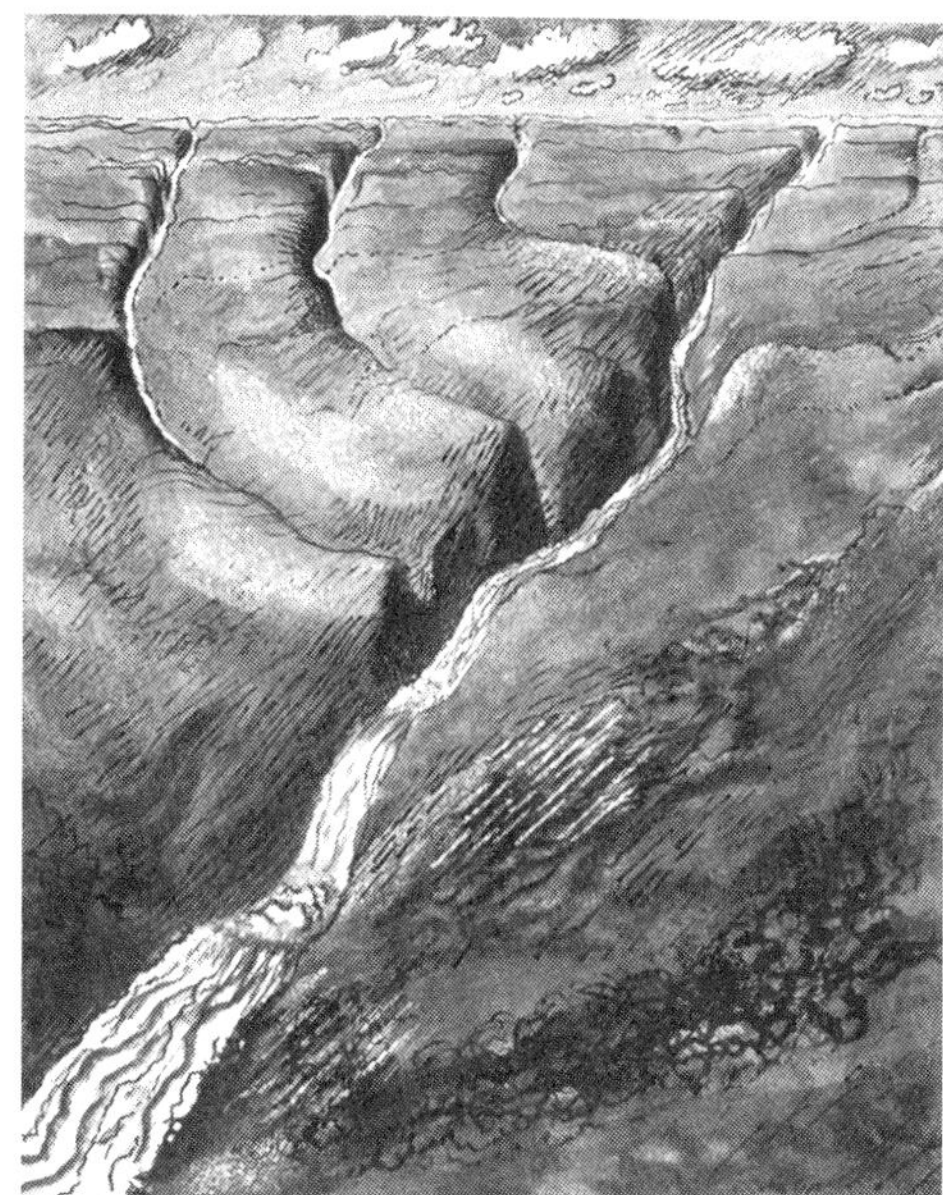

画家ジョン・パイパーが描いた、遺伝子と環境の相互作用が表す初期胚発生の視覚メタファー、エピジェネティック・ランドスケープの最初のバージョン（ウォディントン『Organisers and Genes』一九四〇、口絵）（*19）。

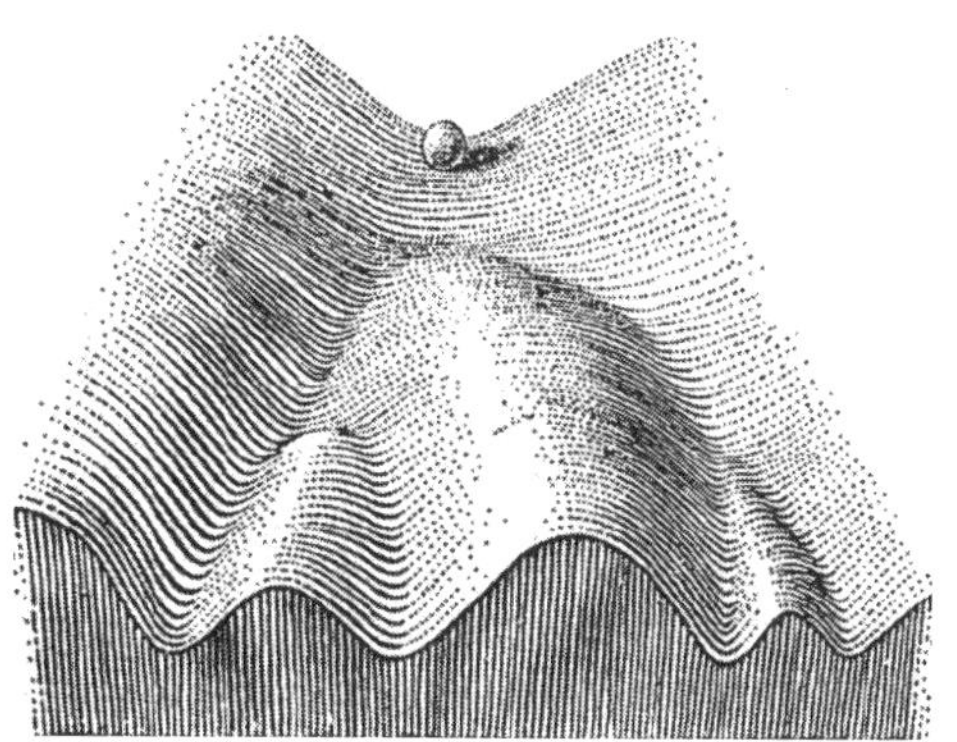

ウォディントンが考案した、エピジェネティック・ランドスケープの二番目のバージョン。最もよく知られているイメージ。ボールがたどる経路は、卵子がどのように成長するか、つまり卵子がたどる経路を反映している。一方、風景の溝は、異なる環境条件の影響を受けて卵子がたどる可能性のあるすべての道を明らかにしている（ウォディントン『Strategy of the Genes』一九五七）（*20）。

な要因に反応する。骨密度を単独の指標にできないのと同じように、遺伝子だけで骨合成を語ることはできない。エピジェネティック・ランドスケープはしばらくの間ヒトゲノム計画の熱狂に押されて影が薄くなっていたが、現在このメタファーは復活し、遺伝子を風景の一部として読み解くよう科学者に求めている。このメタファーの本質は、決定的な意味のあるものとして事実をとらえるのではなく、いつまでも変更可能な余地を残し、無限に解釈できる点にある。科学者はこれまで同様、まだ仮説にすぎない幅広い相関を理解するために引きつづき新たなアプローチを模索しなければならないが、それをどんな方法で、だれと一緒に行うかによって、科学者たちに刺激を与えたこの絵と同じくらい創造的になれるかもしれない。またこのランドスケープは、異なる分野の科学者たちが集まって、ともに骨の形成について考える空間としても機能するだろう。時間をかけて、運河や峡谷に響き渡る骨の詩を新しいやり方で聴き、読み解いていくのだ。

骨は、わたしたちの身体がいかに環境に組み込まれているかをはっきりと思いださせてくれる。生物学的な命が尽きて何年も経った骨が地中から見つかって、その持ち主の人生を紐解く固有の物語が明らかになる。しかし、それができるかどうかは、実はそれらを抱く大地にかかっている。「生きている」骨も同じだ。考古学者が遺跡を調べるのと同じ心持ちで生きている人の骨を読む方法を学べたら、生活習慣や社会環境を個人ベースで評価する方法を学べたら、それが生体とどう作用し合うのかを解釈する方法を学べたら、どれほど多くの知識が得られるか想像してみてほしい。そう、骨形成に対する深い理解は、優れた科学であるだけでなく、人間性にとって重要な実践でもあるのだ。

(*1) Haas, R., Watson, J., Buonasera, T., et al. “Female hunters of the early Americas”. Science Advances. 2020; 6(45): 245-361.
https://doi.org/10.1126/sciadv.abd0310

(*2) Anne Fausto-Sterling. “The Bare Bones of Sex: Part 1 - Sex and Gender.” Signs. 2005; 30(2).
https://www.jstor.org/stable/10.1086/424932

(*3) 同右

(*4) De Martinis, M., Sirufo, M. M., Polsinelli, M., et al. “Gender Differences in Osteoporosis: A Single-Centre Observational Study”. World J Mens Health. 2021; 39(4): 750-759.
https://doi.org/10.5534/wjmh.200099

(*5) Alswat, K. “Gender Disparities in Osteoporosis”. Journal of Clinical Medicine Research. 2017; 9(5): 382-387.
https://doi.org/10.14740/jocmr2970w

(*6) Fugh-Berman, A., Pearson, C. K., Allina, A., Zones, J., Worcester, N. & Whatley, M. 2002 in “The Bare Bones of Sex: Part 1 - Sex and Gender” by Fausto-Sterling.

(*7) Anne Fausto-Sterling. “The Bare Bones of Sex: Part 1 - Sex and Gender.” Signs. 2005; 30(2).
https://www.jstor.org/stable/10.1086/424932

(*8) Fugh-Berman, A., Pearson, C. K., Allina, A., Zones, J., Worcester, N. & Whatley, M. 2002 in “The Bare Bones of Sex: Part 1 - Sex and Gender” by Fausto-Sterling.

(*9) Meunier, Pierre J. 1988. “Assessment of Bone Turnover by Histormorphometry”. Osteoporosis: Etiology, Diagnosis, and Management, ed. B. Lawrence Riggs and L. Joseph Melton III, 317-332. New York: Raven.

(*10) Zanchetta, J. R., Plotkin, H. & Alvarez Filgueira, M. L. “Bone Mass in Children: Normative Values for the 2-20-Year-Old Population”. Bone. 1995; 16: S393-S399.

(*11) van Staa, T. P. “Epidemiology of fractures in England and Wales”. Bone. 2001; 29: 517-522; NIH

Consensus Statement Online. 17, no. 1 (2000): 1-36.

(*12) Taha, Wael., et al. “Reduced Spinal Bone Mineral Density in Adolescents of an Ultra-Orthodox Jewish Community in Brooklyn”. Pediatrics. 2001; 107: e79-e85. In Fausto-Sterling, “The Bare Bones of Sex”.

(*13) Nesby-O'Dell, S., et al. “Hypovitaminosis D Prevalence and Determinants Among African American and White Women of Reproductive Age: Third National Health and Nutrition Examination Survey, 1988-1994”. American Journal of Clinical Nutrition. 2002; 76(1): 187-192.

(*14) Vieth, R. “Effects of Vitamin D on Bone and Natural Selection of Skin Color: How much Vitamin D Nutrition are we Talking About?”. Bone Loss and Osteoporosis: An Anthropological Perspective, ed. S. Agarwal & S. D. Stout, 139-154 (New York: Kluwer Academic/Plenum Publishers, 2003).

(*15) Shaw, N. J. & Pal, B. R. “Vitamin D Deficiency in UK Asian Families: Activating a New Concern”. Archives of Disease in Childhood. 2002: 86(3): 147-149.
Meyer, H. E. E., et al. “Vitamin D Deficiency and Secondary Hyperparathyroidism and the Association with Bone Mineral Density in Persons with Pakistani and Norwegian Background Living in Oslo, Norway, The Oslo Health Study”. Bone. 35(2): 412-417.

(*16) Roberts, M. “Coronavirus: Should I start taking vitamin D?”. BBC News. https://www.bbc.co.uk/news/health-52371688

(*17) ヒトゲノム計画は一九九〇年に米国政府の資金提供を受けてはじまった国際科学研究プロジェクトで、その目的はヒトゲノムの全遺伝子を特定し、マッピングし、配列することだった。このプロジェクトは二〇〇三年に完了が宣言され、この時点で科学者たちは八十五パーセントのゲノムを解読していた。二〇二二年までに残りも完全に解読された。
https://web.ornl.gov/sci/techresources/Human_Genome/project/index.shtrm

(*18) See for example: Opotowsky, Alexander R. & Bilezikian, John P “Racial Differences in the Effect of Early Milk Consumption on Peak and Postmenopausal Bone Mineral Density”. Journal of Bone and

Mineral Research. 2003; 18(11): 1978-1988;
Taaffe, D. R., et al. "Lower Extremity Physical Performance and Hip Bone Mineral Density in Elderly Black and White Men and Women: Crosssectional Associations in the Health AB" (2003).

(*19) Waddington, C. H. Organisers and Genes (Cambridge: Cambridge University Press, 1940).

(*20) Waddington, C. H. Strategy of the Genes (axon and New York: Routledge, 1957). In Susan Squier, Epigenetic Landscapes, 2017.

第9章 ― がんとグローバリズム

ジェンダー・インクルーシブな医療の構築とは、目に見えるところだけをよりよくすればすむ問題ではない。女性の研究者や医療専門家が各分野で十分に活躍したり、女性の身体を含む臨床試験が行われたりすることはもちろん重要だが、これまで見てきたように、科学者の質問や思い込みなど、医療分野を形成してきた思考そのものにジェンダーバイアスが蔓延っている。それは非常に根深く、いまも無意識レベルで進行している。

そうなる理由のひとつは、第4章で見た、医療に組み込まれた「男性が女性を貫く」というイメージにとくに顕著に表れているように、医師と患者の力が不均衡な点にある。おかげで、現代医療は総体としては正しい方向に進んでいるにもかかわらず、いまだに医師を最終的な意思決定者、患者を従う者として位置づけている。本章で見ていくように、この力関係は社会全体の科学研究にも及んでいる。ひと握りの男性の専門家が女性に影響を及ぼす研究課題についての決定権をもち、ともすれば当の女性の意向すら無視して、その身体を研究材料として利用する。こうした医学的決定は、家父長制モデルを論理的に拡張したものだ。本章では、がん研究の歴史という厄介な撚り糸をたぐりながら、だれが科学研究の恩恵にあずかり、だれが犠牲を払い、だれの貢献が評価され、最終的にだれが発言権をもつに至ったかを問うていく。

二〇一七年、米国のケーブルテレビ局ＨＢＯに依頼を受けたアーティストのカディール・ネルソンは、「現代医学の母」と題したヘンリエッタ・ラックスの肖像画を描き、彼女を永遠の存在にした。この肖像画は、錚々たるアメリカの偉人たちとともにワシントンD.C.のスミソニアン・ナショナル・ポートレート・ギャラリーの最も重要なスペースに展示されており、そこには、医学の進歩の最前線に立ち、米国の輝かしい歴史に貢献した科学者たちの肖像画もかかっている。といっても、ラックスは科学者ではなく、患者だった。幹細胞という新たな科学の幕開けに計り知れない恩恵をもたらし、医療の革新に多大な貢献をした患者である。ただし、本人のあずかり知らぬところで。

アフリカ系アメリカ人女性のヘンリエッタ・ラックスは、肖像画が描かれるずっと前から不死の存在だった。米国の中心にある荘厳な美術館ではなく、世界各地の研究所内で。一九五〇年代にジョンズ・ホプキンズ病院の医師が子宮頸がんの治療中に採取した彼女の細胞が、世界各地の研究所で使われてきたのだ。医師たちはラックスの許可なく、そして彼女の死後も家族に無断で、この組織のサンプルを研究用に提供した。ラックスは一九五一年、三十一歳で亡くなった。しかし彼女から採取した細胞は、ある時期を過ぎると複製能力を失ってしまう通常の細胞に比べ、並外れた生存能力と複製能力を示したのだった。

この不死の細胞を発見した研究者たちは、ラックスの細胞を世界中の研究所に提供し、その驚くべき有用性を証明した。以前は組織サンプルの入手が難しいために制限されていた研究も、無限に分裂する不死の細胞株のおかげで、仮説を検証できるようになったのだ。この、いわゆるＨｅＬａ（ヒーラ）細胞〔ラックスの氏名の頭文字から名がとられている〕は、生物学研究の主力となった。体外受精につながる研究のほか、がん、免疫学、感染症研究の要（かなめ）となっている。ごく最近では、新型コロナウイルス感染症のワクチン開発にかかわる研究にも使用された(*1)。

ネルソンの絵のなかで、深紅のドレスをまとったラックスは静かな笑みを浮かべて佇み、頭上の鮮やかな黄色い帽子がまるで後光のように彼女の頭のまわりにたゆたっている。その両手は子宮のあたり——彼女のがんが見つかった場所にして、不死の細胞株が生まれた場所——で、聖書を握りしめている。背後に広がる壁紙には六角形のパターンがあしらわれ、そこには、不死と飛躍的な成長——いずれも謎めいた細胞株の特徴だ——を表す古代のシンボル「フラワー・オブ・ライフ(生命の花)」がデザインされている。ハイテク科学の時代に描かれた、母なる聖性である。

だが、ギャラリーの絵画と彫刻のキュレーターであるドロシー・モスいわく、この肖像画の戦略的な狙いは、医学の進歩の暗黒面を知らしめ、「科学に大きく貢献しながら歴史から消された人々」についての会話を喚起することだという(*2)。この国を築き上げた先駆者や人々を導いた思想の持ち主と一緒にギャラリーに飾られた、輝かしい美徳の鑑のような絵をじっくり見ていると、忘れ去られた歴史の気配はほとんど気にならない。しかし、わたしたちは、おなじみの美辞麗句のさらに奥へと目を凝らし、ラックスが何を代償にこの細胞株、そしてこの細胞株がもたらす無限の可能性を生みだしたか、よくよく考えなければならない。「彼女のドレスのボタンがふたつ欠けているのは」と画家は書いている。「彼女の知らないうちに身体から取りだされた細胞を表している」と。真珠のネックレスは、「彼女の命を奪った獰猛ながん」の暗喩だという。こうした符牒として忍ばされた建前と現実のギャップは、社会的に疎外されていたラックスが、いかに科学の名のもとに利用されたかを物語る道しるべである。ここにそのヒントがあるにもかかわらず、先端科学の進歩という圧倒的な物語のなかで、その存在は薄れてしまっている。ひょっとするとこれは、科学に対する無批判な敬意に照らされた世界で、正も負も含んだものとしての歴史の全体像を知ることの難しさを思いださせるための絵なのかもしれない。

完璧な女性の優しい瞳を見つめながら、彼女のおかげでもたらされた輝かしい進歩を思うと、そこには尊い犠牲を払った殉教者の姿が見えてくる。そしてわたしたちは、選択肢をもち、みずから同意した女性という、誤った、しかし安心できる物語を許してしまう可能性さえある。しかし、そうではないのだ。ヘンリエッタ・ラックスの社会的地位の低さは、研究所内で白人男性の身体が白人女性の身体より優先され、白人女性が黒人男性より、黒人男性が黒人女性より優先される米国の研究・医療システムのなかで利用された。こうした交差的抑圧により、ラックスは、当時の彼女のがん治療に関する臨床的な決定や、最終的に自分の細胞がどう使われるかに関して、権力者である医師たちの言いなりになるしかなかった。このスパイラルのどの段階においても、ラックスに選択肢はほとんどなかった。彼女を治療し、細胞を採取した病院からして、この地域でアフリカ系アメリカ人を治療する数少ない医療施設のひとつだった。

ラックスの細胞から研究者が、バイオテクノロジー企業が、さらにほかの企業が利益を得ても、ラックスやその家族に対価が支払われることはなかった。そしてラックスの死後数十年間、科学者や医師たちはラックスの名を公にするときも、医療記録をメディアと共有するときも、彼女の細胞のゲノムをオンラインで公開するときでさえ、許可を求めることをしなかった(*3)。ラックスの主体性は、生前に診察を受けていたときから完全に無視されていたが、彼女の身体のパーツをめぐる決定もまた、病院を出てからは研究室で、やがては世界中で、本人の許可なく、くり返し行われてきた。科学は、ヘンリエッタ・ラックスの体内から必要な物質を取り出すことに成功した一方で、彼女の身体を救うことには失敗した。そして、いまも科学の進歩のためにだれかの固有の身体が――本人の身体にとって必ずしも有効とは限らない治療のために――利用されており、ラックスとその家族のケースは、氷山の一角に過ぎない。

程度の差こそあれ、どんな医療機関でも患者はモルモットだ。医療は決して万能ではないし、身体も千差万別だ。医師が大規模な臨床試験を経て処方する薬が効かないこともあれば、有害な副作用をもたらしたり、最悪の場合、問題を悪化させたりする場合もある。しかしこれまで見てきた医療の偏見を考えると、ほかの人よりはるかにひどい扱いを受けている人がいるのはたしかだろう。患者として扱われる人がいる一方で研究対象としての役どころを割り当てられる人もいるし、必要な治療を人より多く受けられる人もいれば、知らないうちに自分とは関係のない治療の実験台として過剰に貢献させられる人もいる。ラックスの一件は、研究と同じ身体材料を使って治療するケースが多い現代医学において、世界規模でこうした生体組織の共有や分割が行われ、追跡不可能なほど多様なルートで各地に渡っていることを示している。

生体組織は大陸間を移動し、のちに見ていくように、たいていは経済的に不利な地域から有利な地域へと送られる。ここでも従来の医療体制と同じく女性はぞんざいに扱われる一方、ますますグローバル化する医療システムのなかで、白人やエリート男性が利益を享受しつづけるには、その女性の存在が不可欠なのだ。先端科学の力は公平にもたらされるわけではないこと、そして、グローバル化したシステムのなかで医学が利用してきた患者たちのニーズに本当の意味で応えるには、社会構造への介入のほうがはるかに重要な場合が多いことを改めて思い知らされる。

科学者とラックス家の関係には、近年になって進展があった。二〇一三年、米国国立衛生研究所（ＮＩＨ）の代表者ふたりがラックスの子孫に協力を仰ぎ、生物医学研究者がＨｅＬａ細胞の全ゲノムデータにアクセスできるようにしたのだ。ＮＩＨはこれを「研究参加者を研究事業パートナーとみなす、ＮＩＨの継続的な取り組みを体現する」「画期的な合意」と呼んでいる(*4)。とはいえ、もともとラックスの家族は世界中にもたらされる医療上の利益を考慮して、この細胞を使った生物医学研究の継続を全般的に支持はしていたため、わたしにとってとくに驚くような内容ではなかった。合意に至るプロセスを記した報告書で、執筆者は同意やプライバシーに関する家族の懸念は話し合いで解決したと主張している(*5)。しかしそのやり方を読むと、実際のところ家族は、ＨｅＬａ細胞の全塩基配列データに関する三つの選択肢を提示されただけだった。①配列を自由に利用できるようにし、いつでも、だれでも、どのような用途でもアクセスできるようにすること。②データをアクセス制御データベースに登録し、研究者が特定の研究でデータを使用するためにはＮＩＨに申請し、ラックス家のメンバーを含む委員会が定めた使用条件に同意することを義務づけること。③配列を非公開とし、研究のために一切利用できないようにすること。

わたしはこの「研究事業におけるパートナーシップ」という演出を信用していない。何十年も前に母あるいは祖母の細胞が採取、利用され、同意もなしに研究結果を公表までされた人々は、ただ三つの選択肢を提示されただけだった。その選択肢も、自分は「研究事業」のすべてをわかっているので目的と関係ない用途には一切使用しません・させませんという顔をした科学者によって決定されたのだ。家族はこの選択肢を前に、妥協点として②を選んだ。

わたしにはこれが、生物医学研究からだれがどのように恩恵を受けるかについて再考するために必要な、広範で、想像力に富む、包括的な話し合いだとは思えない。ラックスの家族は、科学者たちとの話し合いのなかで新たな選択肢を思いつけるだけの十分な情報を提供されたうえで決断をする必要があったのではないかと思う。科学において過小評価されている人々に発言権を与えるには、そこかしこにあるほころびを隠すための一見整った「画期的な合意」などではなく、もっと根本的な改善が必要だ。たしかに、話し合いがもたれたこと自体はいいことだ。それでも、患者と医師、研究対象と科学者の間のパワーバランスが本当に変わるかどうかは疑わしい。この一件に限らず、女性がいまも自身の生物学的材料を使った医学研究に不本意な貢献をつづけさせられていることを知っていればなおさらだ。こうした医療システムの要求が土台となり、ほかの搾取の形態も悪化していくのだから。

ポリオ、血液がん、鎌状赤血球症の治療法、がんの診断方法、老化の仕組みの解明に至るまで、幹細胞の発見によって、これほど医学が発展するとはだれも予期しなかった。なかには女性に恩恵をもたらした進歩もあり、たとえばＨｅＬａ細胞株は、子宮頸がんを治療するためのＨＰＶワクチンの開発にも利用されている。

しかし、こうした発展が一部の女性の健康を増進する一方、対価も支払われず、しばしば認識すらされていない女性の身体の細胞、組織、パーツに依存する国際的な医療産業のなかでは、依然として疎外されたままの女性たちが犠牲になっているのだ。

道徳をたてにした搾取

幹細胞や再生医療産業が盛んな現代において、女性はなくてはならない貢献者だ。この新たな生物医学研究の分野は、英国、北米、西欧、インド、中国など、先進国及び一部の開発途上国において急速に拡大している。幹細胞の培養には、大量のヒト胚、卵子、胎児組織、臍帯血が必要なため、これらの分野では女性がおもな組織提供者となっている。しかし、システムが女性の身体に頼っているにもかかわらず、ほかの医療分野同様、女性の姿は見えないことが多い。研究材料の抽出には女性の身体的負担が伴い、通常は医療行為の一環として過剰排卵〔標準的な月に一度の排卵ではなく、排卵誘発剤を用いて一度に複数の排卵を促す、生殖補助医療で用いられる技術〕、体外受精（IVF）、妊娠中絶、出産など、肉体的に過酷な手順が必要となる。それでも、パーツを提供する行為も、提供したパーツそのものも、過酷な労働の産物として評価されることはない。

ほとんどの場合、こうした材料は医療関係者や科学者によって「余剰」あるいは「廃棄物」という枠組みで扱われ、たとえば体外受精で使用されずに抽出された胚は「スペア」と呼ばれて、研究に寄付しなければ無駄になることが暗黙裡に示唆される。体外受精に適さない「質の悪い」卵子は「廃棄物」であり、これを研究に寄付するか否かの判断は、選択というより道義的義務として課されることが多い。自分にはもはや必要ないとしても、生殖能力の一部を他人に渡すことを拒めば利己的だと言われるかもしれない。こうして女性の無言の苦しみは常態化し、身体を用いた労働だけが期待される。

生物医学が長い間、出産する女性をあてにして、さまざまなものを手に入れてきたことは想像に難くない。

これらの「寄付」をするために必要な時間や、身体的・心理的負担は、いわばデスクワークをこなすのに必要な労力と等価である。新世代の労働者であれ、研究や医療に対して無限の可能性を秘めた不死の生体物質であれ、間違いなく世界経済に大きな価値をもたらすものだ。にもかかわらず、女性の時間や心身の負担には正当な対価が払われるどころか一切評価されず、当たり前のことのように扱われる。

無条件の生物学的貢献が期待されるだけでなく、女性は自身の生体物質の使い道に口を出すことも許されていない。これまで見てきたように、婦人科学、産科学、骨盤臓器脱などの領域では、女性の沈黙は羞恥心から生じることが多い。この羞恥心は文化に内在しており、医療関係者が感じ取れるほど明白には表出されない。それでも、意図的でないにしても、生物医学は女性の感じる負い目を利用して無償で材料を提供させている。たとえば英国では、一九六七年に中絶手術が合法化されて以来、手術時に胎児の組織や細胞が採取されている。中絶を予定している女性は事前に同意を求められるものの、現在のガイドラインでは、関連する研究の種類といった情報はほとんど知ることができない。つまり、幹細胞研究のために胎児組織を提供する行為には、そうしなければ恥ずべき無駄にしかならないものを有益に利用することで一種の贖罪になる、という暗黙の圧力が存在するのだ。赤ん坊を産めなかった女性も、少なくとも未来の社会の健全性に貢献し、その義務を果たすことができるのだ、と。

臍帯血の提供も、似たような論理立てで促される。プルリステム社やコードライフ社などの企業は広告を打って妊娠した女性たちに子どものための臍帯血プライベートバンクを勧めるが、ここでもまた赤ん坊を産む女性の公徳心が利用され、身体の材料を提供するのは道徳的で、そうしないのは無責任だと暗示されている。臍帯血は出産時に採取され、採取後は年会費を支払って臍帯血バンクで保管してもらう。この血液は研究に使われるほか、子ども本人やその家族が血液疾患になったり、幹細胞治療の発展で治せるようになった疾患の治療が必要になったりした場合に利用できる。母親は再生医療の未来に投資することで子どもの未来に投資することになるが、これは生物学的な原資を用いた銀行投資に等しい。この経済的・生物学的投資によって、新たなツールや治療法を開発する資金が確保され、利益が生みだされていく(*6)。

さて、女性たちの生物学的貢献が道徳的な要請や公共の福祉に寄与する行為として提案された場合、はたして彼女たちは進んでそれに参加していると言えるだろうか？ これは本当に寄付なのだろうか？ 盗まれたものではないのか？ このトピックにおける世界的不平等を見るにつけ、その疑問はますます大きく、深刻なものとなっていく。たとえば開発途上国に住む貧しい女性が、最低限のお金で危険な手術をもちかけられる例もある。女性の研究への貢献に経済的価値が認められたとしても、既存の社会経済的不平等を利用して生物学的材料を調達することで研究を維持するような医療制度では、普通に考えて女性に十分な補償はされないだろう。

女性が過剰排卵を利用して収入を補うこともあるし、幹細胞研究に提供される「スペア」の胚と引き換えに無料で体外受精を行う交渉をすることもある。世界市場において卵子を売ることは、家事やセックスワークなど女性が奉仕する形態の労働に従事している一部の女性にとっては、すでに現実的な収入源となっている。東欧の女性は、幹細胞研究に使用するためだけでなく、英国のように規制によって自国で卵子を調達できない国に住む不妊カップルに卵子を販売することもある。こうした取引を仲介する会社も存在する。

卵子の販売に関する規制のまったくない米国では、アフリカ系アメリカ人やヒスパニックの女性は、色素の薄い肌の女性ほど有利な不妊治療クリニックといった生殖市場よりも、研究者に自分たちの卵子を売ることが多い。生殖市場も同様に高学歴の女性の卵子を好む側面があるので、この場合も、社会的・経済的な立場の弱さゆえに教育を受ける機会が少なかった女性たちにとっては、研究目的での卵子の販売は現実的な選択肢になるだろう(*7)。

現代の世界的なトレンドである幹細胞や再生医療産業は、ある身体が低賃金または無償で労働に従事する一方で、別の身体は現代の先端医療の恩恵を受けるという、既存の不平等を助長している。現在においてもヘンリエッタ・ラックスのような立場に置かれた女性は大勢いるが、彼女たちの医学への貢献は、称賛ではなくもっと問題視されるべきだろう。彼女たちの貢献は公に評価されていないし、そうした研究の価値を批判的に問うこともなされていないのだ。

一方、研究者は、提供者が尋ねる前に材料の使い道を決定し、ほかの選択肢を排除する権限をもっている。そのうえ、ほぼ問答無用で道徳をふりかざし、科学の進歩——それ自体を否定することは難しい大義——に貢献することを求めるシステムのなかで活動している。本書ですでに見てきたように、ジェンダーの格差は、科学の進歩が必ずしもその進歩に貢献した人に恩恵をもたらすわけではないことを示している。個人として、自分に恩恵をもたらさない科学の進歩に貢献することに、本当に義務を感じる必要があるだろうか？

とはいえ、悪い話ばかりではない。幹細胞研究はさまざまな点で女性に対する理解を向上し、女性のための治療を改善してきた。一九五〇年代にＨｅＬａ細胞を生みだした子宮頸がんを利用して、ヒトパピローマウイルス（ＨＰＶ）の存在が特定の子宮頸がんを引き起こす仕組みが解明された。ＨｅＬａ細胞のクローンをつくり、DNAに含まれるウイルスの存在を検出できるようにしたのである(*8)。HPVの発見は最初の抗がん剤ワクチンの開発につながったが、すでに述べたように、大半の子宮頸がんがHPVによって引き起こされることを考えると、その功績はとてつもなく大きい。このワクチンのおかげで、全世界の十六〜二十一歳の女性のHPV感染率は八十パーセント減少した。ヘンリエッタ・ラックスの命を奪った病に対抗する方法が、ようやく見つかったのだ。この取り組みは、科学研究の流れをこの疾患に関係のある身体にとって重要な領域へと確実に向かわせるものだった。

これで、ようやく物語は大団円を迎えただろうか。

残念ながら、そうではない。

理由のひとつは、世界的不平等のなかで、社会的・経済的に不利な立場にある人々が受けられる恩恵が、ここでもまた制限されているからだ。二〇二〇年の時点でHPVワクチンを公共の予防接種スケジュールに組み込んでいる国は低所得国では四分の一以下、対する高所得国では八十五パーセント以上にのぼる。子宮頸がんの検診プログラムにも、同様の格差がある(*9)。HPVワクチンがどのように分配され、健康管理に組み込まれてきたかという例だけを見ても、一部の女性の健康にしか恩恵をもたらしていないことがわかるだろう。

うんざりするような話はまだある。HPVワクチンはたしかに子宮頸がんに有効かもしれないが、導入に際する啓発に思慮が足りなかったことで結果的に旧来の性差別的思想に取り込まれ、科学者や医療専門家が女性の主体性を奪い治療にも悪影響を及ぼすという過去の過ちを真の意味で正す機会を逃してしまっているのだ。

一般的に女性の疾患と思われているHPVだが、これは性感染症であり、ウイルスには男性も感染する可能性がある(*10)。統計によると、一生のうち異性の性的パートナーがひとり以上いる女性の八十五パーセント、男性の九十一パーセントが、どこかでHPVに感染する可能性があるという(*11)。異性間感染の研究では、生涯にわたって男性のほうが多くHPVを保有し、女性よりもHPVに感染する可能性が高いことがわかっている(*12)。それなのになぜか、HPVは「女性の病気」という枠組みで語られるようになってしまっている。

この、HPVの「女性化」は、先述した生体組織の寄付に対する態度にも反映されているように、生殖は女性のみが責任を負い、ひいては異性間のパートナーシップにおける生殖医療でも女性のみが責任を負うものだという医学界の思い込みによって起こっている。HPVをめぐる公衆衛生キャンペーンやマーケティングにおいても、生殖はあたかも女性だけの領域であるかのように扱われている(*13)。わずかではあるが女性よりも男性のほうが感染率の高い病気の検査を受けるよう、女性が要請されているのだ。裏を返せば、男性は検査も予防接種も受けられず、感染によって生じるがんのリスクも知らされていない。そして、HPVの宿主兼媒介者として、その責任だけでなくおなじみのスティグマや恥辱も、男性ではなく執拗に女性だけに向けられる(*14)。女性はHPV関連疾患の検査や治療で負担を強いられ、必要な医療を勝手に制限される役回りをふたたび課され、そのうえ恥と服従まで強要される。これまで見てきたように、このような現状では、科学者が口を閉ざした患者のニーズに応えるために新たな探求の道を模索しようと思っても、ほとんど何も変わらない。

HeLa細胞のポテンシャルを最大限に生かすには、これまでと同じように研究を継続させるための応急処置として利用するだけでは足りない。ここまで紹介してきたように医療現場の地図を塗り替えるため、そして社会を抜本的に見直すために活用する必要がある。ヘンリエッタ・ラックスの子宮から幹細胞が生まれ、この科学的に「セクシー」な先端研究分野の誕生が婦人科学と直接結びついてＨＰＶワクチンを生みだしたのはたしかだ。この一連の流れをきちんと概念化すれば、従来の分野間の境界を再検討し、婦人科学が科学的に十分エキサイティングな領域であることを理解し、自分たちのわかっているつもりでいたことを新たに見つめ直すよう、科学者たちに促すものになるはずなのだ。

ジェンダーバイアスはだれにとっても有害である

医療におけるジェンダーバイアスは、女性にとって有害なだけではない。それが悪い科学であり、悪い医療であれば、すべての人間に害を及ぼすのだ。子宮頸がんに関して言えば、ジェンダーロールのせいで、予防医療における女性へのプレッシャーがさらに広範囲に及ぶ。そして、より健康が損なわれやすいのは、予防も検査もしない男性だ。それは大半のがん検診に対する彼らの態度からも明らかだ。男性は女性に比べて、がんによる死亡率が軒並み高い。

二〇一三年、ニューヨーク、メリーランド、プエルトリコで実施した成人検診に対する態度の研究(*15)では、人生でこれまで一度もがん検診を受けたことのない女性が五パーセントだったのに対し、男性は四十一パーセントという驚きの数字が示された。また、男性はその意欲も低かった。これが必要性を感じないからなのか、検査の煩わしさを嫌っているからなのかははっきりしない。一方で、一度医師から話を聞けば男性は積極的に検診を受けるようになる。少なからぬ男性が、検査を受けるか否かを決断するための情報が不足しているおかげで、公衆衛生に対する責任を共有できていないようなのだ。医療専門家も、一貫してこうした情報を提供していない。これは、「予防的なヘルスケア行動は男性には必要ない」という社会的態度を反映している。専門家が最終的な決定権をもつ家父長制的医療モデルのせいで、男性患者もまた身を守れなくなっているのだ。

ジェンダーのレンズを通して情報が提供される限り、すべての患者や、専門知識をもたない人々が苦しむことになる。ヘンリエッタ・ラックスも、生体組織を「寄付」する女性たちも、検査の要／不要を判断するのに必要な情報を得られない男性たちも、すべて同じ家父長制の一部である。ここでも、患者に伝えられる情報は科学者と患者といった権力構造、男性と女性といったジェンダーロールにもとづく前提によって縛られており、患者が選択するのに必要な情報が省略されている。

わたしたちは、科学の進歩がじかに医学にもたらすメリットと同じくらい、その実現プロセスについても考えなくてはならない。HPVワクチンの物語は、標準以下の治療しか受けられなかったヘンリエッタ・ラックスが新たな科学分野を誕生させることに寄与し、不平等な状況を是正するのにひと役買ったように見える。しかし、ワクチン導入後の広範な社会状況を見ていると、むしろ医療制度における女性の抑圧は強化されており、このままだと女性の健康は害されつづける恐れがある。

幹細胞がヘルスケアにおいてそのポテンシャルを発揮し、あらゆる身体を救うには、幹細胞をより創造的に活用し、研究時の意思決定の方法を変えていくしかない。HPV同様、幹細胞産業もまた、生殖を女性だけでなくすべての人の問題とするべき分野だ。幹細胞は不妊治療や生殖医療だけでなく身体の治癒、身体パーツや性細胞の形成に利用され、患者、科学者、企業、医療関係者らを巻き込みながら、相互に絡み合ったグローバルな科学産業のエンジンになっている。一方でこの研究は女性の生体組織を直接的かつ不当に使用しているため、女性には自分の生体組織の用途に対する発言権が与えられなければならない。このようにして研究が行われているという事実を明らかにすることは、研究室と医療機関の、研究と治療の境界を曖昧にし、科学研究における意思決定をめぐる患者の役割について、わたしたちがずっと問うべきだった問いを提起する。患者に細胞を研究用に使うことに同意してもらうだけでは不十分だし、その貢献に対して報酬を支払うだけでも不十分だ[*16]。研究室と医療機関のつながりがますます強くなっているいま、医療の目標は、個人が望ましい扱いを受けられるようにすることだけではない（もちろん、これは素晴らしいスタートではある）。臨床で採取された生体物質を社会的に価値のある科学知識、つまりわたしたち全員に利益をもたらす知識を生みだすものにするために、どのように適切に使用するべきかまで検討する必要がある[*17]。

幹細胞科学の時代には、研究の原則と優先順位について、広い範囲での合意形成がますます重要になっていくだろう。たとえば、治療の一環として生体組織を研究に提供する患者がその用途について発言権をもつべきということに同意するなら、それ以前に研究課題の設定にあたってそのプロセスをどうすればいいかという議論をする必要がある。

ほとんどの人は、生体組織の使用をめぐる倫理的・制度的問題について専門知識をもっていない。そのため、ラックス家に投げかけられたような、専門家からのあらかじめ決められた質問は強制力をもつものとなってしまう。まずは、人々にきちんと情報を開示し、みんなが研究の将来に対する希望を述べたり、質問をしたり、懸念を表明したりできるようにしなければならない。加えて、ある用途やプロセスが取られる可能性をあらかじめ制限しておくことや、倫理的に慎重であるべき内容なども提示する必要もある。こうした議論はオープンな空間で、だれもがわかる言葉を用いて行われるべきだろう。だれもが科学に参加できるようなやり方を開発するには、真剣に科学的に取り組む必要がある。それが難しい領域であればなおさらだ。なぜなら「敵」は、この相互信頼が最も欠落しているところに——つまり、幹細胞研究に生物学的にだれよりも貢献する可能性があるにもかかわらず、最も発言権のない人々に目をつけるからだ。

選択の問題

二〇〇八年、製薬会社メルクは新たな広告キャンペーンを打ち、女性にHPVワクチン「ガーダシル」を接種するよう奨励した。そのコマーシャルに登場する、典型的な自信に溢れたようすの人々は、「子宮頸がんを引き起こす二種類のHPVと、その他の疾患を引き起こす二種類のHPV」から身を守ることで、女性をエンパワーできると謳う[*18]。キャンペーン名は「I Chose（わたしが選んだ）」。聞き覚えのある気高さを含んだ響きではないだろうか？　ヘンリエッタ・ラックスの肖像画のように、こうした女性たちの生殖に関する負担は、エンパワーされた犠牲という奇妙な組み合わせで形づくられている。そしてこれは「母性」と同じく、ごく自然に女性へと紐づけられる。

本章では、女性は自分の生体の用途についてどこまで発言できるのか、ということを中心に論じてきた。そうした決定が道義的な義務とみなされていたり、女性が生殖という狭い範囲でのみ社会に貢献することを依然として要求するシステムのなかでその労力が寄付として捨て置かれたりするような状況のままでは、複数の選択肢から選べることにも、許可を求められることにも、まったく本質的な意味はない。先ほどのメルクの宣伝に登場する女性たちにしても、自分たちの貢献が評価されるのではなく無条件に期待されている状況で、いったいどれだけエンパワーされるというのか。

女性は異性間のパートナーシップにおける避妊や性の健康同様、HPV検査に対しても責任を負わされるのとひきかえに早期発見や、男性にも影響を及ぼす病気のワクチンの接種機会という恩恵にあずかる。ジェンダーバイアスによってその発見がどうとらえられ、どう実装されていくかを精査しようとしない医学や科学の帰結がこれだ。最先端を行くことばかりを考え、実用化のプロセスや根底思想についてあまり考えない医学は、ひと握りの男性科学者のキャリアにとっては有益かもしれないが、いずれわたしたち全員を苦しめることになる。本書ですでに見てきたように、ジェンダーにもとづいた前提を再検討しようとしない医学は、その不在にも目をつむる。広告のなかに男性は存在せず、HPVが男性にも、男性からも感染する性感染症であることにも一切触れていない[*19]。彼らはHPVの予防に責任を負わず、人の健康を危険にさらしているのだ。

おそらく本当に問うべきは、医学や科学が、わたしたちの存在や果たすべき役割についての時代遅れの前提を支えるために健康と真実を犠牲にしつづけているいま、わたしたち――この社会に生きる全員だ――が本当の意味でエンパワーされるにはどうすればいいか、ということだろう。

いまや細胞が分野間を往来し、世界中を飛び回るように、わたしたちもこれまで以上に医学や科学を通じてつながっていることは明らかだ。と同時に、わたしたち全員が、科学者や研究者の仕事から恩恵を受け、あるいは害をこうむる立場にあることも間違いない。現状のアンバランスを是正し、そこにある分断を解消するには、まず、人々に選択肢を与えることだ。とはいえ本当の選択とは、情報と、可能性の範囲を理解することにかかっている。何が医学的に重要で科学的に意義があるのかという範囲を決定する権力を専門家が握ったままの場合、行政機関や医療機関がもちかけてくる合意はフェアではない。そうした議論では、だれかの身体をほかのだれかに与える、弱肉強食の世界のバランスを正せない。答えの出ていない科学的課題のリストに、つぎの項目をぜひ追加してほしいと思う――「医学や科学の意思決定に関して、より多くの人々に選択肢を与えるにはどうすればいいだろう?」

（*1）レベッカ・スクルートの『不死細胞ヒーラ　ヘンリエッタ・ラックスの永久なる人生』（中里京子訳、講談社、二〇一一年）に、ヘンリエッタの生涯と彼女の細胞について詳しく書かれている。

（*2）Smith, R.P. “Famed for ‘Immortal’ Cells, Henrietta Lacks is Immortalized in Portraiture”. Smithsonian Magazine. 15 May 2018. https://www.smithsonianmag.com/smithsonian-institution/famed-immortal-cells-henrietta-lacks-immortalized-portraiture-180969085/

（*3）Callaway, E. “Deal done over HeLa cell line”. Nature. 2013; 500: 132-133. https://www.nature.com/news/deal-done-over-hela-cell-line-1.13511

（*4）NIH. “Significant Research advances Enabled by HeLa Cells”. https://osp.od.nih.gov/scientific-sharing/hela-cells-timeline/#:~:text=Scientists%20use%20HeLa%20cells%20to%20discover%20how%20the%20presence%200f, the%20first%20 anti%2Dcancer%20vaccines

(*5) Hudson, K. & Collins, F. "Family matters". Nature. 2013; 500: 141-142. https://doi.org/10.1038/500141a

(*6) Melinda Cooper and Catherine Waldby. Clinical Labor: Tissue Donors and Research Subjects in the Global Bioeconomy (Durham: Duke University Press, 2014).

(*7) 同右

(*8) Boshart, M., et al. "A new type of papillomavirus DNA, its presence in genital cancer biopsies and in cell lines derived from cervical cancer". The EMBO Journal. 1984; 3(5): 1151-1157.

(*9) World Health Organization. "World Health Assembly adopts global strategy to accelerate cervical cancer elimination". Departmental news. 19 August 2020. https://www.who.int/news/item/19-08-2020-world-health-assembly-adopts-global-strategy-to-accelerate-cervical-cancer-elimination

(*10) Burchell, A. N. "Chapter 6: epidemiology and transmission dynamics of genital HPV infection". Vaccine. 2006; 24.

(*11) Chesson, H. W. "The estimated lifetime probability of acquiring human papillomavirus in the United States". Sex Transm. Dis. 2014; 41(11): 660-664.

(*12) Giuliano, A. R. "EUROGIN 2014 roadmap: differences in human papillomavirus infection natural history, transmission and human papillomavirus-related cancer incidence by gender and anatomic site of infection". Int. J. Cancer. 2014; 136(12): 2752-2760. https://pubmed.ncbi.nlm.nih.gov/25043222/

(*13) Oudshoorn, N. The Male Pill: a Biography of a Technology in the Making (Durham: Duke University Press, 2003). Designing technology and masculinity: challenging the invisibility of male reproductive bodies in scientific medicine, pp. 1-18; de Melo-Martin I. "The promise of the human papillomavirus vaccine does not confer immunity against ethical reflection." Oncologist 11, no. 4

(2006): 393-396.

(*14) Westbrook, L. & Fourie, I. “A feminist information engagement framework for gynecological cancer patients”. J. Doc. 2015; 71(4): 752-774.

(*15) Davis, J. L., Buchanan, K. L., Katz, R. V. & Green, B. L. “Gender differences in cancer screening beliefs, behaviors, and willingness to participate: implications for health promotion.” Am J Mens Health. 2012; 6(3): 211-217. doi: 10.1177/1557988311425853.

(*16) Melinda Cooper and Catherine Waldby. Clinical Labor: Tissue Donors and Research Subjects in the Global Bioeconomy (Durham: Duke University Press, 2014).

(*17) Beskow, L. M. “Lessons from HeLa Cells: The Ethics and Policy of Biospecimens”. Annual Review of Genomics and Human Genetics. 2016; 17: 395-417.
https://doi.org/10.1146/annurev-genom-083115-022536

(*18) Daley, E. M., Vamos, C. A., Thompson, E. L., et al. “The feminization of HPV; How science, politics, economics and gender norms shaped U.S. HPV vaccine implementation”. Papillomavirus Research. 2017; 3: 142-148.
https://doi.org/10.1016/j.pvr.2017.04.004

(*19) メルク社はその後、広告戦略を修正して男女双方を対象にした。しかし現在に至るまで、米国ではワクチンの消費者向け広告が掲載されているのはほぼ女性誌で、とくに思春期の子どもをもつ母親がターゲットになっている。

第10章 ― 卵子と精子の神話

わたしたちは生物学を読み解く新たな方法を模索するとともに、既存の生物学の物語を書き直すことも考えなければならない。もし、だれもが「再考の余地はない」と思っている物語があるとすれば、卵子と精子のそれだろう。人間の形成に必要なDNAの半分を含む卵子が、残りの半分を含む精子と融合し、人生の節目となる決定的な瞬間を経て、出産へと至る発達の過程。これぞ、太古からつづく物語だ。

わたしたちは、この話を幼いときから聞かされる。主人公はたいてい、精子。精細胞が卵子に到達するために困難を乗り越える、激しい競争の物語。多くの場合、子どもたちがより話を楽しめるように、精子と卵子は擬人化される。無力な乙女を救う勇敢な騎士、といった具合に。しかし、細胞は人ではない。そして、わたしたちが細胞に関連づけている特性はその科学的プロセスに、ひいては男性と女性がどういう存在かという解釈にも影響する。

一九九一年、人類学者のエミリー・マーティンは、受精という現象についてなされる説明の調査を開始した。そしてその結果を、いまやカルト的な支持を得ている論文「The Egg and the Sperm: How Science Has Constructed a Romance Based on Stereotypical Male-Female Roles（卵子と精子：ステレオタイプの男女の役割にもとづいたロマンチックな物語を科学はいかに構築したか）」（*1）で発表した。マーティンは医科教育機関の授業で一般的に使われる教科書を数年かけて調査し、用語の使われ方を分析した。そこで彼女が発見したのは、子ども時代に聞かされる精子の冒険についての物語が、科学教育のなかにも入り込んできていることだった。

卵子と精子の描写は、男女の文化的定義の骨格となるステレオタイプに依存するとともに、その固定観念を反映している。こうしたステレオタイプは、女性の生物学的プロセスが男性のそれよりも重要でないことだけでなく、医学全体の傾向と同様、女性の価値そのものが男性より低いことを示唆している。いわく、精子が驚くべき速度で生産される一方で、女性は限られた数の卵子だけをもって生まれ、使われるときをただひたすら待っている。精子は冒険者であり、使命を達成するために厳しい環境に果敢に立ち向かう。そして卵子はと言えば、精子によって「救出」され、月経で流れて無駄になる運命から救われる。

この物語は、そこかしこに遍在する、女性が自分の身体について受け取るサブリミナルメッセージのほんの一例に過ぎない。教科書や子どもの本で卵子や精子を描く際、何を描き、何を描かないかの選択が行われてはいないだろうか？　この冒険はどこでくり広げられているだろう？　お姫様のいるお城の場所は？　精子のゆく危険なルートとは？　もちろん、それらの答えは「女性の身体」だ。

これまで見てきたように、女性の身体は昔から容赦なく生殖能力だけへと矮小化され、女性そのものに関する科学的説明は足りていない。これは女性を科学の世界から消してしまうもうひとつの物語的機能であると同時に、女性の身体が女性自身から切り離されているという――女性の体内にある神秘的な世界は科学者によって管理され監視されるべきだという――印象を抱かせる。しかし、そのことは当の女性には何も説明されず、もちろん女性のためになる調査など行われない。受精という魔法はつねに女性ではなく赤ん坊にまつわるものとして語られ、女性の身体の奥深くの神殿で、科学と言いつつ宗教にも似たある種の信仰心とともに受け継がれてきた神秘の物語なのだ。

変わりゆく風景

女性の体内で起こっていることの不可視性、あるいはそれゆえの神秘性は、長い間、文化的信条というより科学的限界だった。人間の受精が女性の子宮内という目の届かない場所で起こる事実が、生命の最初期の出現を理解するうえで大きな障壁となっていたのだ。しかし一九七八年、新たな技術によってこの状況は変わった。体外受精により、科学者はラボ内のシャーレで卵子と精子が出合うプロセスを再現できるようになったのだ。それにより、女性の子宮内で起きていることは、もはや不可解なことではなくなった。

医学において女性の見方が変わる転機があったとすれば、受精の神秘が白日のもとに現れ、だれもがその内なる領域を好奇の目で見られるようになったこの瞬間だろう。では、これで女性が科学的に封じ込められる事態は終わりを告げたのだろうか？　否、それから十年以上経った一九九一年、エミリー・マーティンが論文で書いたように、積極的な精子と受動的な卵子に関するメッセージは依然として大学で教えられており（それどころか今日の多くの文献にも浸透している）、生殖についてのわたしたちの知識の大半に影響を与えていた。

子づくりの場が子宮からラボに移る可能性によって、女性も科学の周縁から、徹底的な科学的調査の中心へと移るのではないかという期待が高まった。体外受精は間違いなく最先端を行く分野であり、科学者が生殖を先進的かつ科学的に重要な研究分野として真剣に受け止める可能性を――長い間女性とともに、そして神秘的とされてきた内面とともに周縁に追いやられてきたこの領域が、ついに中心となる可能性を――提示したのだ。本来であれば、これは科学者たちがそれぞれの方法で女性を知るきっかけになるはずだった。ところが、そうはならなかった。

体外受精の先駆者たちの話は広くメディアでも伝えられてきた。とりわけ、顕微鏡の下でふたつの細胞が出合う印象的な光景、女性の卵巣から卵子を取りだす過程、それを科学者の手が行うようすなどは、シネマティックに再現するのにぴったりだった。

この技術を利用して生まれた最初の赤ん坊は、一九七八年七月二十五日に誕生したルイーズ・ブラウンだ。この「奇跡の赤ん坊」の物語は国際的に報道され、とくに誕生の地である英国では大きな話題となり、各新聞社は両親と新生児の写真を我先に撮ろうと争った。こうしたメディアの熱狂的な反応を見て、この技術の背後にいたふたりの先駆者はおそらく胸をなでおろしたことだろう。ロバート・エドワーズとパトリック・ステップトーは、彼らの研究を詳しく調査させてほしいと新聞社からしつこく打診を受けていた。何しろ、ふたりが歩んでいたのは最先端というだけでなく、前人未到の領域だったのだ。ふたりは、まだ動物でしか成功していなかった技術を人間へと飛躍させた。これまで目に見えなかったプロセスに手を加えたことで人間の赤ん坊の発達にどのような影響をもたらすかは不明であり、そのため、この一件は物議を醸した。議論は科学界を二分すると同時に、多くの一般人が、科学者は一線を越え、知識への渇望のために潜在的な生命を犠牲にしているのではないかと警戒するようになった。

エドワーズとステップトーは、世間に対して粘り強く説明をつづけた。もちろん、その動機のなかには科学的理解を深めることも含まれていた。しかし世間が最も注目したのは、不妊に悩むカップルに体外受精がもたらすメリットだった。レスリーとジョン・ブラウン夫妻はレスリーの卵管閉塞により体内で卵子と精子が出合えない状態だったことで九年間自然妊娠に失敗していたが、この技術によって妊娠が可能になった。生まれてきたルイーズは完全に健康体で、四十年以上経ったいまでも健康に過ごしている。

自分たちの研究をめぐる論争をふまえ、ふたりの研究者はアソシエイテッド・ニュースペーパーズ社との契約に合意した。またふたりと両親は、政府の中央情報局（Central Office of Information＝ＣＯＩ）にルイーズ誕生の瞬間の撮影を許可し、その模様を全国ネットで放送した。ふたりはさらにジャーナリストのピーター・ウィリアムズと緊密な関係を築き、六週目に入ったばかりのルイーズの受精卵を映像に収めた『To Mrs. Brown... a Daughter』というドキュメンタリー番組を英国の民放局ＩＴＶで放送した。番組では、体外受精の仕組みが詳しく紹介された。大半の視聴者にとって、シャーレでの受精は言うまでもなく、受精の瞬間そのものを見るのがはじめてだったはずだ。ドキュメンタリーの進行役はロバート・エドワーズで、撮影は彼の研究室で行われた。撮影者はウィリアムズだった。

体外受精を行う際、科学者は女性の排卵を監視・シミュレーションしながら、卵巣から卵子を取りだし、精細胞とともに培養液のなかに入れる。数日後、受精卵が分裂したら女性の子宮に戻し、子宮内膜に着床させて妊娠成立を目指す。このドキュメンタリーでは、エドワーズが卵子の「収集室」と呼ぶ、培養液に満たされた機器の中身を顕微鏡で観察するようすや、卵子を採取するようす、培養液の入ったシャーレに卵子を入れるようすなどを観ることができる。神話のクライマックスは、もちろん受精だ。窮地に陥り、いまにも消え入りそうな乙女を救うべく、さっそうと登場する一匹の精子。ここでは、エドワーズが決定的瞬間に備えてピペットで押さえた卵子が劇的なクローズアップで映しだされる。いよいよ、精子が我先にと卵子に入っていくのだろうか？　だが、おなじみの冒険譚はここでは展開しない。代わりに、卵子が動く。わたしたちが自然だと思っていたすべてに反し、卵子が精子に向かっていくのだ。エドワーズは、ピペットで押さえていた卵子を離すと「彼女のほうが動きます」と言う。そこにウィリアムズのナレーションが入る。「これが体外受精という行為です。人間の体外で受胎する瞬間です」

こうして、人類は体外での受精が可能となった。科学的な厳密さを要求される、可視化されたパフォーマンスとして、謎めいた子宮内奥の神殿から人目に触れる場所へとやってきたのだ。伝統的なふたりの主人公、卵子と精子は依然として健在だが、さらなるキープレイヤーとして科学者が加わった。そしてその科学者は、これまで世界中の寝室で個別に、そして女性の生殖系の内側でひっそりと行われてきた受精という営みに、密に関与することになっていく。

体外受精が可能となったこの時代、女性は科学者に助けを求めることができる。生殖はもはや私的な空間だけでなく、研究室でも行われる。体外受精により、生殖は科学研究の重要な分野となった。おかげで「女性の生殖は科学的に解明不能で医療の手には負えない」という通念を打破する取り組みはある程度進み、こうした科学的洞察によって社会の見方も変わりはじめている。これから見ていくように、体外受精はさまざまな関係の男女が実子をもつことや、女性が他者の精子を利用して子をもつこと、高齢になってから子をもつことなどを可能にする。これらの技術は、女性のみが生殖に責任を負い、その生殖能力によって定義されるという枠組みに代わる選択肢を提供する一助となる。体外受精をはじめとする生殖技術は、生殖の現場にとどまらず、さまざまな領域でジェンダーロールの転換を促すことができるだろう。体外受精は、科学の新時代が女性の治療にとっての新時代になり、また、医学や社会において生殖や出産が本当の意味で尊重される時代の幕開けとなる、という希望をもたらすものなのだ。

細胞レベルでは、体外受精はわたしたちが教えられてきた受胎のストーリーを語り直し、卵子と精子の「個性」が長らく誤って伝えられてきたことを明らかにする。たとえば、卵子を受精させるのは必ずしも最初に到着した精子ではなく、この仕事を完遂するには複数の精子が必要とされる。これは従来のロマンチックな物語とは程遠い。さらに、卵子は単に受け身のまま精子に「侵入」されるわけではない。

二〇一六年、カリフォルニア大学バークレー校の研究者らは、近くにいる精子を感知した卵子が、精子の尻尾の部分にある受容体を活性化させるホルモン・プロゲステロンを大量に分泌し、精子に「パワーキック」、つまりラストスパートをかけさせて、最後の苦しい距離を泳ぎ切るよう促していることを発見した(*2)。このプロゲステロンのシャワーは、精子の尻尾が卵子の保護膜を突破するのも助けている。このラストスパートがなければ、受精は成立しない。二〇二〇年にマンチェスター大学とスウェーデンのストックホルム大学の研究者によって行われたさらなる研究では、卵子がみずから最適と思われる精子を選んでいることさえ示唆されている(*3)。卵巣から放出された卵子は液体で取り囲まれており、これは精子に対する化学的な誘引物質として機能し、遺伝的に適合性の高い精子を引き寄せやすい化学信号を発している。つまり、卵子は受胎において極めて重要かつ積極的な役割を担っているのだ。

この研究はまた、精子の描写に関するもうひとつの誤解——彼らが活動的な冒険家であるという通説の誤りも指摘している。卵子と精子の間の相互作用を考えると、精子には、この物語の主人公を担うために必要な主体性や目的意識が備わっていないようだという。精細胞は、明確な方向性も意図もなくランダムに動き回っている。精子の側から見ると、精子が卵子にたどり着くのはたまたまだが（膨大な数のおかげでその確率は上がる）、一方の卵子側は明らかに、より重要な影響を受精に及ぼしている。しかし、積極的な卵子を主人公に据えたこの新たな演出でさえ、細胞を擬人化すること、つまり、細胞に人間の特質を与えることには注意が必要だ。これまで見てきたように、この手の手法には研究に偏見を差し込むアイディアがふんだんに詰まっている。それでも擬人化したいなら、精子は金ぴかの鎧をまとった、最も信頼できない、役目に対する自覚のない騎士たちとして描かれるべきだし、卵子は彼らに救出される必要などまったくないことも認めなければならない。

女性の体外で細胞を観察し、操作できるようになったおかげで、科学者たちは卵子と精子についての仮説に異を唱えられるようになった。その一方で、ルイーズ・ブラウンの誕生から精子に関する新たな事実が発見されるまでに四十年もかかったことを思うと、実にゆっくりとした歩みである。求愛における男女の役割についての固定観念があまりに強すぎて、科学者たちは自分たちの知らないことが見えなくなっているのだろう。こうした思い込みは、魚にとっての水のようなものである。もしわたしたちが誤った思い込みにこだわってしまえば、それがこの世界の隙間を満たし、世界を構成する一部となって、誤った知識という魚がいたるところに分布してしまう。それらを打ち払うには、新技術による可視化以上のもの――視点が必要になる。

受精の物語の脚本は、体外受精が可能になっても、断固として近視眼的なままだった。シャーレの枠は、彼らの思考の領域の限界を示していた。科学者たちは受精卵や胚を単独で研究し、やがてその画像は、研究室で生命を生みだすという、体外受精のもつ画期的な可能性を象徴するものになった。ただし、わたしたちがこれらの画像に見出さなかったのは、どこにも示されなかったのは、女性の身体である。

研究室で体外受精による受精が可能になった一方で、この受精卵細胞を出産まで育て上げるのは、依然として女性だった。しかし実際には、改変された受精神話に科学者の手が登場することはあっても、体外受精の先駆者たちは、母親を積極的なキャラクターとして登場させることはしなかった。科学者たちがテレビでこの技術について話すとき、社会学者のケイティ・ダウが記録しているように(*4)、彼らはつねに自分のナラティヴを注意深く制限し、耳触りのいい、なじみのある言葉を用いながら、おやすみ前の新しい物語へと視聴者を誘うべく、これまでどおりの穏やかな、家庭的な物語として語るのだった。先述の第一人者エドワーズは、卵子を培養液に入れることを「家」に帰すと説明し、これで卵子は「安全」だと述べて視聴者を安心させた。そしてその卵子を顕微鏡でのぞきこみ、「かわいい卵子だ、本当に素敵な卵子だ」と微笑んでみせた。実験用グローブをはめた科学者の手が受精を導く、近未来的な研究室が舞台であるにもかかわらず、奇妙なほど家庭的なイメージである。エドワーズとステップトーにとって、こうしたナラティヴの構築は、おもに保守的な英国国民を安心させるために必要なことだった。体外受精は、保守派の考える核家族という概念と合致するのだと。そのため、この技術は従来の異性愛関係における不妊カップルの助けとなるべく確立され、なじみのある物語を強化するために利用され、物言わぬ出産装置としての女性の役割をさらに固着させるために使われた。つまり、体外受精のそもそもの目的は、赤ん坊をつくって家族をひとつにまとめることであり、女性が利用できる選択肢の拡大やケアの改善を図ることではなかったのだ。

体外受精は受精の場を子宮の外へと移したかもしれないが、女性の身体はいまでもこのプロセスに深く関与している。女性は、刺激、採卵、授精、胚培養、移植といったプロセスと、その極めて侵襲的な処置に耐えるよう求められる。卵巣の刺激には排卵誘発剤が使用され（たいていは注射で投与される）、この薬剤には患者の身体が産生する卵子の数を増やすホルモンが含まれている。こうした薬のさまざまな生理学的及び精神的な影響に加えて、採卵の準備が整うまで医師による定期的な血液検査とスキャンが行われ、卵子の生成が監視される。採卵は麻酔を必要とする外科手術だ。受精後の移植の際には、胚を入れたカテーテルと呼ばれる細い管を膣に挿入し、子宮頸部を経て、子宮にその胚を戻す。この技術は、単に採卵して妊娠を成立させることだけが目的だったため、ルイーズ・ブラウンの誕生以降数十年間、たいして新開発も再検討もされてこなかった。女性の健康は、胎児の健康を保証する場合においてのみ重要なのだ。そう、おなじみのあれである。

実際のところ、体外受精による妊娠は合併症の確率が高くなる。妊娠確率を上げるため一度に複数の胚を移植することによって早産、流産、子宮外妊娠、出血、感染症、腸や膀胱の損傷、卵巣過剰刺激症候群（ＯＨＳＳ）――過剰なホルモンに対する身体の反応であり、卵巣が腫れて痛み、最悪の場合は死に至ることもある――につながる可能性もあるからだ。こうしたすべてに加え、妊娠に至らないことも多く、精神的な負担も大きい。

二十一世紀における不妊症

最初の成功から四十年以上経ったいまでも、体外受精は実験的な技術のままだ。英国と米国の女性の成功率は、生理の一周期あたり平均二十パーセントほどだが、この割合は年齢とともに低下していく。この技術は広く提供されているが、多くのクリニックが謳う確実な妊娠には程遠く、高額な費用がかかる。今日に至るまで、体外受精に関するニュースや科学論文で女性の姿が不可視化されているのは、この技術が女性の心身に与える影響を体外受精産業が軽視していることの表れだろう。ここでも科学は、その死角にきちんと目を向け、本来科学が助けるべき人々のニーズに応えるために、その方法を開発しつづける必要がある。科学の物語では、新たな技術の発明や、新たな現象の発見は手段であり、ゴールになることは決してないのだから。

これほど厳しい治療を強いられる女性の身体に比べて、男性の身体に施される処置はわずかなものだ。授精の場合、男性のドナー、またはパートナーは精液を採取するよう求められるが、その後は、技師がそれをシャーレのなかで卵子と合わせ、着床の準備が整うまで分裂と成長のようすを観察する。もちろん妊娠しないほうのパートナーの感情であっても過小評価すべきではないし、実際、いま以上に慎重に対処すべき分野として注目されはじめたところだが、ポイントは、「女性にとってもより負担の少ないルートで妊娠を成立させる方法があるのではないか?」という点だ。しかし、卵子ではなく精子にばかり焦点を当て、そうしたことすら考慮してこなかったのは、わたしたちのよく知る受胎神話、つまり女性の身体だけが生殖の責任を負うという筋書きにのっとらない物語を考えることができなかったためだろう。体外受精のプロセスは、技術的支援がもたらす創造的な機会をとらえて男女が生殖に対する責任を共有するための方法を再構築する代わりに、この頑迷で時代遅れの役割分担を再生産しつづけてきたのだ。

では、体外受精において、男性の役割はどのように再定義できるだろう？

「生殖といえば女性」という文化的思い込みが長らく強すぎたため、不妊症は男性の生物学に関する研究のなかでも遅れている数少ない分野のひとつだ。受精過程の精子の機能に関する具体的な研究が取り上げられない理由として、卵細胞質内精子注入法（ＩＣＳＩ、顕微授精とも）の利用を指摘する人もいる。一九九〇年にはじめて臨床現場で実施され成功したＩＣＳＩは、とりわけ精子の数が少ない、動きが悪い、奇形が多い、精子先体異常といった欠陥があると思われる場合に、ひとつの精子を成熟した卵子に直接注入し、受精を助ける手法だ。この単純かつ機械的な手法は、精子が正常に機能しないと思われるケースで回避策を提供してきたが、その結果、こうした欠陥の根本的な原因にかかわる研究が遅れ、男性の不妊に対する理解や、男性患者を対象とした非侵襲的治療法の開発が十分に行われてこなかった。精子の欠陥には、まだわかっていない多くの遺伝的、後成的（エピジェネティック）な要因があると思われるが、喫煙、加齢、肥満などの生活習慣が精子のＤＮＡに与える影響もまだ調査されていない。こうした要因の解明に取り組めば、ＩＣＳＩに代わる選択肢を提供し、関連リスクである流産、生まれてくる子どもの健康問題、次世代に不妊症が受け継がれる危険性などを回避できるようになるかもしれない。

おそらく、ＩＣＳＩのその先を見ていないこと自体が、科学者や医師たちがいつまでも自然妊娠をした女性を侵襲的な処置を受けるべき受動的な容器とみなし、不妊の問題は女性にあるという誤った、しかし信じられないほど浸透した思想を抱いていることの表れなのだろう。こうした時代遅れの思想によって自分たちの視点が限定されていることに科学者や医療専門家が気づかなければ、新しい技術それ自体が社会を変えることはない。

精子に関する研究は、男性の不妊についての知識を深め、自然妊娠を最適化するための新しい治療法を見つけると同時に、妊娠を望む人々が体外受精のような妊娠補助法に頼る前に新しい選択肢を提供しうる分野である。薬理学などの観点も取り入れ、精子の欠陥が修復可能になるような成分を新たに特定できれば、現状の不妊治療より侵襲性が低くなり、費用も安くなる可能性がある。また、不妊の原因がはっきりしない場合、精子を調べることで不妊の原因が特定され、男性がおもな患者となる可能性もある。生殖で精子が果たす役割がわかっていなければ、男性に問題があっても、女性ばかりが患者扱いされてしまうのだ。

体外受精がもたらしたものは、決して単純なものではない。ジェンダーに関する古い考えは、わたしたちの知る限り、あらゆる枠組みを形づくる災いとしていつまでも居座りつづけている。一方で、新しい考えもまた、波紋のように広がりはじめている。その影響は、多少混乱を招くかもしれない。たとえば、レズビアンのカップルが体外受精を行い、提供された精子を使って妊娠しようと決めた場合、一方の女性のDNAが少量含まれているミトコンドリアをもう一方の女性の卵子に挿入することで、両人とも生まれてくる子どもと遺伝的つながりをもつことができる。ここでは非異性愛者カップルが、卵子と精子の受精時に見られるDNAの結合を模倣する形で受胎神話が再現されている。従来の物語をなぞることで、男女が一緒になって子どもを産むというこれまでの考えが強化されると思う人もいるかもしれない。しかし、これは変化でもある。なぜなら、ここで再現されている物語は、従来の家父長制や核家族とは違う社会的設定であり、代理母を伴う、あるいは伴わない非異性愛者カップルが自分たちの求める家族をつくるために科学の手を借りて特定の選択をするという物語だからだ。これは母親の役割を変えることになるだろう。生殖能力、妊娠、出産の責任が異性愛関係の女性の側にあるという考え方が変わることからはじまり、刻々と変化する社会状況に医療従事者も留意し、適応するよう求められてゆく。そうなれば、社会全体でも女性とは何者で、どんな可能性があって、どうあるべきかといった従来の見方が変わっていくはずだ。

決定的な変化が起こるときというのは、ニュースや科学が世間にもっともらしく見せるイメージより、はるかに複雑なものだ。新たな枠組みをつくって終わりではない。少なくとも、枠組みが設定されれば、それを伸ばしたり引っ張ったりする力が働く。そのなかで科学者は前進するよう、新しいものを見つけるよう促されることになる。開拓するのはなにも科学者だけとは限らない。その技術や思考を咀嚼し、自分のものにしながら、新たなやり方を考えだしていく人々によって開拓されるのだ。少しずつ、遠くへ目を向け、遠くへ足を運ぶことを学びながら、わたしたちは枠組みを拡張していくのだ。

（*1）　Martin, E. “The Egg and the Sperm: How Science Has Constructed a Romance Based on Stereotypical Male-Female Roles”. Chicago Journals. 1991; 16(3): 485-501. https://web. stanford.edu/~eckert/PDF/Martin1991.pdf

（*2）　Sanders, R. “Preventing sperm’s ‘power kick’ could be key to unisex contraceptive”. Berkeley Research. 17 March 2016.

https://vcresearch.berkeley.edu/news/preventing-sperms-power-kick-could-be-key-unisex-contraceptive

（*3） Fitzpatrick, J. L., Willis, C., Devigili, A., et al. "Chemical signals from eggs facilitate cryptic female choice in humans". Proceedings of the Royal Society of Biological Sciences. 2020; 287(1928): 20200805.
https://doi.org/10.1098/rspb.2020.0805

（*4） Dow, K. "Looking into the Test Tube: The Birth of IVF on British Television". Medical History. 2019; 63(2): 189-208. See: doi:10.1017/mdh.2019.6

第三部
未来の身体

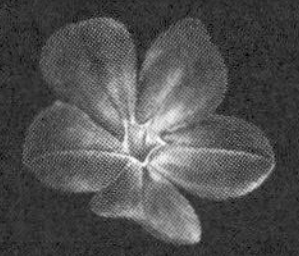

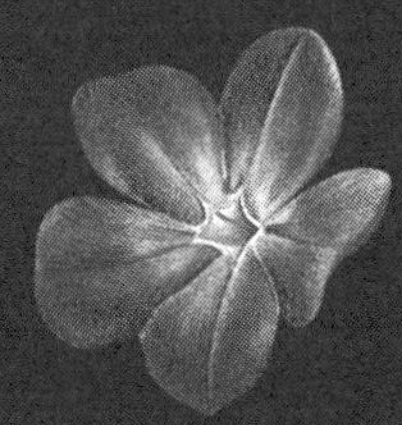

変化は想像力から生まれる。どんな変化であれまずは想像することからはじまるし、それは科学であっても同じだ。本書ではここまで、過去の通念のくびきを断ち切り、すべての身体のニーズに応える医学や科学の新しいビジョンを見つけるべきだと書いてきた。聞き届けられなかった声に耳を傾け、自分たちの世界像を拡張し、新たな視点をもつよう、科学に求めてきた。そのほかに新しい科学のビジョンを探せるとしたら、最先端テクノロジー、つまり、最新の、いままさに実装されようとしているイノベーションがそれだろう。これまで論じてきたように、女性にとって重要な問題に対処し注目するにあたって、先端技術の介入は必ずしも必要ではない。それでも、なかには想像力を掻き立てる優れたツールがある。これから見ていくテクノロジーは、「いま」と「将来の可能性」がせめぎ合う境界線上に存在する。そのテクノロジーは新しい未来を予感させる。わたしたちはそれを手に取りさえすればいいのだ。

女性の医学において何よりも待ち望まれるのは、わたしたちの身体について知ることを制限してきた、長きにわたる性差別的思考を覆すことのできるテクノロジーだ。これから紹介する発明の多くは、診断用タンポン、3Dのクリトリス、人工子宮、子宮内膜モデルなど生殖のプロセスにかかわるものだ。しかし、これらは同時にほかの分野を前進させる可能性も秘めている。今日、生殖への新たな介入を考えるうえで非常に有望なのは、学際的な協力によって科学者や医療専門家が分野を超えたつながりをもち、従来の限界を超えた問題、つまり、女性を生殖機能に限定するこれまでの見方を超えた問題に取り組むことだ。そうすれば、たとえばある日突然、子宮が免疫について教えてくれるようになるかもしれない。そう考えることができれば、医学の性差別的で限定的な思考のアップデートにだれもがおのずと取り組むことになるだろう。その過程で、女性と女性の健康にとって重要な、より広範な問題の数々への対処法を再構築できる可能性もある。

ジェンダーにとらわれた思考に、より明確に挑戦しているケースもある。たとえば人工子宮は、妊娠中の女性の身体と母性を絶対的なものとして結びつけている科学者たちに、その大前提の見直しを迫ることになるだろう。ただし、こうしたケースでは、それを社会としてどう実装するかについてはもちろんのこと、安全で効果的な技術の開発にあたって性差別的な思考が入り込んでしまっていないかを問う姿勢も必要だ。新しいテクノロジーはチャンスである一方、それが男性中心の科学を実践する旧来のエスタブリシュメントにいいように利用され、有害な性差別的思考がこの先も温存され、女性の自由が制限され、健康が害され、科学の進歩が阻害される可能性も大いにある。わたしたちは刺激的な新しいツールの誤用に注意しながら、同時に、このツールから生まれる可能性を長期的に見据え、前向きにとらえていくことも求められる。ひとつたしかなことは、体外受精の登場と同じく、こうした技術は生殖が決してかつてのような科学の周縁などではなく、極めて刺激的かつ創造的なフロンティアであることを証明している。なぜなら、それらが秘める可能性は、この社会がどのように進歩していくべきかというビジョンそのものを問うものだからだ。

新たな技術的介入がどれほど有益なものになるかは、その使い方次第である。これまで見てきたように、新しく開発された技術であっても、それを生みだした文化におけるものの考え方を反映している。だが、そこには同時に、それ以上の可能性を垣間見ることもできる。一つひとつの事例は家父長制的な医療システムのなかで意味づけされてきた物や臓器の再発明であり、不気味で、好ましく思えないようなものだ。しかし、ここではそれらの見方を変え、違う目的のために機能するものとして見てみよう。その人工的な奇妙さは、わたししたちが自明のものだと思っていた「自然な」女性像を見直し、その奇妙さを手がかりに、何よりも想像力とともに、技術が社会の進歩に正しく寄与する未来へ向かうことを求めている。

第11章　フェムテックのジレンマ

昔、恐ろしい話を聞いたことがある。

忘れられたタンポンの話だ。性教育の授業で、先生がその危険性について警告した。それが生命を脅かす可能性を……。タンポンが子宮のなかに長らく放置され、孤独な宇宙飛行士のように漂っていると、いずれ敗血症を引き起こす可能性があるというのだ。

それでも、十代前半のあの朝、歴史の授業に向かう前、わたしは何かに駆り立てられるようにタンポンを試してみたくなった。ほかに代用できるものが家になかったわけではない。いつもは母親がシンクの下の戸棚に置いている生理用ナプキンをつけていた。おむつのように股間で膨らむ柔らかなパッドは、たしかに守られている感じがしたし、安心できるものだった。けれどその日、わたしはナプキンの快適さを卒業しようと決意した。「そういう子たち」の仲間入りをしたかったのだ。

母親のタンポンは、母自身と同じく、同級生がもっているようなクールなものではなかった。それは明らかにいちばん安いメーカーのもので、白いコットンを束にしただけの、実用的で何の変哲もないものだった。アプリケーターも、ゴージャスな花柄の包みも、香りも、女の子にあてた力強いメッセージもない。いかにも母親然としている。わたしは箱を開けると、弾丸のような形をしたタンポンをひとつ取りだした。そして密集したコットンを破らないよう気をつけながら、包みをはがした。仕組みは知っていた。兄の友人が十個ほど水に浸したタンポンを冗談でクリスマスツリーにつるしたところを見たことがあったのだ。わたしは目を見開いて白い物体をじっと見つめ、こんな大きなものがどうやったらわたしの股間の得体の知れない穴に収まるのかと考えた。そのうちそれが時限爆弾に思えてきたが、その考えは無理やり押しやった。この何の変哲もないコットンの束がパンのように膨らみ、わたしの内部で巨大化する。わたしの膣とこのタンポンには、力学的な相性の悪さがあるように思えた。

わたしは身をかがめて挿入場所を確認すると、両手でぎこちなくつまんだ白い物体をまじまじと見つめた。間違った穴に入れてしまったらどうしよう。もしそうなったらどうなるのか、想像もつかなかった。股間の一帯が不吉な場所に思えた。やがて挿入場所が間違いなく下の方にある穴だと確認すると、驚くほど固いその物体を、ゆっくり自分の内側に押し込んでいった。これは普通のことだ、そう自分に言い聞かせた。女ならみんなやることだ。わたしの身体は機械で、このタンポンはあらかじめ用意されたネジなのだ。

けれど、わたしの膣は抗った。強く押し込むほど筋肉がこわばり、体内に持ち込まれた異物を排除しようとした。骨盤の痛みを無視して不快な異物を押し込んでいくと、心臓がバクバクし、心拍数が急上昇した。パニックが押し寄せるのを感じたそのとき、タンポンが何やら隆起した場所を越え、お祝いのシャンパンボトルを開けたみたいにスポンと入った。うそ……。

目の前が真っ白になり、やがて暗闇に包まれた。

目を覚ますと、わたしはバスルームの床の冷たいタイルに頬を押しつけていた。ジーンズが足首のあたりに絡まり、股のあたりに違和感がある。ぼんやりしたまま体を起こし、紐をつかんでそっと引っ張ってみたが、何も起こらない。さらに力を入れて引っ張ると、やがてけばだったコットンが少しずつその姿を現した。まだ、同じ大きさのままだった。急激に膨らむこともなく、先端がほんのりピンクに染まっただけ。わたしはそれをゴミ箱に放り、携帯電話を確認した。遅刻だ。カバンからナプキンを取りだし、ショーツに貼りつける。敗北感を覚えつつ、それと同じくらい、どこかで再確認したような気持ちになった。わたしは自分にとって正しいことをしたのだ、と。それから走って学校に行き、時間を見るのを忘れていたと先生に告げた。

わたしにとってタンポンは、つねに月経問題に対する次善の策だった。穴をふさぐという前提自体が無粋に思えたし、月経とは流れるものであるという事実に反しているように思えたからだ。

この意見には、ネクストジェン・ジェイン社の創業者たちも賛同してくれている。

タンポンの科学

ネクストジェン・ジェイン社のリディア・タリヤルとスティーヴン・ギレにとって、タンポンは女性が何を感じ、何を必要としているかという会話の終着点ではなく、新たな沃野を開拓し、あらゆる身体に医療の選択肢が開かれるために探求すべき道の、ほんのはじまりにすぎない。かくして慎ましやかなタンポンは新たな地平へと飛び立つことになり、ふたりの生物工学者はその改良に着手した。子宮内膜症など、月経のある人々特有の症状を調べる診断ツールを開発するためだ。ふたりは使用済みのタンポンから絞りだした経血を使って、まずは子宮内膜症の、そしていずれは子宮頸がんなどさまざまな疾患の早期マーカーを発見したいと考えている。

本書の冒頭で、わたしが婦人科医から外科的切開で骨盤腔にカメラを挿入する検査を気軽に提案されて恐怖を覚えたことを書いたと思う。これは現在、子宮内膜症の女性の診断に必要な処置であり、子宮内膜以外の場所に発生した（これがこの疾患の特徴だ）子宮内膜細胞を探すためのものである。この処置には麻酔が必要で、リスクもあれば傷跡も残る。かりに異常な細胞が見つかれば、もちろん除去できる。しかし、子宮内膜症と診断された女性は平均して十年以上この病気を抱えており、その間ずっと痛みを感じている。

ネクストジェン・ジェインは、予防医療に関するすべてを追求している。十分な臨床試験を行い、経血での診断効果が確立されたら、大変な検査を経なくてもこのタンポンで医師があらかじめ子宮内膜症を特定できるようにしたいという。現在はまだ経血を採取する装置として特許を取得した段階だが、これはまだ第一歩めだ。いわゆる「基盤（プラットフォーム）となる技術」として、現在の可能性を足がかりに、ほかの症状についても診断しながら、最終的にはわたしたちが切望する、一生涯を通じた医療へのアプローチの実現を目指していくというのだ。

くり返すが、ネクストジェン・ジェインが重視しているのは予防医療、すなわち早期発見技術である。治療の選択肢があるのはもちろんいいことだが、治療せねばならない事態をあらかじめ避けられれば、それに越したことはない。要するに、診断をそのとき限りのものと考えるのではなく、その人の生涯を通じて行われる一連の観察にもとづく行為としてとらえ直すということだ。ネクストジェン・ジェインが提唱しているのは、長い間わたしたちが夢にも思わなかったような、それぞれの人生に沿った医療への取り組みである。それがここへきてようやく、かつて女性をないがしろにしてきた「セクシーな」科学のように、注目を集めはじめているのだ。当然のことながら、これまでだって本質的に問題があったのは最先端科学ではなく、それが用いられてきた方法だ。現代の技術は、医療のジェンダーバイアスに対する高度な解決策を提供してくれる可能性があるものだ。ただし、技術というものはプロセスにおいて用いるツールにすぎず、それ自体が絶対的な解決策になるわけではないことを理解しておく必要がある。

先端技術化されたタンポンは、医療における、異なる速度、異なる種類の目的論をもったいくつもの新しい物語のひとつである。タンポンからはじまるこの物語は、診断がクライマックスではなく、患者と、患者がとり得る選択肢が継続的に作用し合うための枠組みでしかない。医学において語られてきた古い物語を再構築するのは容易ではないし、これまで見てきたように、男性の身体に権力を与え、社会の中心・頂点に置く権力構造と結びついた文化のなかでは、官僚的、思想的な抵抗に遭遇することもある。それでもわたしたちは、これまで周縁に置かれてきた人々や、分野や専門領域をまたいでこの問題に取り組む人々が心臓、卵子、精子、女性器などの既存のイメージに少し手を加えて語り直すことで、新しい物語が静かに浸透していくようすを目にしてきた。自分たちの手で概念が変えられるのだと目の当たりにしてきた。これは、わたしたちが「わかっている」つもりになっていたことがまだまだたくさんあることを教えてくれる。このタンポンもまた、新たな可能性の数々をこの社会にこっそり引き入れ、拡大させ、大きく羽ばたかせる小さなきっかけのひとつである。タンポンのつぎなる舞台は、口をつぐんだ少女の体内ではない。このテクノロジーは経血以上のものを吸収しながら、いくつもの最先端の科学分野に切り込んでいくのだ。

ネクストジェン・ジェイインは、デンマーク人の起業家でクルー（Clue）のCEO、イダ・ティンが二〇一六年に考案した「フェムテック」と呼ばれる女性向けの健康製品のニューウェーブの一端を担っている。クルーはティンが二〇一三年に共同設立したベルリンの企業、ビオヴィンク（BioWink GmbH）が開発した月経周期管理アプリである。月経は企業に勤める女性が働きつづけるためにケアしなければならない事例のひとつだが、ティンは、男性が女性の失禁や月経などの問題を論じる際の気まずさを和らげるためにフェムテックという言葉を考案したという。ティンは二〇一八年に行われたギーケッツ（Geekettes）〔二〇一一年にベルリンで設立された、テック業界内での女性の地位向上のための組織。カンファレンスやネットワーキングを積極的に行い、現在は世界九都市に拠点をもつ〕のパネルディスカッションで、これについてつぎのように述べている。「（この言葉があれば）投資家は『わたしのポートフォリオにはフェムテック企業が四社あります』と言えるようになります。『お漏らししてしまう女性のための会社が一社あります』と口にするのは、男性投資家にとって気まずいものです」(*1)

ティンは、女性のウェルビーイングにつながる技術について男性が「快適に」話せる必要性を現実的な選択肢としてとらえている。みずからの目標を達成するために既存のシステム内で尽力し、男性が支配する業界に何が何でも女性にとって重要な健康問題を滑り込ませようと努力する彼女の気概は素晴らしいと思う。しかし一方で、本当にそんな配慮が必要なのかとイラつく自分もいる。というのも、男性投資家を安心させるためのこうした言葉が、投資家のポートフォリオに商品を忍び込ませるだけでなく、女性のために開発された数々の商品のもつインパクトを薄め、ジェンダーの前提を永続させる危険があるからだ。

いま、人々がフェムテックについて語るとき、それは単に女性向けの市場というだけではなく、シスジェンダー女性のリプロダクティブ・ヘルスに歴史的・慣習的に関連づけられている問題に取り組む医療技術製品及びサービスの一部を指すことが多い。近年ではシリコンヴァレーの企業が、避妊や不妊、妊娠や産後、母乳育児、月経や生理のケア、骨盤の健康、更年期、ホルモン疾患（多嚢胞性卵巣症候群など）、性的健康といったさまざまな問題に対処する幅広い製品やサービスを市場に送り出しており、女性は生理周期を追跡するアプリやガジェット（Fitbitの月経ヘルストラッキングなど）、オーガニックでケミカルフリーで再利用可能な宅配型女性用衛生用品、自宅でできる不妊検査、尿路感染症を予防するピンクレモネードの粉末、避妊具や予防できない尿路感染症のための抗生物質を配達してくれるアプリなどを購入できる。フェムテックは大きなビジネスになるかもしれないが——市場調査会社フロスト&サリヴァンは、フェムテックは二〇二五年までに五百億ドル規模の産業になると予測している——それでも同社によると、女性のヘルスケアは「依然として大半が生殖関連に限定される」という(*2)。さらに、同じく二〇二五年に五千億〜六千億ドルに達すると予測されるデジタルヘルス産業全体と比べると(*3)、成長しているとはいってもやはり医学の場合と同じく女性が周縁的な立場に置かれつづけているのは明らかだ。

科学と同じく男性の支配する技術産業に女性の起業家、デザイナー、患者が参入するフェムテックは、医療の提供にバランスをもたらし、女性に平等とエンパワメントをもたらす産業としてメディアで称賛されることが多い。しかし、その名が示すとおり、この分野自体が伝統的なシスジェンダー女性の集まる領域にイノベーションを限定していることから（しかもたいていはあまり創造的ではないやり方で）、旧態依然とした慣習や権力構造の延長にあることは明白である。

たとえばフェムテックのなかでも、「生殖能力の啓発」の提供を売りにしたスマートフォンアプリは高所得国で最も人気のあるヘルストラッキング技術のひとつで、世界中で人気を博している。これらのアプリはユーザーの気分、性的・身体的活動、身体のサイン、症状、傾向など幅広い個人情報にもとづいて、月経周期内で最も妊娠しやすい「妊娠可能時期」の特定を助けてくれる。英国ではこのアプリを利用するシスジェンダーの約三分の一が、妊娠をするために利用しているという(*4)。残りの三分の二は、生理の予測や、痛みや気分の変動といった症状の管理、あるいは避妊のためなど、さまざまな理由で利用していると思われる。だが、こうしたアプリは、妊娠に関するものであっても、女性にとって重要な健康や性の側面を完全に軽視し、それどころか大切なことを誤って伝えている場合も多い。ジャーナリストたちはこれらのアプリについて「女性の身体への主体性を大いに高め、〝バースコントロールに革命を起こす〟(*5)」とまで言っているが、実際にはジェンダーに関する規範的前提を強化してしまっている。何しろ、性的快楽やパフォーマンスをモニターするアプリがほぼ例外なく男性向けであるのに対し、生殖能力、妊娠、計画出産をトラッキングするアプリは大半が女性を対象にしているのだ(*6)。ジェンダーの多様性はほとんど考慮されていない。

現在ペンシルヴァニア州スワースモア大学工学部で助教授を務めるマギー・デラノは、二〇一五年、この状況にいち早く批判の声を上げた(*7)。デラノは生理不順に悩まされていたためアプリを試してみたが、子どもをもつことに関心のないクィア女性として、アプリから自分の存在が消されているように感じたという。女性の性欲を一切顧みることなく、女性を「子どもを望むか／望まないか」のいずれかに乱暴に振り分けるアプリの異性愛規範的前提によって、自分の存在がどんどん小さくなっていくようだった、と。この種のアプリユーザーの少なくとも三分の二は体調管理のために身体の状態をトラッキングしたいだけだったり、多くの女性が妊娠よりも避妊に心を砕いたりしているというのに、そうした事実はまったく考慮されていなかった。

この年以降、フェムテックのあり方に対する疑問の声は（バックラッシュも含めて）さらに広まり、メディアでもデラノの指摘に共鳴する人々が現れた[*8]。批判者は、フェムテックは女性の健康をステレオタイプに押し込め[*9]、女性を生物学的な生殖機能へと還元し、ノンバイナリーやトランスのユーザーを排除していると主張した[*10]。そうした葛藤のなかで、投資家やベンチャーキャピタルから経血の代わりに「より科学的な（つまり、女性中心の視点ではない）女性の基質」を使うようしきりに助言されながら、ネクストジェン・ジェインの創業者たちは自社ブランドを立ち上げた[*11]。「わたしたちはただ、女性の病気を診断したいだけなのです」と、あるインタビューでタリヤルは語っている。しかし、投資家たちはきっとこう尋ねたのだろう。「それはお金になりますか？」[*12]

ネクストジェン・ジェインの選択は、戦略的なものでも、不誠実なものでもなく、また、ここでわたしが言いたいことでもない。生殖は立派な大義であり、それを矮小化するつもりは毛頭ない。タリヤルは二〇一三年、ハーバード・ビジネス・スクールのフェローシップで生殖能力を中心としたプロジェクトまで立ち上げている。このプロジェクトは、卒業生による新たなライフサイエンス企業の設立を後押しするのが目的で、ここでも彼女は、女性の医療において当人のニーズが中心になるよう尽力している。実際、生殖の分野ではやるべきことが山積みだ。本書を通じて述べてきたように、このカテゴリーには女性の健康に関するあらゆる領域が包含されているにもかかわらず、従来カテゴライズされてきた分野や身体システムの境界を横断するような研究は封じられてきた。ネクストジェン・ジェインのケースでは、初期の動機がタリヤル自身の生殖の悩みと密接に絡み合っていた。フェローシップで大学に行っていた当時、彼女は三十三歳で、いずれは子どもが欲しいと思っていたものの、まだ準備ができていなかった。そこで彼女は担当医に、五年後でも大丈夫かと尋ね、卵巣に成長途中の卵子がどれだけあるかを示すアンチミューラリアンホルモン検査（卵巣予備能検査）という血液検査をしたい旨を伝えた。しかし担当医はその必要性を認めず、代わりに「検査をしたいなら、実際に妊娠できるかどうか試してみるのがいちばんだ」と言ったのだ。

かくして、本来あるべきフェムテックの初期の冒険がはじまった。タリヤルはギレと協力して、静脈から採取した血液の代わりに経血に含まれるたんぱく質を測定し、AMHなどのホルモンが検出できるかどうかの調査に乗りだした。タリヤルは静脈血、針で皮膚を刺して採取した血液、経血の三種類のサンプルを調べ、三つが重複している部分を確認したが、残念ながら経血中のAMHレベルは静脈血中のそれに比べると一貫して低く、生殖能力の検査をするにはあまり役に立たないことがわかった。だが、さまざまな血液検査を重ねていくと、経血には一風変わっているが有益な、極めて明確なゲノムシグナル、つまり静脈血中とは異なる形で発現する遺伝子が含まれていることが判明した。タリヤルが見つけた該当遺伝子の数は八百個。月経の「排出物」には、血液だけでなく、子宮内膜や子宮頸部、膣の細胞も含まれていた。タリヤルは「身体が自然に生体検査を行っているようなものだ[*13]」という。

自然な生体検査。

この矛盾したフレーズは、ネクストジェン・ジェインの有望な新技術に関する報道で広く引用されている。矛盾した、と言うのは、高度に技術化された手法による介入手順を「自然」と表現しているためだ。

生体検査（生検）とは科学者が分析を行うために生体組織を採取することであり、それ自体がすでに科学的介入を説明する概念である。そして「自然」を引き合いに出すのであれば、生検はもちろん「科学の助けを借りない」ものではあり得ない。しかし、これこそがネクストジェン・ジェインの天才的アプローチであり、特筆すべき点である。これは「自然な生物学」と思われているものへの挑戦なのだ。なぜなら同社は、すっかりおなじみの、女性の生体に関してだれもが抱く生殖装置のイメージに対抗し、新たな可能性——あらゆる種類の病気を診断するツールとしての可能性——を提案しているからだ。

タリヤルの目的はゲノム解析ではなかったが、検査を通じてそこに可能性を見出した彼女は、その発見を指針にした。タンポンはタリヤルの意図せぬキメラであり、近視眼的に生殖能力だけに力を入れる——月経が生殖能力の証でなければいったい何なのか、というのがその言い分だろうが——フェムテックに便乗したものだ。そうして、生殖に関する体液や器官がほかの疾患の診断システムの一部となり、もっと多面的なものになり得ることを、そして身体のほかの部分の健康にも関連する可能性があることを、技術を用いて実証しようとすることで、ネクストジェン・ジェインは女性と医療の関係を再定義することに成功したのである。

ネクストジェン・ジェインが手がけたような研究プログラムは、生物学で女性をひとくくりに定義したりせず、新たな技術を既存の技術と合わせることで、フェムテックがどこまで行けるのかを探求する試みである。彼女たちのいわゆる「スマート・タンポン」は、主流医療の射程に女性を含めるための戦略的一歩だが、まだほんの一歩めである。最終的な目標は、得られた結果を利用して、男性と比べた女性の身体の限界を示すものと長らく思われてきた婦人科学の諸問題が、身体システムひとつひとつの複雑な相互関係を理解しない限り解明できないものであることを明らかにすることだ。専門領域(サブフィールド)としてのフェムテックは、いずれほかのメドテックやヘルステックといった医療・健康関係のテック産業との区別がつかなくなるだろう。なぜなら、「女性」という言葉は人体の内部で動くそれぞれのシステムを――そしてジェンダー規範だけでは知り得なかった生殖系、免疫系、ゲノムのシステムを――統合した新しい身体を示すことになるからだ。婦人科学と他分野との境界に関する調査から得られる知識は、実はまだまだ解明されていない身体システムの新たな側面を明らかにしていくだろうし、それは男性の身体も含むすべての身体にかかわってくるはずだ。やがて、こうした交差点を中心に新たな分野が形成され、すべてはジェンダーで説明できるのだという前提は覆されるだろう。むしろこれが出発点となって、他分野でもジェンダーを意識したアプローチからスタートしたものがあらゆるものを形づくっていくだろう。

たとえば経血は、もはや生殖に使われないただの老廃物とはみなされず、すべての人間に関連する遺伝情報の源として、生殖の領域を超えた目的や価値を備えた物質として扱われるようになるだろう。遺伝性疾患の診断、骨盤内炎症性疾患、子宮筋腫、環境毒素、早期がんの検査をはじめ、もちろん生殖能力に関する検査にも利用されるようになる。

女性の身体にとっての生殖は、あらゆるタイプの身体に対して、重要な数々の問題と並ぶ医療問題の一部となり、すでに「メンテック」という用語が廃れたように「フェムテック」という用語もじきに廃れていくだろう。テクノロジーはすべての人々のニーズに応じるものになるからだ。

わたしたちが今後注目すべきは、身体が毎月行う「自然の生検」を利用して健康状態をモニターできるような医療や、病気を診断するだけでなく、テクノロジーと身体を結びつけて個人的な判断に役立つ健康情報をそっと差しだしてくれるような医療である。これは遠大な展望であると同時に、新しい未来のイメージを、男性だけでも女性だけでもなくそれぞれの個人のために設計された未来をつくっていくための手段である。とりわけ注目度の高いフェムテックは、女性特有の悩みを男性中心の科学に織り込んでいく力をもつテクノロジーであるべきであって、女性の生体を監視したり規制したりすることを提案するテクノロジーであってはならない。

あの日、わたしがタンポンを使おうと思ったのは、ほかに選択肢がないと感じたからだ。漠然としたプレッシャーからタンポンを手にし、生理や、それが意味することを深く考えないようにした。わたしは自分の月経が、男性から見て、また（わたしが自身、そういう目で見ていた）ほかの女性から見ても、わたしを性的な存在にするものだということを意識していたのだ。実のところ、月経はわたしの身体の健康全般を決定づけると同時に社会的に排除する「女性の問題」だった。かりにそれが女性として「自然な」ことであるなら、わたしは自然な女性になどならなくていい。そんなものより、月経がわたしやわたしのような人々のウェルビーイングに役立つ科学的探究のための肥沃な土壌となり、この身体がわたしたちの心身を自由にする数々の選択肢が集まる場所として重要な科学的フロンティアになる、そんな新しい時代のためのスマート・タンポンを手にしていたい。

（*1）　Weiss, S. “What is FemTech? 5 things to know about the new industry”. Bustle. 16 April 2018.

https://www.bustle.com/p/what-is-femtech-5-things-to-know-about-the-new-industry-8792289

(*2) Frost & Sullivan. "The COVID-19 Pandemic and a Rising Focus on Women's Untapped Healthcare Needs are Transforming the Global Femtech Solutions".
https://insights.frost.com/hubfs/Content%20Uploads/DGT/2021/HC/MFF7_Samples.pdf

(*3) "Digital Health Market Size, Share & Trends analysis Report By Technology". Forecasts, 2022-2030.
https://www.grandviewresearch.com/industry-analysis/digital-health-market;
https://www.statista.com/statistics/ 1092869 / global-digital-health-market-size-forecast/

(*4) Gambier-Ross, K., McLernon, D. J. & Morgan, H. M. "A mixed methods exploratory study of women's relationships with and uses of fertility tracking apps". Digital Health. 2018; 4: 205520761878507.
https://doi.org/10.1177/2055207618785077

(*5) Savage, M. "The Swedish physicist revolutionising birth control". BBC News. 7 August 2017.
https://www.bbc.co.uk/news/business-40629994

(*6) Lupton, D. "Quantified sex: a critical analysis of sexual and reproductive self-tracking using apps". Culture, Health & Sexuality. 2015; 17: 440-453.

(*7) Delano, M. "I tried tracking my period and it was even worse than I could have imagined". Medium. 23 February 2015.
https://medium.com/@maggied/i-tried-tracking-my-period-and-it-was-even-worse-than-i-could-have-imagined-bb46f869f45

(*8) Tiffany, K. "Period-tracking apps are not for women." Vox. 16 November 2018.
https://www.vox.com/the-goods/2018/11/13/18079458/menstrual-tracking-surveillance-glow-clue-apple-health

(*9) Kleinman, Z. "Femtech: right time, wrong term?". BBC News. 8 October 2019.
https://www.bbc.com/news/technology-49880017

(*10) Goldhill, O. "FemTech is not and should not be a thing". Quartz. 3 April 2019.
https://qz.com/1586815/why-femtech-is-a-sexist-category/

(*11) Tariyal, R. "To succeed in Silicon Valley, you still have to act like a man". Washington Post. 24 July 2018.
https://www.washingtonpost.com/news/posteverything/wp/2018/07/24/to-succeed-in-silicon-valley-you-still-have-to-act-like-a-man/

(*12) Evans, D. "What if you could diagnose diseases with a tampon?". MIT Technology Review. 18 February 2019.
https://www.technologyreview.com/2019/02/18/1326/what-if-you-could-diagnose-endometriosis-with-a-tampon/

(*13) 同右

第12章 クリテラシーを養おう

女性の選択肢を増やすにはどうすればいいか？　第二波フェミニストであるベティ・ドッドソンは、独自の答えをもっていた。「よりよいオーガズムが、よりよい世界をつくる」のだと。一九七〇年代初頭から、二〇二〇年に九十一歳で亡くなるまで、ドッドソンは七千人以上の女性たちに、オーガズムが自分の身体と性生活に主体性を与えることを教えてきた。この活動にはもちろん快楽を広める以上の意味があったが、快楽自体もこのプロジェクトになくてはならない極めて重要な要素で——自立とは何かを女性に説くものだった。彼女がためらうことなく口にしたように、女性が「ファックする」際、男性は任意の存在になる。彼らがそこにいるのは絶対に必要だからではなく、あなたがそうしたいと思ったからだ。生殖にも同じことが言えるだろう。性行為は男女双方にとって快楽を味わうために行われるもので、赤ん坊は生命の螺旋において起こりうる結果のひとつなのだ。「主体である」ことはセックスや生殖だけではなく、この社会でさまざまな立場にいる女性に訴えかけられた真実である。それが女性たちに自立のビジョンをもたらしたのだった。

「最も一貫したセックスは、自分自身との愛の営みです」一九八七年に出版されて以来、二十五カ国語に翻訳されている一種の回顧録にして実用書『私が私を愛するとき』(*1)でドッドソンはこう書いている。「マスターベーションは、子ども時代、思春期、恋愛、結婚、離婚を支え、老後も見守ってくれるでしょう」。寝室は社会の縮図であり、女性に選択肢を与える場であった。性的エンパワメントについては、いまでも物足りなさを感じることは多いものの、今日においてドッドソンの発言がそれほど衝撃的に聞こえないのは物事が進展している証拠、つまり女性の快楽について多少なりとも議論が行われてきた証拠だろう。

医学の歴史は、男性と男性の身体にとって価値があるとみなされた問題を解決するために高度な技術発展を遂げた物語である。本書では何度も、技術的な選択肢がある場合でもその技術が既存の偏見を強化するために利用されたり、実際には男性中心のシステムにしか当てはまらないことが観念的に人間の身体全般の真実であるかのように喧伝される例を目にしてきたし、その結果、男性以外の身体にとって重要な研究課題に必ずしも技術革新ではなく、既存のツールが適用される場面もしばしば目にしてきた。個々人の生涯にわたるニーズに応じるために、いまあるケアを別の形で提供していく動きもいくらかはあるが、数は多くはない。

しかし、科学的方法というのはその限りではないだろう。新たな医療問題が発生したとき、既存のツールをただ使うだけではなく、新たなプレイヤーである患者や研究者とともに医療が取るべき方向性を話し合うことができれば、科学をよりよく発展させることができるはずだ。すでに見てきたように、体外受精のような医療技術は、強力な物語の装置である。ただし、医療におけるイメージの力は研究を新たな方向へ導く一方で、肝心な現実の構造を考察することを省略していることも多い。調査ツール同様、医療技術を唯一無二の方法ではなく物語の装置であると認識できれば、これからツールや技術を利用する人々がその物語そのものを見直し、患者に尋ねるべき質問を再構築し、科学を新しい方向へと導くところが見られるかもしれない。

イメージはドッドソンの核となる手法だ。エロティック・アートからフェミニストとしての歩みをスタートさせた彼女は、マンハッタンにある自分のアパートで女性の意識向上を目指すグループを主宰するようになる。ここでは彼女の言う「ショウ・アンド・テル（見せて、話す）」というワークショップが行われた。集まった女性たちが裸になると、ドッドソンは、互いのヴァルヴァ（外陰部）を見るよう指示し、さまざまな形、サイズ、色があることを説明した。そのあとで、ようやく参加者はバイブレーターをクリトリスに向けるのだった。本書の冒頭でわたしが回想したディルドのような測定装置――興奮などからはほど遠い状態で、被験者の身体から強制的に反応を読み取ろうとする、威圧的で、異質な、科学的触手――とは、いかにも対照的である。ドッドソンは、彼女が提供するテクノロジーを女性がコントロールできるようになってほしいと願っていた。使い方を知らなければ、ツールには何の意味もない。

クリトリスは、女性が絶対に知るべきものだった。それは今日に至るまで見事に性教育から抹消されているが、膣性交だけでオーガズムに達する女性はほんの二十パーセントほどしかおらず、残りの女性にとってクリトリスへの刺激は不可欠だ(*2)。かくしてドッドソンが唱える「女性が自分でオーガズムに達する方法」は、クリトリスにスポットライトを当てることとなった。執筆とワークショップを両方行っていたドッドソンには大きな影響力があった。一九八〇年代、性科学の博士課程の途中でドッドソンと出会った性教育者兼活動家のキャロル・クイーンは、つぎのように述べている。「彼女のワークショップには女性たちが殺到しました。そのなかには、自分の教育スタイルや活動家としての幅を広げるためだという人もいれば、学校に戻って、セラピストや助産師など、自分らしくいられて変化を起こせる仕事に就く人もいました。わたしと同世代のセクシュアリティ・アクティヴィストで、ベティに影響を受けていない人はいないと思います(*3)」。こうした意識の向上が広がりを見せた一方で、女性の快楽の解放を謳う第二波フェミニズムはやがて衰えていく。〔一九八〇年代に入ると第二波フェミニズムの想定する女性像が均質的、また白人偏重であるといった指摘がなされるようになり、一九九〇年代には、人種とジェンダーの交差性を念頭により多様な女性像を想定する第三波フェミニズムが勃興した〕

ここでグープ（Goop）が再登場する。全六話で構成されたNetflixの番組『グウィネス・パルトロウのグープ・ラボ』には、九十歳のドッドソンを特集した回がある。番組内でドッドソンはパルトロウにマスターベーションのテクニックを教えるのだが、この時点で、彼女が世界中で教えてきたキャリアは五十年目に突入していた。このエピソードは、わたしを含めた視聴者の度肝を抜くと同時に、アウトローを気取る良家の子女（プレッピー）のようなパルトロウの仮面をもはぎとった。パルトロウがタブーを破るつもりで、無邪気な子どもよろしく嬉々として「ヴァギナ！」と叫ぶと、ドッドソンはいたって冷静にその言葉を訂正したのだ。ヴァギナは単なる産道です、と。それからそっけなくこう言い足した。「なので、ここではヴァルヴァの話をしたいと思います。クリトリス、小陰唇をはじめ、その周囲にある部分のことです」。その後も、会話のなかでパルトロウは何度も「ファックする」と言わされ、赤面することとなる。普段から女性器について臆面もなく語っているパルトロウが、自分自身のセクシュアリティをエンパワメントする話になるとたんに尻込みするようすを見て、不思議に思った人もいるかもしれない。

パルトロウとグープ・ラボのメンバーが「自分が性的快楽を感じることより、他人からセクシーと見られることをいかに重視していたか」という話し合いを行うこのエピソードは、とても印象的だ。とくに、そのキャリアの大半をスクリーン上のセックスシンボルとして過ごしてきたパルトロウは、自分はまだ、自分の欲望を最優先する方法を学びはじめたばかりだと認めている。パルトロウのこの発言を聞く限り、女性の経験を中心に置くという取り組みにおいて、Goopがドッドソンの足元にも及ばないのはいたしかたない。

現代のセックスに関する議論のなかで女性が軽視されているように見えるのと同じく、クリトリスもまた、パルトロウやGoopの華やかな面々が女性自身の欲望より「セクシーに見られる方法」を教えるような状況のなかで、不当に過小評価されている。二〇一七年、フランス人のエンジニア・社会学者・独立系研究者のオディール・フィロッドは、教科書に掲載されている女性の解剖学構造――一貫して女性のセクシュアリティに関する誤った考えが根づいていたもの――に異を唱えるべく、クリトリスの3Dプリントモデルを制作し、彼女なりの「ショウ・アンド・テル」を実践した。生物医学におけるセックスとジェンダーの問題に関する独自の研究をもとに、フィロッドは、女性器の外見を教えているはずの教科書の多くでクリトリスが正しく描写されていないこと、場合によっては、クリトリスの存在に言及さえされていないことをくり返し指摘している。彼女はとくに、性教育のなかで社会規範がこうした生物学的に不正確な情報と結びついていることが問題だと考えていた。たとえばフランスでは「男子は性器のセクシュアリティに対する関心が高く、女子は愛情や人間関係の質を重視するが、その理由のひとつは『特定の解剖学的・生理学的特徴』によるものだ(*4)」と教えていた。これに対し、フィロッドは3Dプリンターを駆使して、彼女自身がもっているのに可視化されていない解剖学的構造を白日の下にさらしたのだった。

このダウンロード無料の実物大モデルは、解剖学的に正しい情報を示し、普及させるためにデジタル化された最先端の方法だ。これにより、世界中の女性が自分の生体をリアルに、客観的に、等身大で見られるようになった。間違いなく正確な姿を。本書冒頭〔十七ページ参照〕で紹介した筋肉組織内の乳管の図がインターネットで大きく拡散されたように、女性の身体に関する意識を高めるうえでデジタル技術は今後ますます大きな役割を担っていくだろう。

すべての女性に自身の身体について教えるという使命のうえに実物大のクリトリスのモデルまで手にしてしまえば、科学者たちがこの研究に値する器官の科学的現実を無視するのは難しくなるはずだ。ペニスは外側から見えるのに対し、クリトリスは隠されているから「ペニスのほうが性的主体性がある」という考え方は古くからある。歴史を通じて、科学者たちはクリトリスを空想的、逸脱的、あるいはその両方の存在とみなして無視してきたのだ。高名なアルベルトゥス・マグヌスは、クリトリス〔この名称に統一することを提案したのは十七世紀のライネル・デ・グラーフで、それ以前は地域によってさまざまな名称が使われていたが、ここでは原書に従って一貫して「クリトリス」と表記する〕をペニスの亜種だと考えた。十六世紀の解剖学者アンドレアス・ヴェサリウスは、クリトリスは「普通の」女性には存在しないと主張した(*5)。一四八六年に発行された魔女を見つけるためのガイド『The Malleus Maleficarum（魔女への鉄槌）』では、クリトリスは悪魔の褒美で、もし女性にあれば、それは魔女の証拠だと示唆されている。十九世紀になっても、「ヒステリー」と診断された女性たちに陰核切除術、すなわちクリトリスを切除する手術が施されていたことさえある。

さも学術的に根拠がありそうな理論をでっち上げて女性の性欲や性的な主体性を認めないできたことが家父長制的な権力の行使であったことを知るには、その論理を根本まで追えばいい。たとえば、「人種」として階層化された差別は十九世紀の解剖学を通じて確立された。そこでは外部に露出し目につきやすい陰唇が有色人種の女性の身体と関連づけられ、性的逸脱と結びつけられた。これにより黒人女性は最下層に位置づけられたが、これは生物学的特徴を利用して排除され抑圧された人々に異常性を付与し、「正常な」膣の科学的イメージを確立するプロセスだった(*6)。一人ひとりをよく見れば個人差があり、「正常」などないことがわかるが、女性器がそもそも不可視化されてしまえば、その検証も行えない。こうした一連の排除はまさに白人男性の欲望にもとづいた世界秩序を確立することの一環であり、彼らは己のために女性の欲望を否定するだけでなく、なきものにさえしたのである。

一九八〇年代、ドッドソンが女性の身体に関する教育を行う一方で、ほかのフェミニストたちはクリトリスの構造を科学文献に掲載しようと奮闘していた。一九八一年、フェミニスト女性保健機関連盟(Federation of Feminist Women's Health Center)は、解剖学的に正しいクリトリスの図を作成し、女性向けのイラストレーションガイド『A New View of a Woman Body(女性の身体の新しい見方)』に掲載した。これをもとにつくられたのが、フィロッドの3Dモデルである。彼女たちの試みは、女性にはクリトリスとそれに伴うセクシュアリティについてまだまだ知るべきことがあることを教えつづけている。

セックスは女性ではなく男性だけのものだという考えは、クリトリスに関する最近の科学研究においてもいまだに広く共有されている。クリトリスに関する最初の包括的な解剖学的研究は泌尿器科医のヘレン・オコーネル教授によって行われ、その結果は一九九八年に発表された(*7)。月日が流れて二〇〇五年、その後の研究でオコーネルがMRIを使ってクリトリスを調べると(*8)、クリトリスはこれまで「豆粒大」と言われていたような、単なる勃起組織の小さな塊ではないことが判明した。その根元は見たこともない形状で、単に器官の外側にある突起だと思われていた神経の密集したその腺は、恥骨の下まで伸びて膣口の周囲を包み込み、興奮すると充血する球状の組織を備えていた。

この発見にもかかわらず、オコーネルの画期的な研究が発表されてから二十余年、クリトリスの構造は医学のカリキュラムにも医学研究にもほとんど姿を現さないままである。オコーネルのチームがオーストラリア及びニュージーランドの産婦人科学ジャーナル（Australian and New Zealand Journal of Obstetrics and Gynaecology）の論説のために行った文献調査で、一九四七年以降、クリトリスの解剖学的構造に関する論文は世界中でわずか十一本しか発表されていないことが判明した。わずか十一本。一方で、クリトリスの切除後に感覚を取り戻す処置に関する言及は何百とあった(*9)。そんななかでも、オコーネルらのこれまでの研究成果として、クリトリスが女性のオーガズムにおいて重要な役割を果たすことが明らかになり、同時に、長い間男性の間でもてはやされてきた「Gスポット」の存在が否定されることとなった(*10)。

こうした経緯もあって、二〇一七年にフィロッドが3Dモデルの制作を決めたころには、まとまりは欠いていたものの、複数の興味深い科学文献が革新的な科学者によって新しく活用されるのを待っていた。フィロッドが使用した3Dフォーマットのおかげでクリトリスの実際のサイズや形状が明確になり、未発達な日陰の存在として扱われてきたクリトリスに関する世間の誤解が打ち破られたのだった。

クリトリスの実際の大きさを明確に示したこのモデルの全長は、鳥の叉骨のような形をした陰核亀頭部から陰核脚まで、十センチほどになる。リアルなサイズや形状は、これまで世の中にペニスの図が数多(あまた)ある一方でいずれもとってつけたように描かれてきたクリトリスの図と比べると、明らかに無視しがたい解剖学的な特徴があるという現実を突きつけている。二〇〇五年当時は、米国泌尿器科学会が主張したように「クリトリスの解剖学的構造を一枚の図で伝えるのは不可能」だったかもしれない(*11)。しかし3Dプリンターの時代が到来したいま、もはやそれはクリトリスを性教育や科学研究から除外する理由にはならないだろう。

これは、男性以外の身体にとって重要な側面を明らかにする新しい技術の力である。学際的な研究者であるフィロッドは、自分が使える新たな技術の可能性を訴え、それを活用した。すでに利用可能な科学を用いて、先行研究をもとに多角的な視点からクリトリスを表現することで、科学がこれまで描いてきた世界に欠けているものを示してみせたのだ。テクノロジーのおかげで、彼女は文献で見つけたものをテストし、実証することができた。テクノロジーの時代を迎えたいま、わたしたちには、エンジニアをはじめとする熟練の専門家を医学の世界に招き入れ、現状に挑戦するような異なる物語を構築する選択肢と機会がある。

フィロッドのモデルは、セックスセラピスト、性教育者、養護教諭、生物学の教師、性情報機関などで採用されている。いずれの場でも、このモデルを使って女性のセクシュアリティに関するさまざまな物語や、彼女たちのセックスの経験は男性と同じくらい生物学的にリアルであることを教えている。と同時に、まだ開拓すべきことがあることも伝えている。既知のものは、新たな人々がそれを取り上げて新たな語りをはじめたとき、「再発明」になる。こうして、エイリアンの宇宙船のように突如未知の可能性の塊となったクリトリスは、研究者たちの探究心を新たに掻き立てたのだった。

再発明されたクリトリスは、フィロッドのモデルだけではない。世に出回る画像も急増しており、それに合わせて新たな語り手のグループも形成されている。ドッドソンのたどったエロティック・アートから解剖学的なエンパワメントへと至る道のりは、今日においてもクリトリスについての意識を高めるアートが引き継いでいる。アートと科学のつながりは、いまとなっては驚くことではないかもしれない。本書を通じて、わたしした

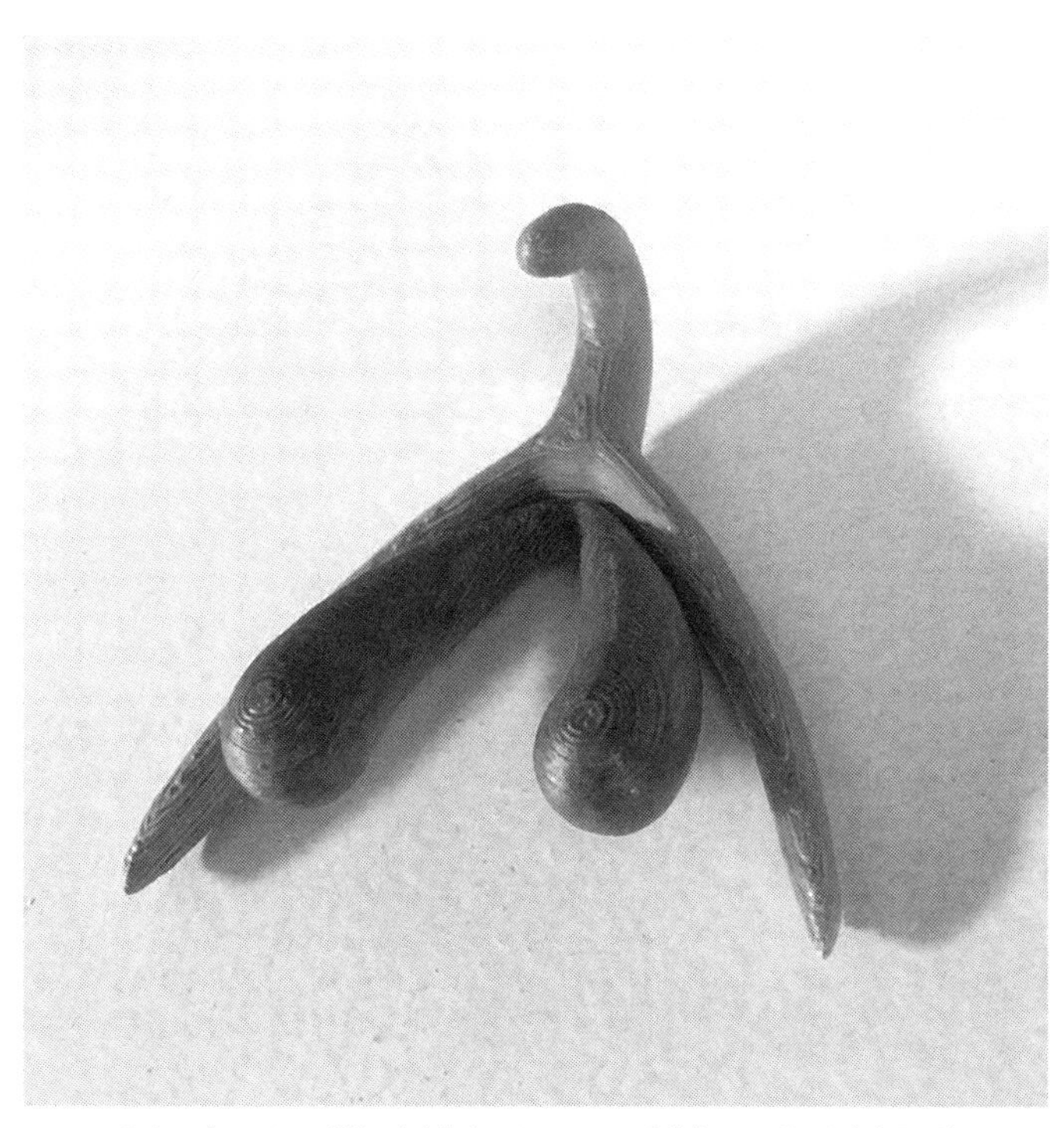

フィロッドが3Dプリンターで製作した実物大のクリトリスの全体像は、二〇一六年九月以降、フランスの学校の初等教育から性教育の授業で使用されている（*12）。

ちは思想が科学を形成するようすを見てきたし、何よりアートは強力な文化的資源である。

クリテラシー――すべての人にとっての快楽

クリトリスに光を当てたオコーネルの科学的業績によって、その真の姿を世に問うていこうというムーヴメントが急速に広がっている。二〇一二年、米国を拠点に活動するアーティストのソフィア・ウォレスは「クリテラシー（CLITERACY）」〔インスタグラムのアカウントは @yescliteracy〕というアートプロジェクトを立ち上げた。ドッドソンの哲学を引き継ぎ、ジュエリーやオブジェクトとして表現していくこのプロジェクトはこう謳っている。「クリテラシーは、すべての身体が快楽を覚える権利を支持します。これは完全なる市民権の基本なのです」[*13]。ウォレスにとって、女性の快楽を一点に集中させることはクリトリスを通じて女性の主体性を一点に集めることであり、世界中の女性をエンパワメントすることだった。ウォレスは科学的な知識を用いてその使命を推進している――中心にクリトリスを置いて。ただし、ウォレスもまた、科学の有効性は使う人次第だと認識している。「ニール・アームストロングは一九六九年に月面を歩いたけれど、クリトリスの解剖学的構造が完全に明らかになるには、それから二十九年もかかっています」。未知の宇宙を旅するには、不測の事態に直面した際にも他者の心情をくみながら柔軟に状況把握ができる、熟達したコミュニケーション能力が極めて重要だ。アーティストは、その点で科学者の助けになる。つまるところ、アーティストは見慣れたものを見慣れないものにする訓練を積んだ、経験豊富な探検家なのだ。

「クリテラシー」という用語は、このムーヴメントの趣旨を見事にとらえている。権威ある科学が女性の象徴であるクリトリスを中心に据えるだけのリテラシーを備えれば、わたしたちは女性に役立つ科学を、女性に役立つ物語を語る科学を手にすることができるだろう。この世界でだれもが自由に生きていくために解明すべき、未知の身体領域に取り組む科学を。

「クリテラシー」の「リテラシー」は、別の重要な要素――字義通りの「読み書き」も指している。わたしたちはこの能力が、みずから使い方を学び発達させたツールであることを忘れがちだが、それはごく幼いころに教えられるからだろう。しかし、これはわたしたちが世界を知る指針であり、自分たちがそれを通じて世界を見ていることを忘れてしまうほど深く染みついた無意識のツールである。ジェンダー同様、そのことが可視化されると、それを利用できる人物や使い方を決める人物についての疑念が生じる可能性がある。すなわち「権力をもっているのはだれなのか？」。

さまざまな人が読み書きできるようになれば、読み書きというツールを使って、多様な物語が語られるようになるだろう。それはわくわくするような出来事で、愉快で、楽しくて、科学的でもある。なぜなら、知っているようでよくわからない何かを具体的に伝達可能な形にすることを通じて、人はかつて存在しただれかの声に耳を傾け、協力をもちかけ、その知識を活用し、共通の未知に対して一緒に取り組むことになるからだ。最高のセックス同様、この共同作業では、科学者とそうでない人が互いのすべてをさらけだし、言葉の導く先を一緒に探索していくのだ。弱さは優れた科学や優れた教育につながる。グウィネス・パルトロウにとって最高の瞬間は、そして間違いなく視聴者にとってもプラスとなる瞬間は、彼女がだれかに向かって「ヴァギナ！」

と叫ぶのをやめ、ドッドソンや取り巻きに自身のセクシュアリティについて感じるプレッシャーや壁について語りながら、己の弱さをさらけだしたときだろう。未知への驚きをあらわにするこの瞬間こそが、真の探究である。知らないことを認め、探究に乗りだすこの姿勢は、わたしたちが科学者や医療関係者に求めるべきものである。だれかとともに物語る方法を習得できれば、科学は想像を超えて進歩するだろう。科学者が新世代の語り手たちにツールを手渡し、彼らの質問に答える手助けを申し出れば、権威だけでなく信頼も獲得できるのだ。物語を語る（ストーリーテリングの）共同科学、「クリテラシー」にもとづく科学は、クリトリスの周りを二周し、月を飛び越え、未知の次元に踏み込む科学である。

「クリテラシー」は医療の解放に異次元の飛躍をもたらす可能性を秘めている。が、ここでも昔ながらの注意が伴う。もちろん、女性の解剖学的構造に対する賛美や可視化、身体構造の理解を深めるといったことが変化を促す可能性はある。しかし、医学、医療制度、社会に必要な体系的変化を求める動きを、個々の女性の「性の解放」にとどめてしまわないよう注意しなければならない。危険なのは、この物語が社会変革を求めず、家父長制に則った台本どおりに異性愛規範のセクシュアリティを遵守するよう陰湿な圧力をかけ、強制するようになってしまうことだ。これは解放への道としてセックスを擁護した第二波フェミニズムが批判されてきた点でもあり、そこには「女性が解放されるためには性的にオープンでなければならない」という暗黙の規範が生まれてしまったのだ。

「クリテラシー」のような強烈な戦略は、もともと男性の欲望のためにあった空間を破壊するだけでなく、ともすれば女性の脆さを敵視するような環境につくり変えてしまう可能性がある。これはフェムテックやグリップトックで見られたような、女性の欲望に必ずしも当てはまるとは限らない、メディア映えするような、あからさまに性的な方法で女性のウェルネスを提唱する流れと同じである。「クリテラシー」はいままで顧みられなかったものが姿を現す土壌を育む新たな方法であり、女性の人生を大きく変えるほど有益な選択肢をもたらすものでこそあれ、古い単一の世界観を単に別の単一の何かに代替するものではない。女性が感じてもいない欲望を実行するよう圧力をかけるものになってはいけないのだ。

シドニーを中心に活動するアーティスト、アリ・セバスチャン・ウルフ〔インスタグラムのアカウントは@allisebastianwolf〕は二〇一七年、よりよい未来のために、実物の百倍の大きさで解剖学的に正確な光り輝く黄金のクリトリス「グリトリス(Glitoris)」を制作した。この「グリトリス」はときどきギャラリーにも飾られていたが、その存在が一躍有名になったのは、金色のユニタードと青いウィッグを身に着けたウルフとその仲間たち「クリテラティ」が、ウィメンズ・マーチやマルディグラなどのイベントに「グリトリス」をもって参加したことがきっかけだった。「多くの人は、これを金色のイカの怪物だと思っていました。肺だと思っていた人もいたし、トンボや睾丸だと思っていた人も大勢いました」とウルフは言う[*14]。「何人かの産婦人科医にも会いましたが、彫刻を見るまでクリトリスの構造を知らなかった人もいて。それって恐ろしいことですよね」

ウルフの願いは自分の作品によって、科学者の間でも、科学者以外の人々の間でも、クリトリスに関する議論が普通に行われるようになること——その奇抜さで、逆説的にクリトリスに関する議論を普遍化することだ。「わたしのアートがまったく特別なものでなくなるところまでいってほしいのです」と彼女は言う。ジェンダーをはじめ、これまで見てきた意識向上の概念やイメージのように、グリトリスもまた「消されるために設計されている」のだ。

自身の活動について尋ねられたウォレスも似たようなことを述べている。プロジェクトに「クリテラシー」と名前をつけた理由を訊かれると、彼女はこう答えた。「一度読み方を教えられた人は、二度と忘れることがないからです。一度読み書きを習得したら、もう後戻りはできません。『クリテラシー』もそうあってほしいのです。別に好きになってもらわなくてかまいません。作品やメッセージが気に入らなくてもかまいません。けれど、一旦事実や情報を手にしたら、もう手放すことはできません。その知識で何かをする必要はないけれど、それを忘れることはできないのです」(*15)。「クリテラシー」は不可逆的なのだ。

おそらくこれは、医学の旅でわたしたちが出合ったなかで最も未来的な展望だろう。3Dプリンターのクリトリスや、再発明されたバイブレーターのほかにも、女性がデザインした性的なVR(*16)、セックスロボット(これまでのところ人間の代用としてはかなり無理があるが)、膣を刺激するだけでなくさまざまな形で身体に働きかけるデジタルガジェット、異性愛規範に異を唱えるセックスモデル(*17)など、今日において女性が自分の身体を探求するのに役立つものは多々あるが、そのなかで最も強烈な介入は、「クリテラシー」の普遍化ではないだろうか。「クリテラシー」が学校の授業に組み入れられるようになれば、それは自然なものとなり、わたしたちがもとから備えていたツールになり、わたしたちが言うこと、見ること、考えること、すべてを形づくるものになっていく。こうして「クリテラシー」は「リテラシー」と同義になり、物語は現実となっていくのだ。

この新しいリテラシーは、もちろんクリトリスに限ったことではない。「クリテラシー」は、非男性の生体構造を科学知識に織り込んだ、まったく新しい科学のことでもある。この高度な科学ではさまざまな語り手が一緒になってこれまで語られてこなかった核心（クリトラルな）についての物語を紡ぎだし、わたしたちを人類共通の未知なる世界へ、科学がより多くを提供し、もっと新しいことを教えてくれる、びっくりするような世界へと連れだしてくれるだろう。

「クリテラシー」の概念がＤＮＡに、ホルモンに、筋肉や骨に、あらゆる生体システムに組み込まれれば、まだ想像もつかないような知によって、科学は新たに定義されるはずだ。よりよい科学はすべての人を排除しない、根っからのフェミニストなのだから。

(*1) Dodson, Betty. Sex for One: The Joy of Selfloving - Betty Dodson (Three Rivers Press, 1987). 中村三千恵訳、二見書房、一九九四年

(*2) Herbenick, D., Fu, T.-C., Arter, J., Sanders, S. A. & Dodge, B. “Women's Experiences With Genital Touching, Sexual Pleasure, and Orgasm: Results from a U.S. Probability Sample of Women Ages 18 to 95”. Journal of Sex Marital Therapy. 2018; 44(2): 201-212. https://www.tandfonline.com/doi/full/10.1080/0092623X.2017.1346530

(*3) Green, P. “Betty Dodson, Women's Guru of Self-Pleasure, Dies at 91”. New York Times. 3 November 2020. https://www.nytimes.com/2020/11/03/style/betty-dodson-dead.html

(*4) Russo, N. “The Still-Misunderstood Shape of the Clitoris”. The Atlantic. 9 March 2017. https://www.theatlantic.com/health/archive/2017/03/3d-clitoris/518991/

(*5) O'Connell, H. E., Sanjeevan, K. V. & Hutson, J. M. “Anatomy of the Clitoris”. The Journal of Urology. 2005; 175: 1189-1195. https://studylib.net/doc/8339689/anatomy-of-the-clitoris--- journal-of-urology--the

(*6) Gould, Stephen Jay. “The Hottentot Venus.” In The Flamingos Smile, p.298 (New York: W. W. Norton, 1985).

(*7) O’Connell, H. E., Hutson, J. M., Anderson, C. R. & Plenter, R. J. “Anatomical Relationship Between Urethra and Clitoris”. Journal of Urology. 1998; 159(6): 1892-1897.
https://doi.org/10.1016/S0022-5347(01)63188-4

(*8) O’Connell, H. E. & DeLancey, J. O. “Clitoral anatomy in nulliparous, healthy, premenopausal volunteers using unenhanced magnetic resonance imaging”. Journal of Urology. 2005; 173(6): 2060-2063.
https://doi.org/10.1097/01.ju.0000158446.21396.c0

(*9) Wahlquist, C. “The sole function of the clitoris is female orgasm. Is that why it’s ignored by medical science?”. Guardian. 31 October 2020.
https://www.theguardian.com/lifeandstyle/2020/nov/01/the-sole-function-of-the-clitoris-is-female-orgasm-is-that-why-its-ignored-by-medical-science

(*10) Hoag, N., Keast, J. R. & O’Connell, H. E. “The ‘G-Spot’ is Not a Structure Evident on Macroscopic Anatomic Dissection of the Vaginal Wall”. Journal of Sexual Medicine. 2017; 14(2): e32.
https://doi.org/10.1016/j.jsxm.2016.12.079

(*11) O’Connell, H. E. “Anatomy of the Clitoris”. 2005.
https://www.auajournals.org/article/S0022-5347(01)68572-0/abstract

(*12) 写真：マリー・ピーシャー／カンパニー・ハンドアウト

(*13) Sophia Wallace: CLITERACY
https://www.sophiawallace. art/cliteracy-100-natural-laws

(*14) Wahlquist, C. “The sole function of the clitoris ...”

(*15) “Cliteracy”. Huffington Post Projects.
https://projects.huffingtonpost.com/projects/cliteracy/get-cliterate

(*16) George, C. “Meet The All-Female Tech Collective Taking Sex Toys into the VR Realm”. Sleek Magazine. 28 March 2018.
https://www.sleek-mag.com/article/motherlode/

(*17) Carpenter, V., Homewood, S., Overgaard, M. & Wuschitz, S. “From Sex Toys to Pleasure Objects”. Science Open. 2018.
http://dx.doi.org/10.14236/ewic/EVAC18.45

第13章 サイボーグであるわたしたち

我々は皆、キメラ、すなわち、機械と生体のハイブリッドという理論化され製造された産物であり、要するに、我々はサイボーグである。

——ダナ・ハラウェイ(*1)

わたしにとって物語は、科学の可能性が生まれる場所である。フィクションを通じてこの世界をより創造的に考えることができれば、わたしたちはもっと遠くまで行ける。科学技術に関する文化評論を行うダナ・ハラウェイは、わたしの好きな書き手のひとりだ。彼女はサイエンス・フィクション(SF)というジャンルが社会を新たに考え直す可能性を受け入れている……もとい、可能性を想像しているのだ。

この第三部を通じてわたしが言いたいのは、新しい技術の可能性は単に実用にとどまらず、わたしたちがこれまで受け入れてきたジェンダーロールについての物語、女性の人生における生殖や社会的役割についての物語を破壊する力にこそある、ということだ。SFは——新しい技術の可能性について明示的に書かれたものであれ、示唆されたものであれ——既存の研究や臨床試験に女性を加えるといった表面的なことだけでなく、新しい想像の風景、つまり与えられた性的役割の限界を取り払った科学の可能性の未来のなかにわたしたちを招き入れることで、この身体がもっと受け入れられ、違った評価をされ、いまよりいいケアを受けられるかもしれないという希望をつねに与えてくれた。ハラウェイの論文はその可能性を体現するものだ。一九八五年、彼女は社会科学規範に則ったごく普通の学術論文が並ぶ「Socialist Review」誌で、独自のＳＦを発表した。

タイトルは？

『サイボーグ宣言』だ。

ハラウェイはこの論文を用いて、サイボーグのメタファーを展開した。ＳＦ映画に出てくる単なる未来のロボットの話ではなく、身体に組み込まれた機械的要素によって通常の人間の限界を超える身体能力を備えた、生身の人間についての話である。たとえば今日では、バイオニック義肢や、人工ペースメーカーを装着した人々など、創造的なサイボーグが数多く存在する。

「サイボーグ」という言葉は、一九六〇年に科学者のマンフレッド・クラインズとネイサン・クラインが発表した宇宙旅行に関する論文に最初に登場する(*2)。ふたりは、テクノロジー、薬、宇宙を組み合わせることで、人間が自然や物質的な条件を克服し、日常生活を改善しながらよりよい世界をつくることを構想した。一九六〇年代はコンピュータの技術者たちがサイバネティックシステム〔サイバネティクスは通信工学と制御工学を融合し、生理学、機械工学、システム工学なども取り入れながら人間と機械の相互関係を扱う学問〕の試行と探究をくり返していたフィードバックループの時代であり、そうしたなかで、人間とテクノロジーを融合させたサイバネティック・オーガニズム（生命体）、略してサイボーグが考案された。科学の新たなフロンティアだ。当時、サイボーグは宇宙旅行についで、科学者やＳＦ愛好家などの興味を掻き立てるものだった。実際、大気圏と宇宙、精神と物質、身体と技術の関係の探究は、連関しながら行われてきた。

ハラウェイは、テクノロジー化された人間のイメージが人々の世界観を再構築する可能性に賭け、人々が知っている世界の定義と真逆の視点から、既存の定義のなかでもとくに厳格に信じられてきたもの――「自然な」人間――を問い直すことに挑んだ。そして人類に、境界を越えて科学のあり方や未知なるものを探索する方法を真剣に考えるよう迫った。サイボーグは「自然な」人間とはかけ離れているように見えるかもしれないが、テクノロジーと人間の境界はわたしたちがつねづね思ってきたほど明確ではない、とハラウェイは主張する。現代に生きるわたしたちは、基本的なものから高度なものまで、つねにテクノロジーとつながっている。人間とテクノロジーが接続された複雑なネットワークにだれもが組み込まれ、わたしたちという人間はつくられている。ハラウェイにとって現代生活の現実は、もはやどこまでが人間でどこからが機械なのかわからないほど人間とテクノロジーが密接にかかわりあっていると感じられるものだったのだ。

人間が「自然」で、テクノロジーはそうではないと考えたくなる人はまだまだ多いかもしれないが、わたしたちは実のところ、まったく自然でないシステムのなかに存在している。医療もそんなシステムのひとつであり、それが介入する人間の身体も、自覚することは少ないにしてもサイボーグ・システムであると言えるだろう。わたしたちはアグリビジネスの生産物を食べ、医薬品で健康を保ち（あるいは損ない）、医療処置によってつくり変えられている。

人が何かを「自然」だと表現するとき、それは人間には変えることのできない世界のあり方について述べられている。何世代にもわたって、女性は「生まれつき」弱く、従順で、感情的で、抽象的な思考ができないと言われてきた。ビジネスを動かすよりも母親になることが、素粒子物理学よりも室内ゲームを好むことが、女性の「自然な」姿だと。これが本当に自然の摂理であれば、話は終わりだ。変えることは不可能だろう。けれども、もし、女性(そして男性)が「自然な」ものではなく、サイボーグのように構築されたものだとしたら? もしそうなら、適切なツールを使えば、それを概念的にも肉体的にも再構築することができるはずだ。「自然な」生物学に組み込まれているジェンダーロールは、見直すことができるのだ。

第8章で、社会的信念が生物学的な研究結果の傾向に投影され、それが生物学において正しいものと見なされるようになる過程を見てきたが、ならば、ジェンダーに関しても、社会的信念を変えれば生物学のあり方を変える新たな介入方法を開発することができるだろう。そうなれば、基本的なことだとだれもが思っていた——たとえば暴力や、ある集団の支配にもとづく社会は自然か否かというような——前提が、突如問い直されることになる。人間が戦争をし、環境を破壊する生き物であることは生物学的に決定づけられているのかもしれないが、そうでない可能性だってある。

いま、世界中のフェミニストたちがこの可能性を手にしている。サイバーフェミニズム——これはハラウェイが使った用語ではなく、一九九〇年代につくられた言葉だ——は、テクノロジーとの連携により、自分のアイデンティティ、セクシュアリティ、ジェンダーでさえ、自分の望みどおりに構築することができるという考えが土台になっている。これこそハラウェイがSFを愛する理由であり、わたしがSFを愛する理由である。この現実とのズレは、自分たちの住む世界に興味と批評的な眼を向けるよう、想像もできないことを楽しむよう、可能性としての代替現実を検討するよう促す。SFという異なる角度から語ることで、あらゆる社会的可能性が見えてくるのだ。

科学がよりよい世界をつくるためのツールであるように、フィクションもまた科学者が想像したことを実現するために、まずはその想像を広げるためのツールとして活用することができる。いずれも本質的に革新的なものではなく、だれの利益のために使われるかは、それを使う人次第である。SFは、想像することについての社会への問いかけであり、よりよい世界を構築できる可能性についての、未来の描像である。

おかしな科学はいい科学

ここで、サイボーグやSFのように、あるイメージを描いてみたい。内部が空洞になった、奇妙な無人の惑星のイメージだ。地表の下の空洞では毎月やわらかな物体が剝がれ落ち、その表面に傷ひとつ残すことなく、やがて魔法のように再生する。そこには、まるで繊細な仕立て屋の作品のように魅惑的な風景が広がり、らせん状の血管がどこまでも伸びている。これは子宮である。そして、知れば知るほど子宮はまったく違ったものに見えてくる。子宮が謎めいているのは、女性や出産の神秘性ゆえではない。人体のあらゆるパーツの輪郭はつねに拡張し、検討するべきものを数多く残しているにもかかわらず、科学者たちが自分の理解できるものしか——見たいと思ったものしか——見ようとしないためである。

マサチューセッツ工科大学（MIT）婦人科病理学研究所のリンダ・グリフィス博士の研究室でつくられた小宇宙では、子宮はさらに目立たなくなっている。グリフィスは生物工学の専門家で、基本的な生物学的構成要素を用いて臓器をつくりだす。博士は一九九七年に、人間の耳の形をした金型に牛のひざの軟骨を注入したものを実験用マウスの背中で育てる、有名な「イヤーマウス」の作製に協力している(*3)。動物と人間に近い構造が融合したこの初期のサイボーグは、自然なボディパーツと技術的にアシストされたボディパーツとの境界、動物と人間の境界の定義に挑むものであり、グリフィスはすでに、最先端の科学的研究によって既知の生物学的区分が役に立たなくなることを示す道を歩んでいた。

このイヤーマウスは、わたしたちが実際に考える医学とはかけ離れたものだと思うかもしれないが、グリフィスは生物工学のバックグラウンドを活かして、子宮内膜症の解明に挑んでいる。

子宮内膜に似た組織が子宮の外側で増殖する慢性疾患である子宮内膜症は、女性の十パーセント以上が罹患すると言われており、男性中心の医学のなかで矮小化され、ないがしろにされてきた――そしてメディアも無視してきた――女性特有の疾患の象徴として、本書でも論じてきた。二〇二一年、グリフィスとその同僚は、生物工学を用いて子宮内膜様の組織の断片を作製したことを論文で発表した。これにより病変の成長を三次元で見られるようになり、子宮内における腺や神経の形成過程、この疾患における免疫細胞、炎症、さらにホルモンの役割も明らかになった(*4)。スマート・タンポンのように、この子宮内膜症モデルも、これまで軽視されてきた「女性の」病気が診断される可能性が高まるとして一部で称賛された。しかしそれ以上に、子宮内膜が免疫機能や組織再生など、いままで女性の健康と無縁だった分野にも関連していると示せたことのほうが意義深い結果だった。

境界を横断する生物学的実体の生成に携わってきたグリフィスの経験は、子宮内膜症の科学においても、さまざまな方法で飛躍的進歩をもたらした。とくに重要なのは、彼女の研究が生殖器官としての子宮という狭い定義を、ひいては「女性＝生殖器」というイメージを打破した点である。まずグリフィスは、子宮内膜症患者の子宮細胞から子宮内膜オルガノイド――小さなドーム型の小滴で、渦巻くクレーターのような分泌腺をもっている――を培養した。この、いわば患者のアバターは、月経のないマウスよりも生物学的に人間の子宮細胞に近いため、この疾患の新たな治療法を試す最適なツールになると同時に、臨床試験で生じる倫理的な問題を回避することも可能にした。

ＨｅＬａ細胞以降の幹細胞研究のおかげで人間の胚や組織で直接実験せずとも細胞の動きがわかる可能性が増したように、これらの、いわばサイボーグ生命体によって分野を超えて科学者たちが協力し、女性にとっての重要な問題に取り組めるようになるだけでなく、科学の名のもとに女性から材料を摘出するのをやめて、ほかの方法を考えられるようになるだろう。グリフィスはこの培養組織と実際の患者を比較検討することで、子宮内膜再生のダイナミズムの根底にある生物学的メカニズムを説明し、それがいつ、どこで間違うかを解明しようとしている。この研究は、月経が廃棄や腐敗の期間とみなされ、赤ん坊を産む女性に執着する科学からないがしろにされる時代に終止符を打つかもしれない。子宮は、もはや子どもを産むためだけのものではない。もともと再生能力を備え、ほぼ毎月剝離と回復をくり返す子宮は、組織生成、瘢痕を残さない創傷治癒、免疫機能など、生殖以外の生物学的システムへの手がかりを提供する。研究室で再構築された人間の臓器のような生物学的実体は、イヤーマウスと同じくすでにそれ自体がサイボーグであり、人間とテクノロジーの境界に挑むものである。そして、そのサイボーグは本質的なフェミニストのツールとなり、過去のジェンダー区分をひっくり返し、生物学的に「自然な」ものを未知のものへと書き変え、いまのところ未踏の領域に見える場所でど

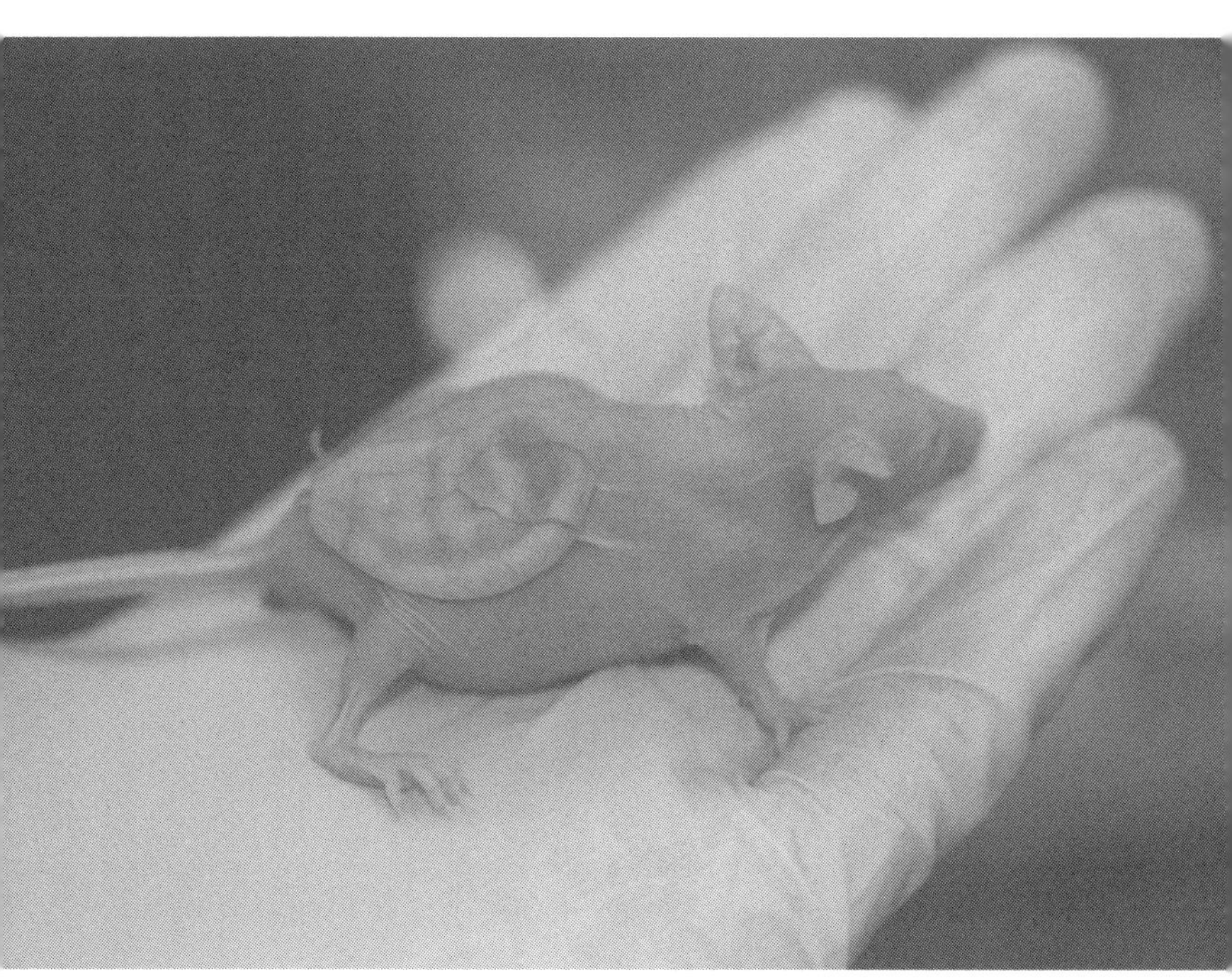

背中に人工の耳をもつマウス、別名「イヤーマウス」(*5)。

んな新しい機能を掘り起こすことができるかを問う可能性を秘めている。

バイオ技術でつくられた子宮内膜は、生殖研究をほかの医学分野と結びつけ、生殖という狭いカテゴリーをはるかに超えた場所へと科学者たちを導き、子宮と女性、社会での女性の役割についてさまざまな関係を形づくっていくだろう。子宮内膜は幹細胞科学にも大いに役立つ。子宮内膜に数多く存在する幹細胞は、子宮から全身へと循環している可能性があり、子宮内膜症によって肺、目、脊椎、脳など、身体全体に病変が現れる理由の説明になるかもしれないのだ。最近の研究によると、パーキンソン病や糖尿病などの治療のために、幹細胞を新しい神経細胞やインスリン産生細胞へと分化させることも可能だという。イェール大学の生殖科学研究所で、科学者たちは思いがけず、ヒトの子宮内膜組織から採取した幹細胞が、パーキンソン病で失われるドーパミン作動性神経細胞に分化することを発見した。この細胞が失われると、震え、言語障害、バランス感覚の欠如といったパーキンソン病特有の症状が表れる。子宮内膜を研究していたはずの科学者たちは、自分たちの研究が生殖科学とはかけ離れた神経変性疾患の治療に役立つ可能性があることを知って驚いた。さらに、チームはこの神経細胞を移植することで、軽度のパーキンソン病のマウスや霊長類で低下していたドーパミンレベルが高まることを示し、ほかの症状が緩和されるようすも調査した(*6)。また、このチームを率いていたヒュー・テイラーは、子宮幹細胞を誘導してインスリンを産生させる方法も発見した。分化した幹細胞を糖尿病のマウスに移植したところ、インスリンが産生され血糖値が安定したため、同疾患のヒトにも有効な治療法となりうる可能性が生まれた(*7)。

幹細胞がドーパミン作動性神経細胞に分化する性質についてはまだよくわかっていないが、テイラーらは、幹細胞をインスリンを産生するベータ細胞へ分化させることにも成功した。マウスのモデルを用いた試験では、子宮内膜幹細胞からつくったベータ細胞を糖尿病のマウスに注射すると、インスリンを産生しつづけ、五週間以内に血糖値が安定した。

バイオ技術で作製された子宮内膜は、スマート・タンポン同様、多くの機能をもつこの器官がさまざまな学術研究に寄与しうることを生物学的に実証する形で、長年にわたり「女性らしさの証」とだけされてきたものの価値を再構築したのである。さらにグリフィスは、子宮が全身のほかの臓器とどのように作用し合っているかも調査した。システム工学を専門とする彼女は、もともと全身のシステムは相互に作用していると考えていた。ひとつの部分だけを取りだして、それ自体が単独で機能するはずがないのだ。こうした誤謬は男性中心の医学の根底にあるもので、「男女の違いはつまるところ生殖器系にしかないのだから、女性の生殖器系は切り離して研究すればいい」という思い込みもそこからきている。しかし、すでに承知のように、わたしたちの身体は相互に連関し作用し合う一連のシステムによって成り立っている。この考えをより明確に形にするために、グリフィスらは骨髄、腸、肝臓といったほかの臓器に自分たちの生成した組織を接続しており、いずれは血管、神経細胞、免疫細胞でも同じことを実施する予定だという。こうした科学的手法を用いれば、対象物は単純化されるのではなく、複雑化され、より深く調査されることになる。自分たちがわかっていると思っていた世界が、ほかの世界とどうつながっているのかを問えるようになるのだ。

一九九九年、〈Foundation on Economic Trends（経済動向に関する研究財団）〉、〈Institute for Agriculture and Trade Policy（農業・貿易政策研究所）〉、〈Mothers for Natural Law（自然法を求める母親）〉などの団体の署名とともに、

ニューヨークタイムズ紙の全面広告にイヤーマウスの写真が掲載された。広告の見出しは「二十一世紀に、だれが神を演じているのか?」(*8)。バイオ技術による創造物は、幾度となくこうした批判にさらされ、もはやお決まりの文句になっている。この広告では『すばらしい新世界』(*9)が参照されている。これは一九三一年に書かれたディストピア小説で、著者のオルダス・ハクスリーは商業・工業目的で人間が遺伝子操作される社会を予言している。小説内で人々が抗議しないのは「隷属を愛するように」設計されているからだ。「これは、すでにわたしたちにも起こっているのだろうか? いやまだだ! こちらまでご連絡を」と、広告の記事を書いたライターは読者を安心させ、「バイオ技術の安全要件」を求めるキャンペーンを展開する。

広告の執筆者らは、バイオテック企業が「軽率に人間やほかの生き物の体の部位を切除し、不用品交換会での自動車部品のように扱っている」といった不正確な情報をもとに、遺伝子工学の産物であるイヤーマウスを誤解している。マウスについている耳は、周知のとおり、人間の身体から採取したものではなく、宿主の身体で育ったものである。それでもこの広告の意味するところは明確だ。社会として、制御の仕方がわからない科学の進歩に直面した際のパニック。悪用される可能性のある科学の力。こうした反応は、SFの未来と搾取を混同し、科学(と人間)がすでにこの社会に存在する一部の集団の利益のために搾取されてきたことを見落としている。科学や医学における男性偏重の結果、社会の多様なグループが苦しんできたし、いまなお苦しみつづけている。新しい技術を警戒するあまり、社会にさまざまな角度で存在するバイアスを是正する可能性を摘んでしまっては意味がない。

しかし、ダナ・ハラウェイのような学者やSFを書くフェミニスト作家の多くは、想像力を駆使して挑戦的な方向に向かう科学の進歩が、それだけでなく道徳的、社会的、政治的、経済的な選択について考える機会をわたしたちにもたらすことを示している。研究室でつくられたイヤーマウスの衝撃的な姿や、人体の部位や組織の取引は、これまで科学の中心にありながら、暗黙の裡にうやむやにされてきた疑問——科学の進歩によって利益を得るのはだれか？　という問いに答えることを要求する。わたしたちはだれの身体や組織を使い、それをどう評価するのか？　だれの病気を予防し、治療するのか？　その理由は？

二〇一八年一月、中国と日本の医師たちが、片方の耳に変形が見られ、もう一方の耳は正常である子どもを対象にした研究を発表した。研究者たちは健康な耳をスキャンし、鏡像変換したそのデータを使って3Dプリントで足場素材を再現・作製、できあがった足場素材に患者の軟骨細胞を投与した[*10]。その結果、子どもたちに新しい耳を提供することが可能となった。これはイヤーマウスで行われた研究と直接的に結びつく臨床結果だが、子宮内膜症のためのアバターをはじめ、再生医療、免疫・幹細胞科学に関する洞察もここから得られたものであることを考えると、イヤーマウスはこの先何年にもわたって想像もしなかったような果実をもたらすだろう。

科学がどこへ向かうかは予測不能だし、サイボーグ・システムがどう接続し作用し合うかも不明だが、人間の身体と同じく、それらは原則によって導かれる。人間の成長にとって最も重要な原則——「選択」によって。何を探求するかという科学者の選択、どの研究に資金を出し優先するかという政府や政策立案者の選択、そしてだれに選択肢を与えるかという人々の選択。サイボーグ生物学の力は、ユートピアではなくとも、よりよい世界、科学の方向性に社会が責任をもつ世界をつくることを目標としている。子宮が生殖だけでなく、再生を促すような世界を。

（*1）“A Cyborg Manifesto: Science, Technology, and Socialist Feminism in the Late Twentieth Century.” In Simians, Cyborgs and Women: The Reinvention of Nature, p.150 (New York; Routledge, 1991). 訳文は『猿と女とサイボーグ　自然の再発明 新装版』（高橋さきの訳、青土社、二〇一七年）第８章所収『サイボーグ宣言：二〇世紀後半の科学、技術、フェミニズム』にもとづく。（編）

（*2）Clynes, Manfred E. and Kline, Nathan S. “Cyborgs and Space”. Astronautics. 1960; 9: 74-76.

（*3）Cao, Yilin, Vacanti, J. P., Paige, K. T., Upton, J., & Vacanti, C. A. “Transplantation of Chondrocytes Utilizing a Polymer-Cell Construct to Produce Tissue-Engineered Cartilage in the Shape of a Human Ear”. Plastic and Reconstructive Surgery. 1997; 100(2): 297-302.

（*4）Gnecco, J. S., et al. “Tissue engineered organoid co-culture model of the cycling human endometrium in a fully defined synthetic extracellular matrix”. bioRxiv. 2021. https://www.biorxiv.org/content/10.1101/2021.09.30.462577vl

（*5）Courtesy of the Laboratory for Tissue Engineering and Organ Fabrication, Massachussetts General Hospital, Boston, MA, USA, Dr Joseph Vacanti

（*6）Wolff, E. F., et al. “Endometrial stem cell transplantation restores dopamine production in a Parkinson's disease model”. J. Cell. Mol. Med. 2011; 15(4): 747-755. https://onlinelibrary.wiley.com/ doi/10.1111/j.1582-4934.2010.01068.x

（*7）Santamaria, X., Massasa, E. E., Feng, Y, Wolff, E. & Taylor, H. S. “Derivation of Insulin Producing Cells from Human Endometrial Stromal Stem Cells and Use in the Treatment of Murine Diabetes”. Molecular Therapy. 2011; 19(11): 2065-2071. https://doi.org /10.1038/mt.2011.173

（*8）“Who plays God in the 21st century?” New York Times. 11 October 1999.

http://static.scribd.com/docs/7suj7h175bsf.pdf

（*9）黒原敏行訳、光文社古典文庫、二〇一三年（編）

（*10）Zhou, G., Jiang, H., Liu, Y., et al. “In Vitro Regeneration of Patient-specific Ear-shaped Cartilage and Its First Clinical Application for Auricular Reconstruction”. eBioMedicine. 2018; 28: 287-302. https://doi.org/10.1016/j.ebiom.2018.01.011

第14章　人工子宮に宿るもの

九カ月の妊娠を経験した母親は、その苦痛と不快感の産物を「自分のもの」と感じているだろう。
――シュラミス・ファイアストーン(*1)

生物学とテクノロジーが邂逅する時代に、アーティスト、フェミニスト、作家、科学者といった人々は、子宮という概念をどのように再構築し、生殖以外の分野で研究するべきかを考えると同時に、「女性の身体＝出産」という極小化されたくびきを断ち切り、子どもを産む器としてのみ見られてきた子宮をいかにして解放するかについても問いつづけてきた。彼女たちは、妊娠の話を「みんなの話」にすることで、出産に責任を負うのはつねに女性であるという通念に異を唱えてきた。その果ての遠い宇宙に浮かんだ、未知の惑星を見てほしい。あれは人工子宮だ。

一九七〇年に、カナダ生まれのフェミニストで作家のシュラミス・ファイアストーンは、女性の身体に関する急進的な未来像を描いた。ファイアストーンは自身のフェミニスト宣言『性の弁証法：女性解放革命の場合』のなかで、女性が担う出産の役割は、女性抑圧の核心であると指摘している。ジェンダー不平等を解決するには、生物学的生殖を体外発生（ectogenesis）に、つまり人工子宮での妊娠に置き換える必要があると述べ、これ

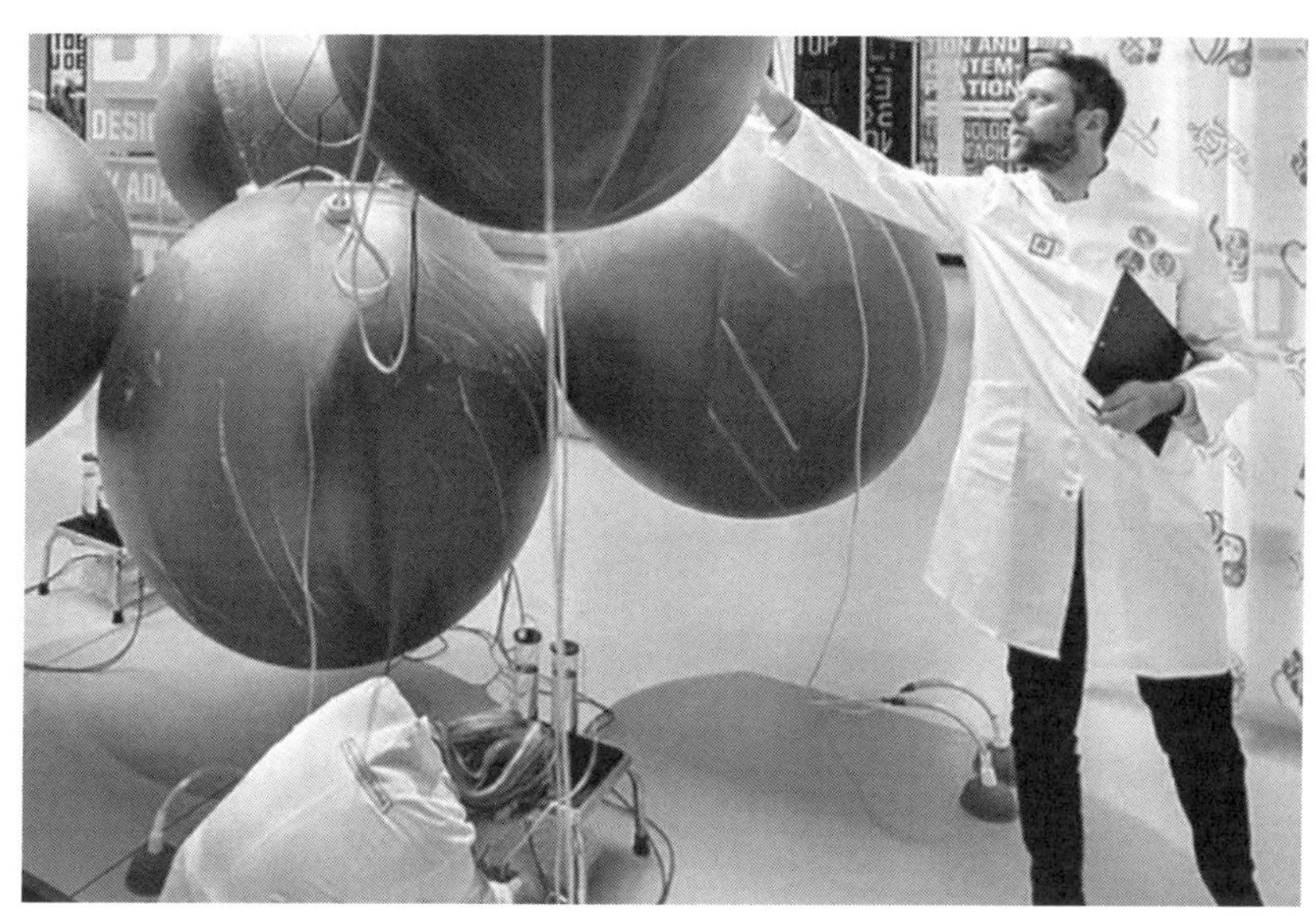

アムステルダムのドローグ・ギャラリーで開催された「リプロダトピア（Reproducutopia）」展で展示された人工子宮の試作品（*2）。ニション・グレラム撮影。

は「生殖という圧政」から女性を解放するものだと主張した。

　だが、ファイアストーンの才気走ったレトリックは、ある意味で彼女の真意を誤解され、その足跡に汚点を残すことにもつながった。『性の弁証法』は、主流派の批評家だけでなく、彼女の同志である第二波フェミニストたちの間でも広く議論を巻き起こした。「妊娠は野蛮だ」「妊娠は種のために個々の身体を一時的に変容させることである」「出産はカボチャのうえに座っているようなものだ」といった記述は、妊娠で報われた女性や、人生の大切な出来事として妊娠を経験した女性たちにとっては、間違いなく排除的なニュアンスを含んで受け取られただろう。

　しかし、ファイアストーンの主張の要点はそこではなく、生殖技術の向上が女性の生殖に関する選択肢を広げ、ひいては女性の主体性を高める可能性についてだった。そして、そこには人工子宮という考えも含まれていた。ファイアストーンは、効果的な避妊法がまだ普及していなかったころ、女性の人生は妊娠・出産・育児のサイクルに陥ってしまうことが多かったと指摘する。その結果、女性は食物や住居を男性に依存することになり、ほかの社会的機会から除外されることになってしまったのだと。こうして、貧富に先立つ階級区分、すなわち、生産者である男性と生殖装置である女性という区分が誕生した。信頼できる避妊、安全な中絶、そして新たに登場した体外受精の技術は、女性たちに自分の子宮をコントロールできる可能性を提示した。これにより、「結婚している女性にしか避妊を認めない」といった考えがまかり通っていた〔一九六〇年にピルが初めて米国で認可されたが、未婚女性が入手できるようになるには十年を要した〕、男性が支配する医療や政治から女性を解放する道が開かれたのだ。ファイアストーンの人工子宮は現実を極限まで端的に表現したものであり、生殖装置として強制的に働かされ、厳しく管理された女性を解放する世界を描くための話法だった。出産が女性の領域ではなく集団の責任になれば、女性は社会でほかの役割を担うことができるし、現在の社会構造がつくりだした「歩く子宮」という認識を打破して自分たちのアイデンティティを発展させることができるだろう。

人工子宮というアイディアは、女性の身体の外で胎児を育む可能性があることを提示し、生殖能力を女性の自然な生体から概念的に切り離した。医学の現場においても、人工子宮は母親の健康やウェルビーイングを必然的に犠牲にするような出産形態から女性を切り離し、その身体の本質的なニーズを再考するための有意義な出発点として利用することができるはずだ。一方、ファイアストーンの提起のなかでわたしが興味を引かれたのは、技術化された出産が、公共の活動として重要かつ価値のあるものになっていくという点である。妊娠が家庭内で「隠れて」行われるのではなく公の場で行われることになれば、生殖は、本来そうであったように明確な国家的重要性を帯びるようになり、適切に評価され、資金提供を受け、研究され、支援され、そして管理されるようになるだろう。

子宮2・0

今日開発されている人工子宮は、ファイアストーンが思い描いたような、出産に代わるものではない。米国、オーストラリア、日本で目下試作品の開発に取り組んでいる研究者たちは、人工子宮を早産児のサポートとして、死亡や重篤な疾患のリスクが依然として高い新生児集中治療室内で活用することを想定している。

つまり、現状では人工子宮もまだ狭い範囲にとどまっていることになる。とはいえ、早産で生まれ、呼吸器、循環器、視覚、聴覚疾患、学習障害など、深刻な問題を発症する可能性のある年間千五百万人もの赤ん坊を支援することの意義を否定するのは容易ではないし、やがて子宮外における発生プロセスが新たな段階——子宮2・0——へ突入することは間違いない。ここでふたたび、生殖を女性の問題ではなく社会の問題として真剣に受け止めることで、医学や社会が女性の身体を囲い込んでいた既知の境界を踏み越えていこう。

人間がつくった子宮は、生殖がサイボーグであること、つまり生物学ではなく社会システムに根差した技術や支援に依存していることを実証するだろう。現状それほど急進的でない人工子宮の実装でさえ、ファイアストーンによって提起された可能性——生殖がたとえ部分的にであっても女性の身体から共同のインキュベーター(孵卵器)に移されれば、世界はそれを新しい目で見ることになるという可能性——を証明しはじめている。生殖は、現在のお金や労働力のように、あらゆる社会的・医療的問題の結節点になっていくだろう。サイボーグの子宮は、わたしが本書を執筆するにあたって励まされたのと同じ可能性を示唆している。それは、ジェンダーについて真剣に考えれば——与えられた不変のものとして受け止めるのではなく、みずから再検討することを選べば、その結果が新たなシステムとして主流医学に持ち込まれ、「女性の問題」はこの社会そのものの問題であるという理解が少しずつ生まれてくるという可能性だ。

人工子宮を利用して早産児をサポートする研究は順調に進行している。二〇一九年、オーストラリアと日本の科学者は、極めて未熟な子羊を人工子宮の環境下に置き、自力で生きられるようになるまで命をつないでおくことにくり返し成功した。そしてその研究者たちはいま、妊娠二十〜二十三週の超早産児の治療法を開発中だ。なかでもオランダの研究者が開発中の「バイオバッグ（BioBag）」は興味深く、内側に響く母親の心音まで再現している。EUが三百万ドルの資金提供を行っているアイントホーフェン工科大学のプロジェクトは、妊娠二十四〜二十八週の早産児のための人工子宮を二〇二四年までに開発することを目標としている。

そのデザインは、自然の子宮の環境を模した流体ベースで、赤ん坊はへその緒とつながった人工胎盤を通じて酸素や栄養を受け取る。チームは「完璧に自然な」人工子宮を設計したいと考えており、3Dプリント技術を使って、人工子宮とその中身であるダミーの赤ん坊の両方を作製している。これらの「マネキンたち」にはセンサーが取りつけられ、胎児が母親の胎内で経験する環境を再現できるようになっている。

「バイオバッグ」のチームが重点を置く、妊娠中の母親と胎児の間に存在すると想定されるこの種の親密さの再現には、新たな技術の核心にある緊張感を見てとれる。早産児のサポートという限定された用途でさえ人工的な心音を必要と考えることには、母体というたしかに実在するはずのものが存在しないことの、ある種の不気味さが投影されている。人工子宮の設計には、妊娠に関するどんな前提が組み込まれているのだろうか？妊娠のどんな側面を重要ととらえ、女性の生体に関するどんな知識にもとづき、妊娠・出産における女性の身体の役割を決めるのはだれなのか？　技術的に分離されているとはいえ、母親の役割というものは、依然として人工子宮に関する科学者の思考の概念的中心にあるようだ。

こうした「正常な」妊娠に関する前提にもとづき、この技術が母子の絆を壊すのではないかという意見もあれば、またそれに疑問を呈する人もいる。たとえば哲学者のアナ・スマジドールは、妊娠中に生物学的につながっていることが母子の絆を強くするという通念に異議を唱えている(*3)。妊娠中に育まれる絆を第一に考える人たちは、子どもを心から愛している養父母や、母親と同じくらい子どもを愛する父親を軽視している、というのがその指摘だ。また逆に、妊娠中の身体的なつながりが必ずしも愛情に満ちた絆を保証するものではないことにも言及している。自分で産んだ子どもと絆を結べない女性は大勢いるのだ。この社会における「母性」の限定的な定義に当てはまる女性を辱めることになるとして、その事実をタブー視する向きもあるが、スマジドールは、その責任の一端はわたしたちが自然だと思っている出産のプロセスにもあると主張する。たとえば産後うつ病は出産した女性の十三パーセントが発症し（助けを求めない女性の数を考えると、これは明らかに控えめな数字である）、母親が子どもを拒絶したり、育児を拒否したりする原因になる可能性があるが、赤ん坊を人工子宮で妊娠・出産すれば、むしろ産後うつ病の危険因子にはならないかもしれない。

また、人工子宮は現在進行中の生殖技術のいちステップに過ぎず、多くの場合、妊娠はすでに科学的介入によって補助を受けていることも知っておくといいだろう。従来の妊娠でも、体外受精や代理出産による妊娠でもそれは同じである。はじめての超音波検査や、体外受精で胚を選ぶ際の画像は、子どもが親の体内にいるかいないかにほとんど関係なく、あらゆる妊娠の形態において文化的に大切な瞬間になりつつある。スマジドールは、この社会にはさまざまな出産形態があり、すべての出産が絆の形成や子どもへの利益に直接結びつくわけではなく、妊娠や出産に親子特有のある種の神秘性を見出すことには疑問があると結論づけている。

人工子宮の開発には、栄養素の適切な補給、無菌の温かな液体の補充、臍帯系への接続など、胎児の成長を維持するために必要な生理環境を再現するという課題があるうえ、体内に赤ん坊を宿す女性に対して社会がかけるプレッシャーや、それが「女性らしさ」「母親らしさ」のようなますます時代遅れになりつつあるジェンダー観にどの程度影響されているかについても注意深く考える必要がある。できれば悩めるファイアストーンの霊を呼びだして、これからの人工子宮がどんな前提で設計されていくのかを訊いてみたいところだ。女性の出産という選択に対して男性の権力が投影されるだけだろうか？　それとも生殖に関する多くの選択を通じて女性に主体性が与えられ、解放されるのだろうか？

「バイオバッグ」チームのデザインに関する選択がすでに示唆しているように、この疑問に対する答えは、技術的な可能性そのものと同じく、人工子宮の科学を通じて育まれる思想に大きく依存する。ファイアストーン自身、人工子宮はそれをだれが制御するかによって、解放にもなれば、抑圧にもなると警告している。

それゆえ、「バイオバッグ」のチームのメンバーが全員男性であるという事実は注目すべきことであり、わたしにとっては問題でもある。これまで見てきたように、医学界では大多数を占める男性科学者がこの分野を支配する優先順位や疑問を形成してきた。たとえばオランダで試作された薄桃色の球体は「子宮というより、ぶら下がった睾丸のようだ」とすでにメディアで指摘されているが、それは中世の錬金術師がガラス瓶のなかに自分たちのミニチュア版をつくりだそうとした際に生まれたイメージ「ホムンクルス」によく似ている。錬金術師たちは、その小さな男が精神的に人よりも優れているとさえ信じていた。フェミニストのなかには、人工子宮は男性が生殖の主導権を握り、女性の役割を矮小化するというこれまでの歴史の延長線上にあり、また、男性型の「理想の人間」をつくりだす手段だと考える人もいる。極端にも聞こえるが、今日の社会でわたしたちが人工子宮の役割を決める際に必要な議論を提起しているという点で、わたしはその考えを不適当だとは思わない。

それが睾丸に見えるかどうかは別として、ほかの医療分野のように、人工子宮が男性のファンタジーにならないようにするためにやるべきことがあるのは間違いない。人工子宮の技術が十分に発達すれば、将来的に女性の身体をもつ人々に子どもを産む際の新たな選択肢を提供できるかもしれないし、不妊症の女性やカップルに代替的な不妊治療を提供できるかもしれない。さらには、独身者やLGBTQIA+コミュニティのメンバーなど、自然に妊娠することができない人々のために、法的な複雑さを伴う代理出産や、医療上のリスクを伴う子宮移植に代わる方法を提供できるかもしれない。

結局のところ、わたしたちがテクノロジーによって解放される可能性は、それがどう運用されていくかにかかっている。かりに人工子宮での妊娠が自然妊娠に代わる現実的な選択肢になった場合、従来の方法で妊娠することを選んだ女性は、これまでどおり必要なサポートを受けられるだろうか？　母体から完全に切り離された環境で胎児の発育を研究する選択肢があるなかで、医学は妊娠した女性の健康を優先するだろうか？

人工子宮によって女性の医療ニーズがこれまで以上にないがしろにされる恐れがあるだけでなく、妊娠や、妊娠した人々が厳しく管理される可能性もある。みずからの妊娠に関する生物学的母親の権利が、ここでも軽視されることになるかもしれない。ロンドン大学バークベック校法学博士のクレア・ホーンは、一九七〇年代に人工子宮をつくろうとした初期の試みは母親を妊娠のプロセスから消す取り組みで、多くの産科医が「不衛生な習慣があり、無責任な行動をし、むやみに騒ぎ立てる母親自身が乳児に危険を及ぼす可能性があり、医師の手でしっかり管理された子宮保育器で育てればその危険は抑制できる」と考えていたことを明らかにした。

わたしたちは、今日の人工子宮の設計と実装において、女性を無能扱いし、女性の生体を制御可能なものと考えるこうした見方を永続させないよう注意しなければならない。人工子宮であれ、自然な子宮であれ、女性の生殖を男性がコントロールするという根深い思考がつづく限り、この先もないがしろにされ、権利を奪われつづける身体の持ち主のニーズに耳を傾けなければならないのだ。

また、必然的に高額になるこの生殖オプションを利用できるのはだれか、という問いも重要になってくる。代理出産の研究者であり作家でもあるソフィー・ルイスは『Full Surrogacy Now（今日の全面的代理出産、未邦訳）』(*4)のなかで、毎年何千人もの女性が妊娠関連の合併症で命を落としつづけているが、ここには単に自然的要因だけではなく、社会的な要因があると書いている。妊娠が命にかかわるのは、おもに政治的・経済的な理由による。これまでずっと、安全な妊娠は白人や富裕層の特権だった。技術的支援を受けられる人とそうでない人の間にすでに存在する不平等が、体外発生技術によってさらに固定化される可能性がある。人工子宮の開発に関しては、こうした技術を設計し制御する人物についてだけでなく、利用できるのはだれか、どの女性がどんな状況で利用できるのかを把握することも重要だ。

調査報告によると、不妊治療や生殖補助技術へのアクセスにおいて、すでに人種的・民族的格差が明らかになっている。英国では一度の体外受精で五千ポンドかかる場合があり、多くの場合そのプロセスを複数回行う必要がある(*5)。おそらく人工子宮でも同じだろう。最悪の場合、マーガレット・アトウッドの『侍女の物語』(*6)のようなシナリオが想像される。そうした世界では、医療へのアクセスが不平等なせいで、人工子宮を買う余裕のある女性は平穏に暮らせる一方、そうでない女性は「劣悪な」出産環境を踏まえて私生活を厳重に監視され、胎児に最適な条件を提供できるかどうかを厳しくジャッジされるのだ。

わたしたちは何を望んでいるのか

ファイアストーンのものほど強力ではないが、女性の健康にとって有望な未来のビジョンがもうひとつある。社会の抜本的な再編はひとまず脇に置いて、人工子宮が新生児集中治療に代わる救命措置として現場に導入されたところを想像してほしい。そうなれば、通常は助からない、二十八週を前に産まれた重度の未熟児が生存可能になり、さらに世界中で毎年千五百万人――いまも増加中である――も誕生する早産児が新しい子宮環境に移され、健やかに育つために必要なサポートを受けられるようになる。また、試作品の開発に携わる科学者や設計者、そこでテストされる被験者が、多様な女性からなる幅広い集団の代表で、女性の身体に有益な方法で人工子宮やその周辺の手順を形成するようすを想像してほしい。彼女たちの発見は、女性の身体に特化した研究の新たな領域を明らかにしながら、人工子宮がすべての母親、子ども、女性の身体にとって最適になるような疑問を投じ、それに適した研究を計画していくだろう。

たとえば、十分な試行を重ね、やがて人工子宮が臨床に使えるようになった際に、各国の医療サービスや保険制度が新しい形態の新生児ケアを無料で使えるようにすれば、命を救う可能性にアクセスできるのは富裕層だけではなくなるだろう。早産児を出産する母親の大半を占め、医療に妥協を強いられることの多い低所得者や、民族・人種的に少数派の女性たちも、自分の子どもたちにいい人生のスタートを提供できるようになるし、有効なケアを受けられないことが多いそうした母親たち自身も、早産がもたらす長期にわたる身体的・精神的悪影響を回避することができるだろう。そうなればこの世界は、こうした子どもたちが健康な親のもとで充実した人生を送り、そのまた子どもたちも健やかな人生を送れるような場所になるかもしれない。

現時点で、人工子宮の開発には決めごとがない。前述したように、人間用の試作品は早産児のサポートを目的としているが、動物での完全な体外発生の可能性を探っている科学者たちもいる。近年、人工子宮が初期発生を研究する実験ツールから受精から出生までヒト胚を成長・維持するための臨床ツールへとなりうる可能性を示す報告が、「ネイチャー」誌に複数発表されている。このうちふたつの論文で、受精も胚細胞も利用せず、非胚細胞を特定の条件下で培養し「ブラストイド」と呼ばれるヒトの胚盤胞（着床できる状態に変化した受精卵のこと。胚盤胞が子宮内膜に着床すると妊娠が成立する）に似た構造体を生成したことが報告されている。ひとつめの研究では多能性幹細胞を使ってブラストイドを作製し(*7)、もうひとつの研究では、成熟した皮膚の細胞（繊維芽細胞）を再プログラムすることでブラストイドを作製した(*8)。同じ号に掲載された三つ目の論文(*9)では、マウスの初期胚を臓器が完璧にそろった胎児へと着実に成長させる人工子宮を開発したことが報告されている。こうした研究は、現在のところは研究室で胚を扱う際に守るべき法的規制を遵守しているが、今後、科学が安全に体外発生をサポートする用意ができているのかどうか、また、社会としてわたしたちがそれを本当に望んでいるのかどうかを議論する必要がある。

この議論に際して最も有益な問いは、人工子宮の可能性に関する多くのSFのイメージやフェミニストの著作の根底にあるような疑念なのだが、そうした疑念は単純に「科学的に正しいか、間違っているか」の問題として片づけられることが多い。だが、本当はそれらは可能性に満ちた重要な問いを提起しているのだ。つまり、その目的を問いなさい、と。社会全体で母親や早産児をサポートするという大義名分には賛同できる。完全な体外発生も女性に選択肢を与えるだろう。しかし、その技術が安全でなければ実現できないし、自然な出産も絶対に尊重されなければならない。この技術が、ファイアストーンが想像したように女性を出産から解放するだけでなく、その先の社会的な意義が評価されるものになれば、適切な社会インフラが整備されていくだろう。そうして、子どもをみずから産む選択をした女性が支援を受け、そうでない女性も潤沢な資金のある、優れた最先端の科学にアクセスできるようになれば、女性が生殖能力で定義されるのではなく、生殖能力をサポートされる社会が訪れるかもしれない。

また、人工子宮は、医療全般の重要な問題を盛り込んだ新しい医学の象徴になるかもしれない。女性やマイノリティ、異なるジェンダーの身体に関する新たな視点やツールを取り入れながら、もうとっくに答えは出ていると思っていた医療における諸問題をあえて異なる視点から見ることで、現在進行形の医学の教科書に新たなページが書き込まれていく。バイオテクノロジーがもたらす高度な技術的可能性は、複雑な思考の体系とその交錯を生みだし、科学者をさらなる冒険へと誘うだろう。

わたしたちの未来がユートピアになるかディストピアになるかは、科学とともに発展させていくべき社会基盤にかかっている。そしてわたしたちが何を大切にし、だれを尊重し、自分に与えられた選択肢やだれかに与える選択肢を思うときに、どこまで想像力を広げられるかにかかっているのだ。

(*1) Shulamith Firestone. The Dialectic of Sex: The Case for Feminist Revolution (William Morrow and

Company, 1970).
シュラミス・ファイアストーン『性の弁証法：女性解放革命の場合』林弘子訳、評論社、一九七二年

(*2) Reprodutopia: Design your future family. NextNature.
https://nextnature.net/projects/reprodutopia

(*3) Smajdor, Anna. “The Moral Imperative for Ectogenesis”. Cambridge Quarterly of Healthcare Ethics. 2007; 16(3): 336-345.
https://www.cambridge.org/core/journals/cambridge-quarterly-of-healthcare-ethics/article/abs/moral-imperative-for-ectogenesis/B88576CE3AF545DF15E977212B709D5B.

(*4) Lewis, Sophie. Full Surrogacy Now: Feminism Against Family (Verso Books, 2019).

(*5) Dieke, A. C. , Zhang, Y., Kissin, D.M. , et al “Disparities in Assisted Reproductive Technology Utilization by Race and Ethnicity, United States, 2014: A Commentary”. Journal of Women’s Health. 2017; 26(6): 605-608.
https://www.liebertpub.com/doi/abs/10.1089/jwh.2017.6467

(*6) 斎藤英治訳、早川書房 二〇〇一年（編）

(*7) Yu, L., Wei, Y., Duan, J., et al. “Blastocyst-like structures generated from human pluripotent stem cells”. Nature. 2021; 591: 620-626.
https://doi.org/10.1038/s41586-021-03356-y

(*8) Liu, X., Tan, J. P., Schroder, J., et al. “Modelling human blastocysts by reprogramming fibroblasts into iBlastoids”. Nature. 2021; 591: 627--632.
https://doi.org/10.1038/s41586-021-03372-y

(*9) Aguilera-Castrejon, A., Oldak, B., Hanna, J. H., et al. “Ex utero mouse embryogenesis from pre-gastrulation to late organogenesis”. Nature. 2021; 593: 119-124.
https://doi.org/10.1038/ s41586-021-03416-3

むすびに

何かを考えるときには、別のどんなことと一緒に考えるかが重要だ。何かを語るときには、どんな物語で語るかが重要だ。どの結び目で結び目を結び、どの思考で思考をめぐらし、どの描写で描写を説明し、どのつながりでつながりを築くのかが重要だ。どんな物語が世界をつくり、どんな世界が物語をつくるのかが重要なのだ。

——ダナ・ハラウェイ(*1)

わたしたちはだれもが生物学的な共通点をもっている。同時にだれもが固有の生物学的な世界に住んでいて、身体とともに、あるいは身体を使って生きることの意味を知ることができる。医学や科学はその普遍的なニーズに応えるべきものだが、なぜか個々の分野にわかれて発展してきた。分裂した根底にはストーリーテリングの問題がある。科学はずっと偽りの普遍性を主張する物語を伝えながら、その定義に疑問を呈する物語を打ち消してきた。いまこそ、それを変えるときだ。

わたしたちの目は、見える限りのものを見る。しかし科学の仕事は、適切なツールを与えられたら、それを使ってどこまで先に行けるか想像することだ。これはとても挑戦的で創造的な取り組みだが、本書を通じて、物語を語り直すことがいかに重要かを示せていれば幸いである。それぞれの分野のジェンダーに関する限界を乗り越えるために、科学者たちはこれまで口にしてきた時代遅れの物語を直視し、みずからの先入観を揺るがすナラティヴに耳を傾け、そうしてふたたび物語を語りはじめる必要があるのだ。

女性やその身体の意味について本書に登場する物語――科学やアート、インターネット上の話題といったものは、軽蔑を含むものも突飛なものも、制約的なものも新しいものも、そのすべてがわたしにとっては希望である。物語は、わたしたちの考え方が変われば科学も進化していくという柔軟な可能性を示している。子宮内膜のモデルを生殖だけでなく免疫機能の物語として語っていけば、科学者をまったく別の道へと導き、すべての人の健康に役立つ物語ができあがるかもしれない。また、これまで科学者が語ってきた、男女の身体について、精子と卵細胞について、そしてそれらが果たす役割についての古い物語を現在の見識に即して解釈し直せば、科学者が探究すべき未解決の問題を特定できるだろう。本書では医学の現状を批判してきたが、ここにはわたしの愛が――優れた科学への愛と、さまざまな生きている身体の声が語る、科学を変えることのできる物語への愛が――込められている。

十八世紀の詩人で哲学者のノヴァーリスは、報われない愛や、愛する人の喪失を青い花に託して物語を書いた。この未完の青春小説『青い花』(*2)は、ロマン主義における着想の象徴的存在となった。物語のなかで若きハインリヒは、ある人物と出会ったあと、青い花の夢を見てその花にすっかり魅せられてしまう。この花はロマン主義運動を通じて、欲望や愛、そしてどこまでも達成不可能なものを求めつづける形而上学的な努力を象徴するものとなった。

科学はいまなお、青い花をつくりだすことができていない。何度も挑戦し、多くの研究者たちが惜しいところまで、おそらくラベンダーやダークパープルくらいまでは近づいたが、青い花は依然として実現をみず、見果てぬ夢の象徴でありつづけている（あるいは、それでいいのかもしれないが）。数百年という時間のなかで、その時々の科学者がある物語から着想を得て別の物語を描こうとするのは、物語の力が持続している証拠である。青い花の力は単なる比喩以上のものであり、時代を超えて科学的探究を支え、既知の境界を問いつづけなければいけないことを思い出させてくれる。

青い花はスタンリー・キューブリックの映画『アイズ・ワイド・シャット』など多くの作品に文化的シンボルとして登場するが、巨大な足跡を残した哲学者、文化批評家、随筆家であるヴァルター・ベンヤミンも、大量生産の時代、つまり芸術作品を文脈のなかでしか読めなくなった時代の芸術論を提唱した『複製技術時代の芸術』のなかで、興味深くもこのシンボルを用いている。いわく「機械から自由に現実を見る視点は、ここでは人工的なものに転化している。直接の現実の眺めは、技術の国の青い花となったのだ」(*3)。この時代、芸術作品の存在が大量生産という高度に組織化された技術システムに組み込まれるようになっていたことから、これを政治的・社会的な文脈のなかで理解する必要があるとベンヤミンは主張した。芸術表現は近接性を失い、もはや純粋な表現ではなくなり、現実はサイボーグ的な（わたしの批評的なレトリックを織り交ぜるならば……）ネットワークを通じて媒介されるものとなったのだ。ベンヤミンの文章に登場する青い花は、科学におけるストーリーテリングの重要性に立ち返らせてくれる。

物語は、科学が存在する世界、科学と切り離せない環境を——つまり科学を形成する社会のネットワーク、科学が仕え、あるいは排除する人々、科学を規定する現実の状況を示している。ストーリーテリングと科学は、共通のイメージによって描かれ、それぞれの語彙で時代を反映しながら——たとえば人が技術システムに組み込まれている以上、だれがどう見ても無謬の真実を決定することなど不可能であるといった——似通った原理を明らかにすることが多い。科学における真実は、芸術の場合のそれと同じくつねに特定の視点で切り取られ、そこには説明の余地があり、いつまでも青い花のままなのである。

このことが示すのは、科学のフロンティアの地平はつねに延伸しているということ、そこには可能性がつねに存在しているということ、そしてその範囲はつねに限定されているということである。解決策は、ストーリーテリングの革新だ。科学者には新しい物語を探しつづける責任があるし、いまある物語を拡張し、そこから除外されてきた人々の視点を取り入れる方法を見つける責任がある。ハラウェイが言うように「どんな物語が世界をつくり、どんな世界が物語をつくるのかが重要なのだ」。

本書で見てきたように、従来の意味での先端技術は、医療におけるジェンダーバイアスに取り組むための本質的な革新ではないかもしれない。たしかに技術は進歩している。しかし、どんな技術より科学者を後押しするのは、「物語を語る」という人間の挑戦である。なぜなら、不滅に見えるようなものばかりを追いかける科学者も、決して社会の一員としての責任からは逃れられないからだ。

ある意味で、わたしも青い花を追いかけているのだと思う。わたしの身体はいつだってわたしにとって不可解なものだった。そのせいで医療従事者を前にすると困惑したし、自分が無知だから、気にしすぎだからそう思うのだと感じさせられたり、医学が発信する、わたしの身体を知ることも、制御することも、治すこともできるぞというサブリミナルメッセージに出合ったりすると戸惑った。しかし、その謎こそがわたしの思考と執筆を推し進め、博士号を取得する原動力となり、やがて本書で語ってきた方法を見つけることにつながった。謎をまっすぐ受け止め、知らないことを受け入れられるようになったのだ。

そして、わたしが魅了され、興味を抱いてきたのも、つねに自分の身体の未知なる部分に対してだった。未知への畏敬の念と、医学がわたしの身体について「わかっている」と言い募る事柄との間に緊張を覚えるとき、その緊張が医師の冷淡な態度や、教科書に載っている男性の身体に添えられた図解や言葉によって偽装された空洞として現れるとき、わたしはそれを科学の限界だとみなし、科学に足りないのはみずからを再発明しようと試みる意思、未知なる部分を認識し適応する能力だと考えるようにしている。こんなふうに、わたし自身の身体や心の問題ではなく構造の問題だと自覚することで、わたしは科学が多くの矛盾を絶えず直視し、その矛盾をやがてインスピレーションや社会変革の原動力として受け入れてくれることを願いながら、対話の場をつくりだしてきた。

医療制度におけるみずからの体験を書くなかで転機となったのは、オンライン出版の『Pulp Magazine』に子宮内避妊具（ＩＵＤ）についての経験を寄稿した(*4)際に寄せられた反響の数々だった。ここに書いた、わたしを取るに足らないものとして扱う男性の婦人科医との出会いは奇妙で戸惑うような体験で、わたしはこの出来事を長い間別段気にすることなく捨て置いていたが、いざ自分の病歴について書こうと思ったときに、いつのまにか文章のなかに立ち現れていたのだった。この文章には世界中の女性たちから反響が寄せられ、どれほどどこの話に共感したか、いかにジェンダーの固定観念に従うことにプレッシャーを感じていたか、どういう理由でよりよい判断を手放し、不快な医療処置を無言で受け入れることになったか、また彼女たちがどれほど自分を責め、恥じさせられているかを知ることになった。こうした親密で好意的な反応のおかげで、わたしがぐずぐずと内面化していた、清潔で隙がなく、セクシーで、タンポンを膣に簡単に挿入できる完璧な女の子の神話は払拭された。

だれもが葛藤しながら、自分を取り囲み、感情を揺さぶり、助けたり害したりするさまざまな技術との相互作用を通じて、自分がこうあるべきだと考える女性であろうとしているようだ。言い換えれば、わたしたちが使うツール、その使い方、目的を再考すれば、女性であることの意味が変わり、歴史的に負担を強いられてきた「こうあるべき女性」というカテゴリーを一掃することができるだろう。そして、そのあとに残ったものは、いまより多くの人の役に立つ医療システムの一部となるだろう。

多くの人が己の身体を改めて意識するのは、病気や苦しみを抱えているときなど、身体がその限界を感じたときだ。だからこそ、医療制度のなかで優遇されている人々は、身体にこだわる人々の気持ちが理解できないのかもしれない。わたしは他人のこうした理解のなさにしょっちゅういらだってきたし、と同時に、ここまで身体にこだわる自分に疑問を感じ、これほど気にしないでいられたらいいのにと思うこともあった。だが、身体の限界を感じることで、この世界で自分たちが経験していることを本当にあることにする方法に目を向けられることにも気がついた。身体の限界を経験したことがある人は、自分のことをよく理解している。自分の視点に気づき、それが自分の生理機能によって変わることや、自分の身体が世界とのかかわり方を決め、経験や視点を構築するツールであることを認識するからだ。

科学者が他者の身体を真摯に知ろうとすれば、適切な自己認識――わたしたちの視点はそれぞれに価値があるが、完璧ではないという認識――を養うことができるだろう。そして、自分が世界のどの部分に光を当てられるかを意識的に理解すれば、地図上の自分が歩いていない部分に、ほかの人が探索するときのために印をつけられるようになるだろう。かくして科学者は巨人の肩の上に立ち、また科学者とは異なる洞察をもち、科学者と等しく重要な普通の人々もその肩に立てるようになる。科学はつねに物語の集合体として、さらなる真実を追い求めていくものだ。変容しつづけること、そしてそれを受け入れるための継続的な闘いは、科学、芸術、すべての人々が共有する共通の基盤である。

バイオアーティストのスザンヌ・アンカーは、この運動の先駆者のひとりだ。バイオアーティストは、今日の科学者がジェンダーバイアスを克服するのに必要な遊び心に満ちたストーリーテリングを育み、わたしたちの生物学的体験を定義する矛盾や複雑さに果敢に向き合い、生命そのものを用いて命を映しだす人々だ。絵の具の代わりに、生きた組織、バクテリア、有機体、生命プロセスを道具箱に入れている。

わたしのお気に入りのアンカーの作品は『ヴァニタス(in a Petri dish)』と題されたシャーレのシリーズだ。この作品でアンカーは、バイオテック研究者の道具、材料、方法論と、写真、象徴、隠喩などの芸術的ツールを一緒に用いて――色とりどりの花、昆虫、種子、小型両生類の骨格、果実のスライス、卵の黄身、ウニの外骨格、乾燥したオレンジの皮、トゲのある種子のさや、さらには展覧会までにアンカーが食べたものの小骨

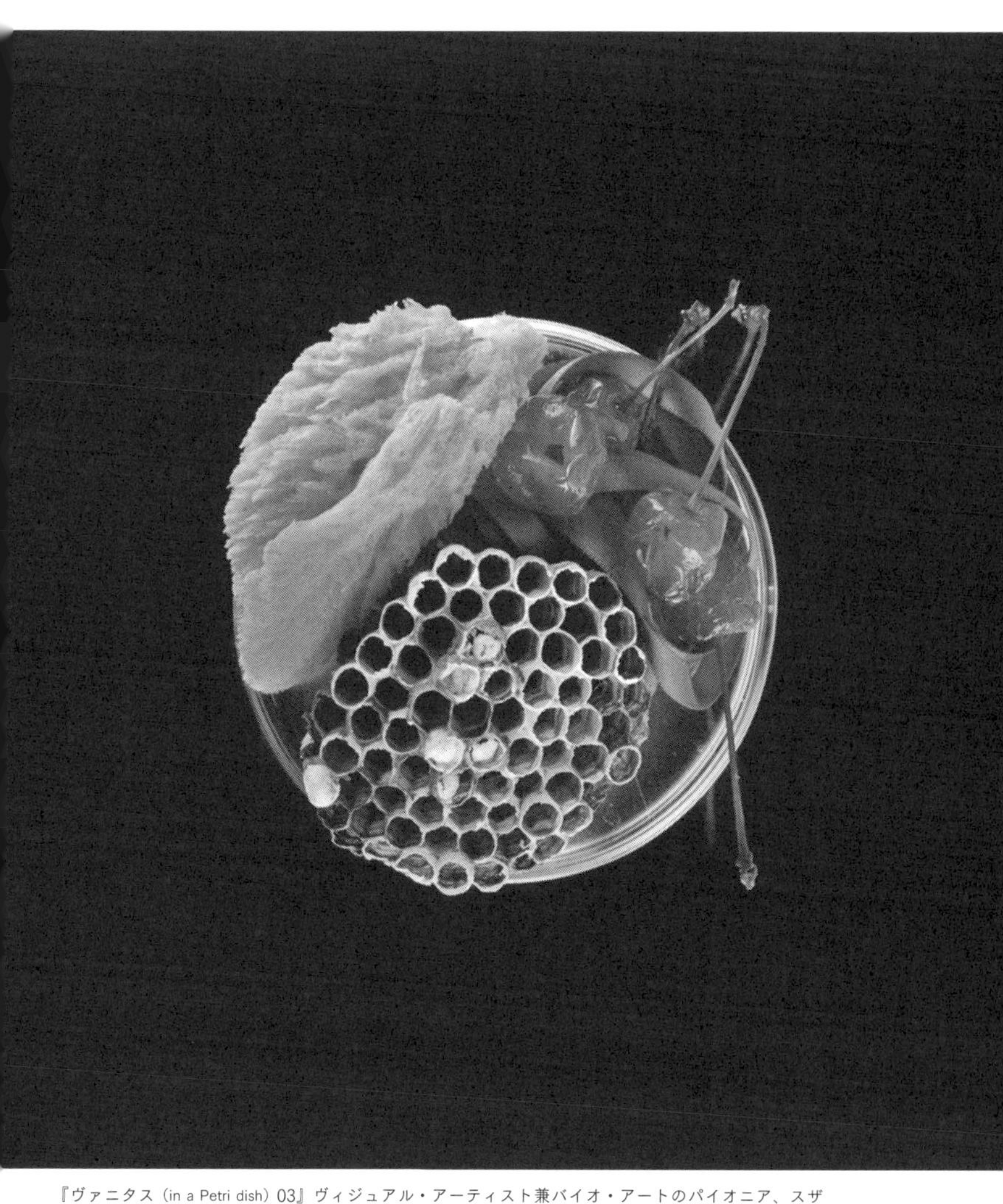

『ヴァニタス（in a Petri dish）03』ヴィジュアル・アーティスト兼バイオ・アートのパイオニア、スザンヌ・アンカーの作品（*5）。

など――その大半が自然界に存在する材料で構成された、手づくりの魅惑的なミニチュアの風景をつくりだしている(*6)。ヴァニタスとは十七世紀のオランダの静物画の様式で、死者や朽ち果てたものを描くことで、鑑賞者みずからに死を思い起こさせるものである。実験用のシャーレに入れられたアンカーの箱庭は、バイオテクノロジー時代の生命の作為を暴露し、生命を組み立て、維持し、優先順位をつける際の選択に気をつけるよう注意を促す。こうしてアンカーは、ライフサイクルへの介入に新たな機会を生みだす合成生物学と、新たな話法を求めて道具箱を探索するアーティストの営みを並置している。

アンカーは、芸術家としてシャーレを使う。科学者のように培養液のなかで有機体を育てたり、何度も見たような型どおりの仮説を証明するための使い捨ての器ではなく、「科学を育てる」フレームとしてシャーレを使うのだ。わたしはこの色とりどりのパレットを見ると、生命科学の時代は、科学者がこれまで以上に芸術家のように選択を行う時代なのだなと思う。科学者たちは探索に乗りだした風景をどう描くかを選択し、将来の可能性やツールの拡大に伴って、これまで以上に科学の方向性や進め方を選べるようになっている。どの問題に取り組むのか。どの問題に革新的なやり方で舵を切るのか。だれを助けるのか。

シャーレのなかの風景は、科学が研究室を飛び出して、その向こうの世界でつくりだそうとしている風景について考えさせる。科学はその世界をよりよいものにするために未知のものや遭遇した矛盾を取り込むこともできるし、それらに背を向けて、すでに決着のついた既知の物事を優先することもできる。

外の世界はつながりでできている。身体と社会／自然環境、医師と患者、科学者と社会のつながりで。これはわたしたちすべてをつなぐ時空の連続体であり、課題はつねに、あらゆるウェルビーイングを守り活用する状況を維持しながら動けるかどうかである。こうしたつながりを可視化するために、物語が必要なのだ。科学者が自分の領域の外に飛び出し探索できるほどの空間を備えた、未来の物語が。

ここで、バイオアーティストのササ・スパカルも紹介したい。『Myconnect』という作品で、スパカルは人間と菌糸のダイナミックなコミュニケーションへと体験者を誘う。まず体験者は、センサーで心拍を検知し、それを再生するカプセルに入る。その心拍音は、同じくカプセル内にいる菌類の自然な化学反応を読み取って生成されたデータを反映して変調される。さらに光という知覚刺激も加わってみずからの生体信号が人体にフィードバックされ、プロジェクトのウェブサイトに「人体の神経系が心拍を通じて、ヒューマン・インターフェース・菌糸(マイセリウム)類のフィードバックループに統合される」(*7)と記されているように、体験者の神経系と心拍数に影響を与える。この感覚フィードバックループ型のサイボーグマシンは、科学技術の新しい形として実現したものであり、すでにあらゆるレベルで起こっている人間と自然環境とのさりげない共生を明らかにし、実感できるようにしたものだ。

人間は環境やほかの生命体ともつながっていて、それぞれの身体やツールを使って互いにかかわり合っている。わたしたちは絡み合った身体であり、広大なネットワークの一部である。わたしたちが理解しはじめたばかりのこの複雑な相互作用の網目のなかで、はたしてジェンダーは本当に有意なものだろうか？　この奇想天外なメカニズムを前にすると、ふたつの区分にこだわる人間のばかばかしさが明白になってくる。まだ名前のない、見たこともない、限界もないフィードバックループとのつながりが世界のなかでわたしたちを位置づけ、科学の挑戦ははじまっていく。そのスタートがジェンダー的なものの見方であってもかまわない。しかし、それが表面をなぞっているにすぎないのだということは肝に銘じてほしい。探究すべき側面がたくさんあること、自分がつねに選択していること、そしてその選択のなかでどのつながり——他者や、己の人生のかたちとの——を大事にし、どれを無視するかを選んでいることを忘れないでほしいのだ。

パンデミックのことを思いだしてほしい。マスクをしても、仕切りをつくっても、距離を取っても蔓延したウイルスを完全に隔離するのは不可能だとわかったし、わたしたちをつないでいる細胞、粒子、ホルモン、言葉、通信回路を断ち切る試みはいずれも徒労に終わっている。科学や医学は、こうしたつながりをもっとよく知ろうと新たな方法をとっていくこともできれば、見て見ぬふりをすることもできる。医学の世界を拡張し、医学がより多くの人を支える社会に関与することに責任をもつこともできれば、いまのやり方のまま、男性の身体中心の社会に奉仕しつづけることもできる。ただし、つながりそのものを断ち切ることはできない。科学を通じて得られる知識は社会を形成し、また社会によって形成される。科学のアイディア、治療法、研究目的は、既存の権力関係で成り立つ世界に浸透していく。科学者や医学者が少しずつその範囲や視点を進化させていこうとしなければ、現状を強化するだけになるだろう。本書で述べてきたように、科学者は語るべき物語を選ぶことができる。創造的なストーリーテリングは物事を新たに表現する際のモデルとして機能し、すでに大勢の人々が共有している、科学が固執してきた古くてよく整理された体系や枠組みを攪乱し、超えていくよう促すものとして機能する。

わたしたちが「自分のまだ知らないこと」を深めていくほど、この現実は多くの人にとって生きやすい場所になっていくのだ。

（*1）Donna Haraway. Staying with the Trouble: Making Kin in the Chthulucene (Duke University Press, 2016).

（*2）青山隆夫訳、岩波文庫、一九八九（編）

（*3）訳文引用は野村修版による。『ベンヤミンの仕事 2』所収、岩波文庫、一九九四年。ベンヤミンは青い花のモチーフを好み、他の著作でもしばしば使用している（編）

（*4）Bigg, M. "IUD, You Owe Me". Pulp Magazine. 2020. https://www.thepulpmag.com/articles/iud-you-owe-me

（*5）Suzanne Anker. Vanitas (in a Petri dish) 03. 2013. http://suzanneanker.com/artwork/?wppa-album=20&wppa-photo=356&Wppa-occur=1

（*6）Susan Squier. Epigenetic Landscapes (Duke University Press, 2017).

（*7）'Myconnect'. https://www.agapea.si/en/projects/myconnect

謝辞

だれかに感謝を伝えるとき、多くの人が自分の生い立ちや境遇に感謝の意を表します。なのでわたしも、自分についてお話しします。

本書が出版されるまでにはさまざまな助力をいただきました。アイディアが芽生えたのは、博士課程で勉強をしているころでした。アイディアを書き留めながら、いつか自分の本が書店に並び、多くの人に読まれることを想像したものです。だからわたしは、希望と解放をもたらしてくれた本に、作家に、書店に、それらすべてにかかわる人々に感謝を捧げます。また、ケンブリッジ大学生殖社会学の研究グループにも感謝を表します。とりわけ、サラ・フランクリン教授、ケイティ・ダウ博士、アマプリート・カウル博士は、在学中もそれ以降も、わたしが自分の考えを発展させ、自信を深めていくそばで、学術的な指導や精神的なサポートをくださり、また友人として励ましてくれました。

もうひとつの助力は、ロンドンのユナイテッド・エージェンツのイーライ・ケレンが、わたしの小さな可能性の芽に目を留め、成長する場所を一緒に見つけてくれたことでした。物語と作家に新しい命を与えてくれた彼には、一生感謝を捧げると思います。

イーライの助けでわたしの本を刊行してくれる出版社が見つかると、わたしはホッダー&ストートン社、なかでもイジー・エヴァリントンと仕事をする楽しみを味わいました。イジーは刺激的な創造性と思いやりと信念でわたしを導いてくれました。本書の執筆において彼以上の協力者はいなかったと思います。イジー、本当にありがとう。

本書が形になるまでにさまざまな人たちと話をしました。活動家、アーティスト、研究者、科学者など、ここでは全員の名前を挙げることはできませんが、みなさんの思慮深い言葉や愛は、本書のいたるところにあふれています。各々がみずからの体験やいらだちなどを話してくれましたが、何より感銘を受けたのはその情熱でした。わたしは話を聞きながら、みなさんが女性の健康のために行ってきた、長年にわたる心のこもったケアの力を感じましたし、本書はそうしたみなさんの願いから生まれたものです。みなさんの仕事に、そしてわたしのために時間を取ってくださったことに感謝します。

それから、わたしたちの健康について早くから話を聞かせてくれた女性の方々にも感謝します。わたしたちの身体についての物語を書きはじめたとき、わたしは記事や会話のなかで少しずつ自分の経験を伝えるようにしていたのですが、それに対して理解を示すだけでなく、多くの方々が惜しみなく自分の経験を共有してくれました。こうした交流を通じて、わたしはストーリーテリングによるつながりが女性の健康と生活の質にもたらす素晴らしい変革の力の片鱗を見出すことになりました。この物語を一緒に紡いでくれてありがとう。

最後に、わたしの置かれた環境について。わたしはつねに恵まれていて、考えたり、書いたり、この世界で道を切り開いていくのに好ましい環境にいました。これに関しては、何よりもまず母親に感謝しなければなりません。お母さん、わたしの世話を焼いてくれて、話を聞いてくれて、励ましてくれて、そしてときにわたしのために闘ってくれてありがとう。いつもわたしに正直で、勇敢であるよう励ましてくれる母は、わたしに必要なものをすべて与えてくれました。お父さん、海の向こうから愛とサポートを、それからわたし以上にわたしのことを信じてくれてありがとう。弟のブルース、あなたの変わらぬ愛情と思いやりのおかげでこの本が完成し、この数年を無事に乗り越えることができました。あなたはあなたが思っている以上に大きな存在です。本当に感謝しています。そのほかの家族のみんなへ。カーラ、マリアン、ジャネットおばさん、ビアンカ、カルメン、イジー、わたしがどこにいても、どんなときでも、愛と笑いを、居場所を与えてくれてありがとう。

わたしがこうした境遇にあることはまったくの偶然です。こんなふうに考えたり、書いたり、生きたりする手段や機会があるわたしは、本当に恵まれていると思います。わたしは何よりもこの肥沃な土壌に敬意を表し、この土壌を愛情をもって上手に育て、多くの生命が育つ場所にしていきたいと考えています。

訳者あとがき

本書は二〇二三年二月に英国で刊行された『This Won't Hurt : How Medicine Fails Women』の全訳である。生殖技術をめぐる社会学を専門とする著者が、ジェンダーニュートラルが謳われる医学や、客観性が重視される科学の欺瞞を暴き、男性を中心に構築されてきた社会の不平等をさまざまな事例を交えて論じていく。著者のマリーケ・ビッグは、ケンブリッジ大学で社会学の博士号を取得し、体外受精とヒト胚研究でウェルカム・トラストから資金援助を受けている。二〇二二年にはアートと女性の身体の交差を扱ったデビュー小説『Waiting for Ted』（Dead Ink Books刊）を刊行。現在は執筆活動の傍ら、科学者、生物学者、アーティストなどと一緒に分野の垣根を越えたさまざまな活動を行い、新たな社会や身体の物語を提示している。

オランダ人総合診療医（GP）の母親とイギリス人麻酔看護師の父親のもとに産まれた著者は、幼いころから医学に親しみ、相応の教育も受けてきた。しかし成長するにつれて、自分の身体に起きていることと、医師の説明との間にある齟齬に疑問を感じるようになっていったという。本書では、そうした著者の経験も交えながら、これまで男性中心に構築されてきた社会、とくに医学の領域で周縁に追いやられてきた「男性以外の身体」について論じている。

女性には、生理、妊娠、出産、更年期など女性特有の経験がたくさんあるのに、なぜ男性を基準としたジェンダーニュートラルが謳われ、女性はそのおまけのように扱われてきたのだろう。女性の身体をすぐに「妊娠・出産」と結びつけ、そればかりがフォーカスされるのはなぜだろう。近年、欧米では心疾患が女性の死因一位になっているが、女性たちはその事実をほとんど知らず、乳がんや子宮頸がんをより心配しているのはどうしてだろう。こうした疑問の背景には、悪しき家父長制の存在がある。女性たちは男性を中心としたシステムのなかで、男性が「こうあるべき」と考える女性像を押しつけられ、同時に女性自身も「あるべき女性像」を内面化し、女性特有の生理現象や疾患などについて堂々と意見を言えなくなってしまっている。家父長制の話をすると身構える男性もいるかもしれないが、著者は決して個人としての男性、あるいは男性全体を攻撃しているわけではない。諸悪の根源は家父長制というシステムにあるのであって、みんなでこのシステムを解体していこうと呼びかけているのだ。

本書では家父長制が男性に害を及ぼす事例としてバイアグラやHPVワクチンなどを挙げているが、男性もまた「男らしさ」を求められ、「あるべき姿」を刷り込まれることで医療の機会を逃している。また、シス女性に比べて言及は少ないが、「男性以外の身体」であるインターセックスやトランスジェンダーの人々の身体についても触れられている。その研究事例があまりに少ないことに愕然とするが、社会的につくられた男女二元論に当てはまらない身体は、たしかに紛れもなく存在しているし、そうした存在を無視して身体について語るのはとても乱暴だと思う。本書を読むと、ジェンダーバイアスを排して「男」と「女」の身体の違いを再度正しく認識し直すことの重要性はもちろん、そこからさらに踏み込んで、生活も社会環境もすべてが違うそれぞれの人間に固有のニーズをどのように満たすべきかを探究していく必要があることがよくわかる。インターセックスやトランスジェンダー、あるいはその他の名で呼ばれる性も含め、属性ではなくそれぞれの身体の多様な固有性について真に科学的な態度で考えることこそ、「すべての身体」を救う医療へと進化するための第一歩だろう。

本書で特筆すべきは、最後のパート「未来の身体」ではないかと思う。著者は、家父長制を解体するための提言のひとつとして、高度なテクノロジーと物語、つまりSFの力を利用する。性差別や社会問題を扱ったフェミニズムSFの名作は多々あるが、本書ではダナ・ハラウェイを引き、人間をある種の「サイボーグ」であると定義してジェンダーの枠組みを越えようと試みる。ハラウェイの『サイボーグ宣言』が書かれた一九八五年当時と比べ、人間の生活とテクノロジーがますます不可分になった現在こそ、この試みは有効なのではないかと思う。なかでも女性の身体とは不可分のように思われている出産を、人工子宮というテクノロジーを利用することで女性から切り離し、社会全体の営みにしようという提言には深く考えさせられるものがある。SF小説の世界では、こうしたテクノロジーに依存した社会はディストピアとして描かれることが多いかもしれない。しかし本書で著者がくり返し述べるように、この社会をだれの視点で、だれの価値観で見るかによって受け止め方はがらりと変わってくる。テクノロジーは使い方次第で無限ともいえる可能性を秘めている。「物語を想像する力が世界を形づくる」と著者は言う。想像力をどこまで広げ、その力をだれがどんな目的で使うのかが問題なのだと。

ジェンダーの区分が社会的につくられ、政治的に利用されてきたことは明白だろう。まずは、私たちがいま生きている社会において、中心となる語り手たちがどんな意図をもって物語を紡いでいるのかを見極めたい。そして一人ひとりが想像の翼を広げ、よりよい社会を生きるための物語を紡いでいけるようになればと思う。身体と心はつながっている。心身の健康は私たちが生きるうえでなにより大切なものだ。だからこそジェンダーや人種などの社会的区分によって医療に格差があってはならないし、あらゆる身体にとってベストなケアがなされるべきだと強く思う。

最後に、本書の翻訳にあたっては編集者の安東嵩史さんに大いに助けていただきました。心よりお礼申し上げます。

片桐恵理子

［著者］

マリーケ・ビッグ

社会学者。ケンブリッジ大学で博士号を取得。

バイオテクノロジーと生殖医療に関する意思決定に介在する生物学的モデルと生物学者の役割を研究する。

芸術と女性の身体の交差を扱った小説の執筆や、科学者やアーティストと協力して新しい社会像を提案する展示のプロデュースといった活動も行う。

［訳者］

片桐恵理子　（かたぎり・えりこ）

英語翻訳者。

主な訳書に『敏感すぎる私の活かし方 好感度から才能を引き出す発想術』『小児期トラウマと闘うツール 進化・浸透するACE対策』（以上、パンローリング）、『How to Decide 誰もが学べる決断の技法』（サンマーク出版）、『GONE』シリーズ（ハーパーコリンズ・ジャパン）などがある。

性差別の医学史
医療はいかに女性たちを見捨ててきたか

2023年9月24日　第一刷発行

著者　マリーケ・ビッグ
訳者　片桐恵理子

発行人　島野浩二
発行所　株式会社双葉社
東京都新宿区東五軒町3-28
03-5261-4818（営業）
03-6388-9819（編集）
http://www.futabasha.co.jp
（双葉社の書籍・コミックが買えます）

印刷・製本　中央精版印刷株式会社
校正・校閲　株式会社鴎来堂
翻訳協力　株式会社リベル

編集　安東嵩史
装丁　畑ユリエ
装画　M!DOR!

ISBN　978-4-575-31823-4　C0098
Printed in Japan